# 高社光风湿病经验辑要

主编 高社光 罗亚萍 马登斌 谷占卿

世界图书出版公司

**图书在版编目（CIP）数据**

高社光风湿病经验辑要/高社光等主编．--北京：
世界图书出版公司，2020.5
ISBN 978-7-5192-7414-6

Ⅰ.①高… Ⅱ.①高… Ⅲ.①风湿性疾病—中医临床
—经验—中国—现代 Ⅳ.①R259.932.1

中国版本图书馆 CIP 数据核字（2020）第 065532 号

| 书　　　名 | 高社光风湿病经验辑要 | |
|---|---|---|
| （汉语拼音） | GAO SHEGUANG FENGSHIBING JINGYAN JIYAO | |
| 主　　　编 | 高社光　罗亚萍　马登斌　谷占卿 | |
| 总 策 划 | 吴　迪 | |
| 责 任 编 辑 | 韩　捷　崔志军 | |
| 装 帧 设 计 | 霍　杰 | |
| 出 版 发 行 | 世界图书出版公司长春公司 | |
| 地　　　址 | 吉林省长春市春城大街 789 号 | |
| 邮　　　编 | 130062 | |
| 电　　　话 | 0431-86805551（发行）　　0431-86805562（编辑） | |
| 网　　　址 | http：//www.wpcdb.com.cn | |
| 邮　　　箱 | DBSJ@163.com | |
| 经　　　销 | 各地新华书店 | |
| 印　　　刷 | 长春市农安县胜达印刷厂 | |
| 开　　　本 | 787 mm×1092 mm　1/16 | |
| 印　　　张 | 12.5 | |
| 字　　　数 | 304 千字 | |
| 印　　　数 | 1—2 000 | |
| 版　　　次 | 2021 年 1 月第 1 版　2021 年 1 月第 1 次印刷 | |
| 国 际 书 号 | ISBN 978-7-5192-7414-6 | |
| 定　　　价 | 78.00 元 | |

# 编 委 会

## 主 编

高社光　罗亚萍　马登斌　谷占卿

## 副主编

# 序　一

　　高社光教授是河北省名中医，全国第四、五、六批老中医药学术经验指导老师，为余之高徒，四十年前，余响应国家号召，中医研究院广安门医院委派我等扎根邯郸革命老区，在医院办学，培养岐黄人才，社光乃其中一员。其聪慧好学，勤奋上进，传教数载，其对中医之挚爱，见解之独到，使我记忆犹新。毕业后，他深入基层，发扬中医特色优势，为广大患者祛厄除疾，不避寒暑，不辞劳苦，数十年如一日，学验日精，求诊者日益增多，成长为中医名家。

　　2003 年社光以优异成绩入选国家优秀中医临床研修项目，为此他放弃县卫生局副局长及中医院院长职务，在北京脱产跟师学习。其学习中医态度之热忱，理论功底之深厚，为吾众弟子之翘楚。历经四载，其广拜名师，先后师从于我及路志正、颜正华等国医大师，在中医精英荟聚之研修班中，脱颖而出，以总分第一的优异成绩，勇夺结业考试状元桂冠，享时任国务院副总理吴仪亲自接见之殊荣。遵循余的指导，其婉拒京、津、广等多家知名医院邀请，放弃优厚待遇，重回燕赵，为广大百姓服务，秉承中医事业，不计功利之精神，凸显大医之风范。

　　弟子社光深研中医四大经典，涉猎各家学说及古今名家之论，师古而不泥古，博采众师之长，圆机活法，因证施治，通晓内、外、妇、儿诸科，善于杂合以治，尤于风湿一科钻研颇深。此次，吾徒社光携众弟子历时数载，著《高社光风湿病经验辑要》一书，请余作序，深感欣慰。众所周知，风湿病乃是一组侵犯关节、骨骼、肌肉、血管及有关软组织或结缔组织为主的疾病，风湿病其中多数为自身免疫性疾病，多是疑难杂症，患病率逐年增加。其多属中医痹病范畴，此证病因病机复杂多变，或虚实夹杂，或寒热互见，或痰瘀相结，或湿滞缠绵。而社光根据自己四十余年临证经验，结合众师所得，遵循"审因论治""以平为期"原则，善用经方治痹，并提出了一些新的辨证思路。书中首次提出了运用尺肤诊疗理论诊疗风湿痹病的方法，观点新颖，简便廉验，有启迪之用。书中医案，疗效确切，按语精炼，措辞通俗易懂，无华丽之词，值得中医同道研读。

国医大师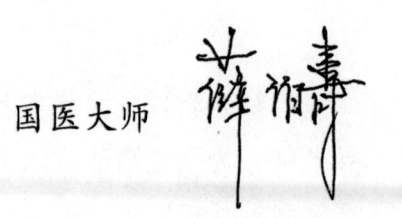

2019 年 8 月 1 日

# 序 二

高社光教授，赵都邯郸人，幼承家训，志而学医，后济世悬壶于乡里，祛人疾苦，救人无数，获誉良多。我与高社光教授曾同拜入国医大师路志正门下，其不辞路远，不惧寒暑，坚持跟随路老出诊。其来京侍诊之余，我等常互相交流医术，高社光教授常常引经据典、旁征博引，经典条文信手拈来，其对中医经典理论知识的掌握及求知之精神令我等敬佩。值此《高社光风湿病经验辑要》成书之际，非常高兴受高社光教授之邀为本书作序。

《高社光风湿病经验辑要》这本书，是高社光教授数十年来对风湿痹病的系统总结，在对疑难杂病尤其是治疗风湿痹病方面，以"持中央、运四旁、怡情志、调升降、顾润燥、纳化常"18 字方针为指导治疗风湿痹病，善用补土伏火法治疗狐惑，从"湿"论治痛痹等，皆得路老真传。《医学心悟》言道："治行痹者，散风为主，而以除寒祛湿佐之，大抵参以补血之剂，所谓治风先治血，血行风自灭也。"在这本书中，高社光教授同样指出治痹之时在散风祛寒除湿之外，当少佐养血补血之品，更参以理脾健脾之属，以使补而不滋腻，泻而不伤胃，这些观点，既有高社光教授对经典的继承，又有自己数十年经验之发挥，真正达到了师古不泥古的境界。该书文风朴实，便于理解，更是将高社光教授的治疗思想与大量医案相结合，便于掌握运用，对于启迪思路，提高临床疗效裨益良多，对于广大临床医生及中医爱好者亦具有临床指导和应用价值，故乐为之序。

中华中医药学会风湿病分会主任委员

2019 年 6 月于北京

# 序 三

　　高社光教授和我不仅大学是同学，又是同门师兄弟，更是挚友。大学毕业以后，一同到广安门医院进修，又一同考入"全国首届优秀中医临床人才研修项目"，拜同一师门，在三年多的研修期间，我们同吃、同住，同时拜了路志正、薛伯寿、颜正华和晁恩祥等多位国医大师为师，同时跟师学习，可以说是形影不离。社光教授很有远见，舍家抛业，并动员我一同抓住这次难得的机遇，认认真真地完成研修项目学习。他手不释卷，勤学好问，在毕业考试时夺得头名，受到当时的国务院吴仪副总理的接见和表彰，可以说是名声大振，初露锋芒。社光教授为人忠厚，尊敬老师，视若父母，逢年过节都要去看望老师，爱护和提携后人，不仅把自己所学传授给学生、弟子，还尽可能地给她们创造更多、更好的机会。为了工作和患者他兢兢业业，乾乾健行，不知劳倦，以高超的医术和良好的医德在社会上赢得广泛赞誉，荣获河北省首届名中医和全国最美中医等称号，并获得全国五一劳动奖章。高社光教授一直工作在基层，深知民间疾苦，所治科目内、外、妇、儿无所不包，所治病种丰富多样，都是久治不愈的疑难杂症，大都能妙手回春。《高社光风湿病经验辑要》一书，请余作序，深感荣幸，我先睹为快，受益匪浅。风湿病是一种常见的、多发的、难治的一类疾病，包括多种骨关节和风湿免疫性疾病，属中医痹病的范畴。社光教授根据自己四十余年的临床经验，以经典理论为指导，结合众师所学，其治痹不仅善用经方和老师的经验方，还提出了一些新的辨证思路。如运用尺肤诊理论诊疗风湿病的方法，观点新颖，有启迪之用。书中医案，疗效确切，按语精练，通俗易懂，非常实用，对于广大中医工作者中医爱好者具有临床指导和应用价值，值得中医同道研读。

中华中医药学会老年病分会副主任委员　　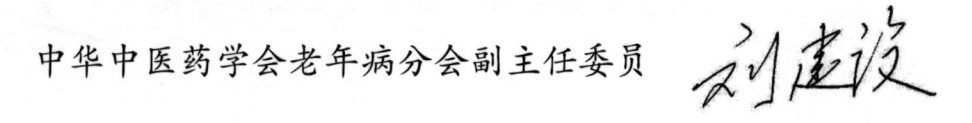

2019 年 8 月于邯郸

# 前　言

高社光，河北鸡泽县人，擅长治疗风湿免疫性疾病、老年病、心脑血管病、周围血管病、糖尿病、急慢性肝病、男女性功能障碍、不孕不育症、肾病及外感热病及各类疑难杂症。为人谦诚，尊师重教，厚以待人，视患如亲，乐于临证，善于总结。与同道相处，更是如此，每每相遇，皆以师待；课业授徒，总是悉心相授，从不保守。今以高尚的医德、高超的医术和显著的临床疗效享誉省内外。临床每遇疑难重症，常能随手取效，慕名求诊者络绎不绝，前来从师者亦众。

高教授在遵循中医天人相应、整体观念、辨证论治基本思维模式的基础上崇尚审因辨治，注重以平为期。在日常诊病过程中也非常注重对疾病病因的审查和处理。他经常给学生们讲道：很多疑难病患者，虽辨证无误，依辨证立法处方，但治疗效果不佳；更有甚者，无明显不适，看似无证可辨，每遇此时，往往从审因入手，从病因论治多获捷效。

风湿病属于中医"痹证"范畴，痹病是常见病、多发病之一，其中顽痹、尪痹、五脏痹等更是疑难重症，涉及骨、关节、肌肉及其周围软组织的疾病，患病率随年龄增高而增加。高教授从其"审因辨治"的思想立法，对该病提出了"必伏其主而先其所因"的观点。遵《内经》"治病必求其本"之旨，常谆谆告诫我们：临床诊病，必以审因为要，结合辨证与辨病，综合治疗，方能取捷效，取久效。譬之如风湿病，思虑过度，气机郁结，脾失健运，痰浊内生；复感寒湿，腰背重痛，两足无力；痰浊瘀血内生，阻滞脉络等诸般因素皆可导致风湿病形成。

本书既是将高社光教授辨治风湿病一证临床经验的总结，分总论、各论两大部分。总论分别阐述了风湿痹证的基础理论及高社光教授的学术思想总结；各论则从临床常见的行痹、痛痹、着痹、尪痹等几个病证方面阐述了高教授辨治风湿病经验，所载病案均是高教授学生在跟师随诊时整理的部分医案，同时在案后附有按语，以期能够阐释高教授临床辨治思路。

风湿病如此，其他各科疾病亦然，高社光教授辨治风湿病的思路和方法同样可以用于其他疾病的辨治过程中。希望该书的出版能给读者辨治风湿病予以帮助和启发，同时也能够提高读者辨证其他疾病的能力。

本书编写过程中，得到了多位同道的支持和关怀，他们在繁忙的医疗、教学和科研工作之余参与撰写，在此表示衷心的感谢。

虽然本书我们反复修正，不当之处，在所难免，恳请同道批评指正！

编　者

2019 年 12 月

# 目　　录

# 第一篇　总论

# 第二篇　各论

# 第一篇　总论

## 第一章　风湿痹证绪论

### 一、概念

痹病，也称"痹""痹证""风湿"等，是人体正气不足，风寒湿等外邪侵袭（也可由内生痰、瘀、热毒引起），出现以肢体关节肌肉疼痛、重着、麻木、肿胀、屈伸不利，甚则关节变形，或累及脏腑为特征的一类病证的总称。其以皮肉脉筋骨，甚或脏腑的经络气血"不通""不荣"为主要病机。临床有慢性、渐进性、反复发作性等特点。

痹病早在《黄帝内经》中就有了详细论述，如《素问·痹论》言："风寒湿三气杂至，合而为痹也。"认为痹病是因为风寒湿三种邪气侵袭人体所致，根据感受邪气轻重不同将痹病分为行痹（风气盛）、痛痹（寒气盛）、着痹（湿气盛），同时描述了痹病的一般临床表现："或痛，或不痛，或不仁，或热，或燥，或湿……痹在于骨则重；在于脉则血凝而不流；在于筋则屈不伸；在于肉则不仁；在于皮则寒。"但是《黄帝内经》却没有提出系统的治疗方法，直到张仲景将理法方药融会贯通，中医学痹病理论才趋于完善和成熟。

### 二、病因

#### （一）正虚

正虚，即正气不足。所谓"正气"，是指人体的抗病、防御、调节、康复能力。这些能力，又是以人的精、气、血、津液等物质及脏腑、经络功能为基础的。因此，正气不足，就是人体精、气、血、津液等物质不足及脏腑组织等功能低下、失调的概括。由于正气不足是痹病发生的内在因素，所以又说"内因正虚"。

1. 禀赋不足　一般指人体先天某种物质不足或功能低下，是发生痹病不可忽视的因素。《灵枢·五变》早已指出："粗理而肉不坚者，善病痹。"《灵枢·阴阳二十五人》也曰："足阳明之下，血气盛则下毛美长至胸……血气皆少则无毛……善痿厥足痹。足少阳之上……血气皆少则无须，感于寒湿则善痹，骨痛爪枯也。"清·喻昌《医门法律·中风门·风门杂法》更曰："古方治小儿鹤膝风，用六味地黄丸加鹿茸、牛膝共八味，不治风，其意最善。盖小儿非必为风寒湿所痹，多因先天所禀，肾气衰薄，随寒凝聚于腰膝而不解……"。根据临床观察，属于顽痹的类风湿关节炎、强直性脊柱炎，遗传倾向分别占患者的3%～10%、30%。说明禀赋不足是痹病发生的原因之一。

禀赋不足表现相当广泛，可为营卫、气血不足，脏腑经络组织功能低下等。其中就脏腑而言，以肾虚较为突出，符合"肾为先天之本"之说。

2. 劳逸过度　劳逸的含义较广，一般指劳动、运动和休息、睡眠而言。人体是一个有机的整体，其生命活动的维持既要靠劳动、运动来促进，又要依赖休息、睡眠来调节，两者缺一不可。适度的劳动、运动能促进气血流通，增强生命活力；适度的休息、睡眠可以保养精、气、神，恢复体力和脑力。两者配合，则生命活动有张有弛，生生不息。过度劳累或安逸，则损伤正气，为痹病发病因素之一。

(1)劳累过度：也称"劳伤"，包括劳力、劳神、房劳三者。

1)劳力过度：指劳动用力过度。《素问·宣明五气篇》曰："久立伤骨，久行伤筋。"《素问·举痛论篇》曰："劳则气耗……劳则喘息汗出，外内皆越，故气耗矣。"在谈及与痹病的发病关系时，宋·王怀隐《太平圣惠方》中曰："夫劳倦之人，表里多虚，血气衰弱，腠理疏泄，风邪易侵……随其所感，而众痹生焉"。汉·张仲景《金匮要略·血痹虚劳病脉证治》曰："血痹病从何得之？师曰……重因疲劳汗出不时动摇，加被微风遂得之。"临床上，痹病常有劳力过度或慢性损伤史，农村劳力之人，农忙过后其患病率高。我们进行的"痹病的流行病学调查"也证明劳累是痹病的重要病因之一。

劳力过度，主要伤及营卫气血，就腑脏而论，以脾、肺、肝为主。

2)劳神过度：指思考过度，劳伤心脾而言，实际属"七情"可致痹病的一个方面。《素问·阴阳应象大论篇》曰："脾在志为思""心主血藏神"。思虑过度则耗伤心血，损及脾气，使人体正气虚弱。《素问·五脏生成篇》曰："心痹，思虑而心虚，故邪从之"。汉·华佗《中藏经·五痹》曰："气痹者，愁忧思喜怒过多……久而不消则伤肺，肺伤则生气渐衰，则邪气愈胜，……注于下，则腰脚重而不能行"。另外，思虑过度，气机郁结，脾失健运，痰浊内生；怒伤肝，肝郁气滞，气滞血瘀，痰瘀互结，也可致痹。

3)房劳过度：此指性生活不节，房事过度而言。《中藏经·五痹》曰："骨痹者，乃嗜欲不节，伤于肾也，肾气内消……精气日衰，则邪气妄入。"清·陈士铎《辨证录·痹证门》曰："人有下元虚寒，复感寒湿，腰肾重痛，两足无力，人以为此肾痹也。而肾痹之成，非尽由于风寒湿也，夫肾虽寒脏而其中原自有火，有火则水不寒而风寒湿无从而入。无奈人过于作强，将先天之水日日奔泄，水去而火亦随流而去，使生气之原竟成藏冰之窟，火不能敌寒而寒邪侵之矣。寒气直入于肾宫，以邪招邪，而风湿又相因而至，则痹证生矣。"因房劳过度引起痹病，临床腰膝痹痛中较为多见，所以房劳为痹病的又一发病原因。

房劳，男女皆可得之，其以损伤肾气为主。另外，年老之人易患痹病，也与少壮房劳有关。如明·孙文胤《丹台玉案》曰："衰老之人，无房劳而腰骨痛者，亦因少壮之时，百恃雄健，斫伤真元，遗其病于暮年也。"

(2)安逸过度：也称"过逸"，是指过度安闲，不劳动、不运动而言。其也可成为痹病的发病原因之一。因为"生命在于运动"，若长期不劳动、不锻炼，易使气血运行迟缓，脾胃功能减弱，出现呼吸气短、言语无力、纳呆食少、倦怠乏力等症状。此即《素问·宣明五气篇》所言"久卧伤气，久坐伤肉。"现代刘渡舟等著的《金匮要略诠解·血痹虚劳病脉证并治》中曰："凡尊荣之人，则养尊处优，好逸恶劳，多食肥甘，而肌肉丰盛，不事劳动则筋骨脆弱，以致肝肾虚弱……阳气虚，血行不畅，重因疲劳则汗出，体气愈疲……此时加被微风，遂得而干之，则风寒外束，风与血相搏，则阳气痹阻，血行不畅。"

过逸，除引起正虚可致痹病外，还易引起痰浊瘀血内生，阻滞脉络，而发痹病。

3. 病后、产后 指痹病之前患其他大病、久病，或妇女产后，导致正虚，成为痹病的发病原因而言。

(1)病后：无论患何疾病，其本身即是机体内外环境平衡失调的反应，病瘥之后，多具有以下基本特点：一为阴阳未和，二为正气亏虚，三为正虚邪恋。总之，均使机体防御、抗病、调节能力下降，而易感邪致痹。如金元·朱丹溪《格致余论·痛风论》曰："大率因血受热已自沸腾。其后，或涉冷水，或立湿地，或扇取凉，或卧当风，寒凉外搏，热血得寒，污浊凝涩，所以作痛。"痹病还可由它病直接转化而成。如清·李用粹《证治汇补·痛风》曰："有痢久两脚酸软疼痛，或膝肿如鼓槌，此亡阴也……切不可兼用风药，反燥其血，若足膝枯细而肿大者，名鹤膝风症"。

病后所致正虚，可有营卫气血、阴阳等不同，其为痹病的发病条件之一，但并非所有病后均发痹病。

(2)产后：妇女以血为本。《灵枢·五音五味》曰："妇人之生，有余于气，不足于血，以其数脱血也。"这里"数脱血"，除经、孕、乳外，而产后脱血更为突出。然气血之间相互依存，相互资生。血脱而气往往随之也脱，以致气血双虚，易感邪罹痹。清·傅山《傅青主女科》曰："产后百节开张，血脉流散，气弱则经络间血多阻滞，累日不散则筋牵脉引，骨节不利，故腰背不能转侧，手足不能动履。"宋·陈自明《妇人良方》曰："妇人鹤膝风症，因胎产经行失调，或郁怒亏损肝脾，而为外邪所伤。"古代医籍，多称之"产后身痛"。临床上所见产后防护不慎，引发痹病者甚多。

产后主要表现为气血亏虚。

除以上原因外，正虚还可由饮食失调、外伤等引起，而成为痹病的发病因素。以上诸多因素又往往相互影响，一虚俱虚，不可决然分开。

(二)邪侵

外邪侵及人体，是痹病发生的重要外因。《素问·痹论》开篇即曰："痹之安生？岐伯对曰：风寒湿三气杂至，合而为痹也。"又曰："所谓痹者，各以其时重感于风寒湿之气也""不与风寒湿气合，故不为痹"。后世医家多循此说。如宋·严用和《济生方·五痹》曰："皆因体虚，腠理空疏，受风寒湿而成痹也。"明·李梴《医学入门·痛风》曰："痛多痰火，肿多风湿，然痰火虽内因六欲七情，或病后亡津，血热已自沸腾，亦必略感外邪而后发动。"

痹病的发生，除正虚因素外，与外邪有关的因素主要为季节气候异常、居处环境欠佳、起居调摄不慎等。

1. 季节气候异常 指季节气候发生异常变化，如"六气"发生太过或不及，或非其时而有其气(春天当温反寒，冬天当寒反热)，或气候变化过于急骤(暴寒暴暖)，超过了一定的限度，超越了人体的适应和调节能力，此时"六气"即成"六淫"而致痹。《素问·本病论》曰："天埃黄气，地布湿蒸，民病四肢不举，昏眩肢节痛，腹满填臆。"又曰："少阴不迁正，即冷气不退，春冷后寒，暄暖不时。民病寒热，四肢烦痛，腰脊强直。"《素问·至真要大论》曰："太阳在泉，寒复内余，则腰尻痛，屈伸不利，股胫足膝中痛。"又曰："厥阴在泉，客胜则大关节不利，内为痉强拘瘛，外为不便，主胜则筋骨繇并，腰腹时痛。"金元·张从正《儒门事亲·指风痹痿厥近世差玄说》曰："此疾之作，多在四时阴雨之时，及三月九月，太阴寒水用事之月，故草枯水寒为甚，或濒水之地，劳力之人，辛苦失度，触冒风雨，寝处浸湿，痹从外入。"从临床上看，痹病患者，往往遇寒冷、潮湿的气候而发病，且往往因气候变化而加重或缓解，均说明四季气候变化异常是痹病发生的重要外因。

2. 居处环境欠佳　主要指居住在高寒、潮湿地区，或长期在高温、水中、潮湿、寒冷、野外等环境中生活工作。其是形成外邪侵袭，发生痹病的又一因素。如明·朱橚《普济方·诸痹方》曰："此病盖因久坐湿地，及曾经冷处睡卧而得"。据临床对3753例痹病患者的病因学调查，因居处环境欠佳而得者占63.5%。

3. 起居调摄不慎　指日常生活不注意防护。如睡眠时不着被褥，夜间单衣外出，病后和劳后居处檐下、电扇下受风，汗出入水中，冒雨涉水等。《素问·五脏生成篇》曰："卧出而风吹之，血凝于肤者为痹。"金元·张从正《儒门事亲·指风痹痿厥近世差玄说》曰："劳力之人，辛苦失度，触冒风雨，寝处津湿，痹从外入。"明·戴原礼《证治要诀·中风》曰："若因浴出未解裙衫，身上未干，忽尔熟睡，邪及肾经，外肾肿痛，腰背弯曲"。临床因此发为痹病者甚多。

我们进行的"痹病的流行病学调查"表明：风寒湿三邪都能致痹，且往往杂合为患，其中尤以寒邪重要。并提出"温度速降因素"（能使体表温度在短时间内迅速下降的因素）是寒邪致痹的本质。

（三）痰浊瘀血

痰浊瘀血是人体受某种致病因素作用后，在疾病过程中所形成的病理产物，这些病理产物能直接或间接作用于人体，引起新的病证。此在痹病的发病中起着不可忽视的作用。清·喻昌《医门法律·中风》曰："风寒湿三痹之邪，每借人胸中之痰为相援。"清·林佩琴《类证治裁·痹症》曰："必有湿痰败血瘀滞经络。"清·王清任《医林改错》有"瘀血致痹说"。导致痰浊瘀血的直接原因主要为饮食所伤、七情郁结、外伤等。

1. 饮食所伤　此为形成痰浊的重要原因。多由暴饮暴食、恣食生冷、过食肥甘、饮酒过度等而成。脏腑学说认为，脾主运化，胃主受纳。由于暴饮暴食，"饮食自倍，肠胃乃伤"（《素问·痹论》）；恣食生冷、肥甘，伤阳助湿；饮酒过度则湿热内生。脾胃损伤，湿邪困阻，水湿停聚，化为痰浊，痰浊阻滞经脉，发为痹病。如华佗《中藏经·五痹》认为，"血痹者，饮酒过多""肉痹者，饮食不节，膏粱肥美之所为也"。宋·杨士瀛《仁斋直指附遗方·身痛方论》曰："酒家之病多，为项肿臂痛，盖热在上焦不能清利，故酝酿日久，生痰涎聚饮气，流入项臂之间，不肿则痛耳。"

2. 七情郁结　七情致痹，以怒、思为多。怒则气逆，思则气结，两者均致气机运行失和，郁滞不通。"盖气者，血之帅也，气行则血行，气止则血止"（明·龚廷贤《寿世保元》)。明·李梴《医学入门·腹痛》明确指出："瘀血……或忧思逆郁而得。"瘀血既成，阻滞脉络，而发痹病。痹病的发病与七情有关，由华佗《中藏经·五痹》提出，其曰："气痹者，愁忧喜怒过多……筋痹者，由怒叫无时。"

3. 跌仆外伤　跌仆外伤形成瘀血，清·沈金鳌《杂病源流犀烛·跌仆闪挫源流》对此论述的较为确切。其曰："忽然闪挫，必气为之震，因所壅而凝聚一处，气凝则血亦凝矣"。由于局部气血凝聚，失于荣养，营卫不调，而易触外邪，发为痹病。如娄多峰《痹证治验》曰："瘀血致病的病机，即因闪挫暴力，引起局部经络组织损伤，血行不畅或血溢脉外，留滞局部，而致局部筋脉失养，抗御外邪能力低下，风寒湿邪乘虚而入，加重脉络闭阻，导致痹证。"临床因外伤瘀血致痹者并不少见。我们进行的"痹病的流行病学调查"表明：9.1%的患者由外伤所致。至于在痹病的病变过程中形成的痰浊瘀血，属病理范畴，此不多述。

综上所述，痹病的病因可归纳为正虚、邪侵、痰瘀三大因素。而形成三者的直接原因，也正是痹病发病的具体病因。同时，正邪之间又是相对的。所以说，痹病的病因相当复杂，其包括禀赋不足、久病大病之后、产后、劳逸过度、气候异常、居处环境欠佳、起居不慎、七情、饮食、跌仆所伤等诸多因素。

**三、分类**

风湿病是一大类病种繁多的疾病的总称，各病种的病因、病理、临床症状、体征、治疗及预后差别很大，不少疾病的病因尚未完全阐明。由于历史条件等原因，人们对某种疾病的认识观点存在不少差异，因此历代医家对风湿病的分类不尽相同，名称相当复杂。归纳起来，大致从病因、病位、证候、特征等方面进行了如下分类：

（一）按病因分类

按病因分类，始见于《黄帝内经》，这种分类法是根据疾病发生的原因进行分类或命名。从病因角度对风湿病进行分类。

1. 风痹　以感受风邪为主，至今仍为风湿病的主要分类方法之一，指导着临床实践。风邪侵犯肌肤、关节、经络，以其性走窜，疼痛游走不定为症状、特点。因风为阳邪，"上先受之"，故多发于上肢、肩背等处；卫阳不固，腠理空疏，故有恶风、汗出之表现。

2. 寒痹　因阳气不足，感受寒邪为主，其表现以肢体关节疼痛为著，固定不移，遇寒加重，得热痛减或缓解。《内经》所谓："痛者，寒气多也，有寒故痛也。"因阳气不足，又寒主收引。其性凝滞，故其症常兼恶寒、肢体拘挛、屈伸不利、脉弦紧等。

3. 湿痹　以感受湿邪为主，湿邪留滞于肢体、关节、肌肉之间，临床表现以上述部位肿胀疼痛、重着麻木为特征。因脾主湿，而湿性黏滞，阻碍气机，故一般湿痹多兼有脾湿不运或湿困脾土及气机不畅等症状，如头沉而重、胸闷纳呆、腹胀身倦，苔腻、脉濡缓等。

4. 热痹　感受热邪或湿热之邪，或风寒湿邪入里化热，以肌肉关节的红肿热痛，伴有身热、汗出、口渴、舌苔黄腻、脉象滑数为特点。因火热阳邪，色赤入心，且易伤阴津，故红肿明显，常兼有红斑、结节、口渴、便干。这种风湿病疼痛显著，关节不能屈伸，医家多述之为"疼烦"。

5. 燥痹  是以感受燥邪为主，或由于阳热之邪化燥伤阴，引起肌肉筋骨关节失于濡养而致一类痹证。《内经》即已论及："痹或痛，或不痛，或不仁，或寒，或热，或燥，或湿，其故何也?"对于燥邪致痹，虽未展开论述，但已意在其中。"燥痹"之表现，因"燥胜则干"，以阴血津液不足，筋骨关节失于濡养，出现肌肉瘦削、关节不利、口鼻干燥、目干而涩等症为主要特点。

上述风、寒、湿、热、燥诸痹，为以单一外邪为主致病者。但临证所见，外邪侵袭，则多兼夹而至，或复合外邪致病，或邪气入里而化，导致风寒湿热，错综复杂。临证又以风寒湿痹和湿热痹为多见。

现代娄氏从病因学角度将以上痹证的五种类型称之为"五邪病"或"五因痹"。

6. 风寒湿痹  风寒湿邪兼夹而至，为"风寒湿三气杂至合而为痹"之本义。但临证辨析，应辨三者之中，孰轻孰重。有以风、湿为主者，称为"风湿痹"；有以寒、湿为主者，称为"寒湿痹"；若风寒湿三气兼重，则以"风寒湿痹"名之。

7. 湿热痹  属于《内经》指出的"其热者，阳气多，阴气少，病气胜，阳遭阴，故为痹热"之热痹。临床所见，一般热痹多为湿热痹。对于热痹的认识，《内经》已有明论。但汉唐之时多以风寒湿痹论，虽然仲景有白虎桂枝之治，但作为大法，毕竟从湿热论痹者较少。唐·孙思邈《千金要方》明确提出用犀角汤治"热毒流入四肢历节肿痛"，是对风湿病学的一大贡献。

吴鞠通《温病条辨》之"湿痹"和"暑湿痹"，实际上皆是"湿热痹"。其病因被明确"湿聚热蒸，蕴于经络"。吴氏认为痹证之中"寒湿固有，热湿尤多"，并以加减木防己汤"治痹之祖方"。虽为一家之言，但验之临床，不无明见，是对中医风湿病学的一大发展。这同现代一些医家的认识是一致的，值得重视。当然、风寒湿痹和湿热痹之间也非决然分开，错杂兼夹者亦复不少，这是应该注意的。

(二)按病位分类

根据病变部位进行分类，是对痹病分类的一种传统方法。早在《内经》即有五脏痹、五体痹之称，沿用至今。由于患者体质与病情的复杂和变化，在《内经》和《金匮要略》等书中，还散见有胞痹、肠痹、胸痹、气痹、血痹等论述，但其中有的痹证并不属于风湿病范畴。

1. 按体表部位分类

(1)皮痹：是指风寒湿燥等邪气侵袭皮腠而引发的痹证，即《内经》所谓"产以秋遇此者为皮痹"。其中之"秋"以及五体痹中其他节令，虽不排除意指该节令多发，但文中是从五行相合而言，并非仅指秋天感受风寒湿气方成皮痹、主要还应从其症状和病机来分析。皮痹如此，其他五体痹亦是。皮痹的临床主要特征是皮肤麻木不仁，或肤紧发硬，兼有关节不利。《内经》谓痹"在于皮则寒"，故又常见寒热瘾疹等症。

(2)肌痹：为风寒湿邪滞留于肌膜之间，肌肉失于濡养，而引起肌肉疼痛酸楚，麻木不仁，渐至肢体瘫软无力，关节活动不利为主要病症。

(3)脉痹：是指风寒湿热等外邪侵袭于脉络之中，引起血络瘀阻，脉道不通。其临床表现以皮肤黯紫、麻木不仁、肢体疼痛等为主要特征。皆因"痹……在于脉则血凝而不流"所致。重者脉搏细弱，亦有趺阳、寸口无脉者。因心主血脉，亦兼有心悸气短者。

(4)筋痹：是指风寒湿热之邪滞留于筋脉，使筋脉失养，引起筋脉拘挛、屈伸不利、肢节疼痛等症为主的一类痹证。《内经》谓："痹……在于筋则屈不伸"。举凡腰膝不利、筋脉串痛、能屈不伸、拘挛抽筋之类皆属此痹。

(5)骨痹：是指风寒湿热之邪深入于骨、阴阳不和、骨失所养而引起。其表现以骨节沉重、活动不利、腰脊痿软、关节变形为主要特征。此所谓"痹在于骨则重"之说。骨痹是风湿痹证发展较深阶段的痹证。因肾主骨，多影响到肾脏，严重者出现"尻以代踵，脊以代头"的症状。

有学者将以上五种痹称之为"五体痹"。

2. 以其他部位分类的痹病　前人以部位命名的痹证还很多。但"痹"之含义，有人仅取"痹者，闭也"之意，针对其病机为气血闭阻，升降出入功能阻滞不通而言。其闭之因，或为外邪，或为痰浊，或为瘀血，或为水谷，并非皆由风寒湿热之邪引起。因此，凡"痹"而无关节肢体病变者，不应列入风湿病范畴。如《内经》之肠痹、胞痹，《金匮》之胸痹皆属此类，但有血痹、气痹二病，值得一提。

(1)血痹：乃营卫气血不足，风寒外邪伤于血分而致。《金匮要略·血痹虚劳篇》谓："血痹阴阳俱微，……外证身体不仁，如风痹状，黄芪桂枝五物汤主之。"主要症状为肌肤不仁、肢节疼痛。

(2)气痹：乃情志不舒，气机不畅，风寒湿邪袭于经络，与气血阻滞有关，故名"气郁"。《中藏经》有载，后世各家皆有验案医方，但缺乏系统论述。如《医宗金鉴》之开结舒经汤，治七情六郁、气滞经络、手足麻痹。《证治百问》有"抑郁或痹"的论述。临床上风湿痹证确与气郁有关，临证时应予注意。

此外，还有许多以部位命名的风湿病，如"颈痹""腰痹"等，皆是以痹病发生于该部位而得名。

3. 按脏腑器官分类　五脏痹是痹证发展，深入到脏腑，影响脏腑功能而致。多由五体痹发展而来。《素问·痹论》所谓："五脏皆有合，病久而不去者，内舍于其合也。"实际上脏腑和其形体相互联系，相互影响。五体之痹，可深入到其相合之脏腑。而五脏之痹，亦可到其所主之形体。应该强调的是，脏腑之痹是各种风湿病证发展引起的必然结果，《内经》虽早有论述，但历代则重视不够，所以缺乏系统的整理，应引起足够的注意。

(1)心痹：为脉痹不已，复感于邪，内舍于心，引起心脉痹阻的病变。《素问·痹论》指出："心痹者，脉不通，烦则心下鼓，暴上气而喘，嗌干善噫，厥气上则恐。"可见其主要病症表现为心中悸动不安，气短而喘，血脉瘀滞，肢节疼痛，脉象细弱或结代等。临床上心痹是常见的五脏痹之一。因心为五脏六腑之大主，不仅脉痹，其他痹证病情发展，亦可影响到心脏引起心痹。

(2)肺痹：为皮痹不已，复感于邪，内舍于肺，而引起的肺气闭阻的病变。《素问·痹论》曰："肺痹者，烦满喘而呕。"又《素问·玉机真脏论》曰："今风寒客于人，……皮肤闭而为热，……或痹不仁肿痛。……弗治，病入舍于肺，名曰肺痹，发咳上气。"可见肺痹的主要病症表现除了关节肿痛、皮肤麻木等外，出现胸闷气短、咳嗽喘满之症。

(3)脾痹：为肌痹不已，复感于邪，内舍于脾，而致脾气虚衰、失其健运的病变。《素问·痹论》谓："脾痹者，四肢解惰，发咳呕汁，上为大塞。"说明了由于病邪深入，进一步损伤脾胃中气，除肌肤疼痛麻木外，加重了脾胃本身的病变。出现脘痞腹胀，饮食不下，四肢怠惰，或肢体瘫软无力，恶心呕吐等症。

（4）肝痹：为筋痹不已，复感于邪，内舍于肝，出现肝之气血不足，疏泄失职的病证。《素问·痹论》指出："肝痹者，夜卧则惊，多饮数小便，上为引如怀。"《素问·五脏生成篇》云："有积气在心下支肤，名曰肝痹，得之寒湿，与疝同法，腰痛足清头痛。"说明肝痹之证，除肢体拘挛、屈伸不利、关节疼痛外，还可出现少腹胀满、夜卧易惊、胁痛腹胀、腰痛足冷等症。

（5）肾痹：乃骨痹不已，复感于邪，内舍于肾，引起肾气虚衰，腰脊失养，水道不通的病症。《素问·痹论》谓："肾痹者，善胀，尻以代踵，脊以代头。"《素问·五脏生成篇》云："黑脉之至也，……有积气在小腹与阴，名曰肾痹，得之沐浴清水而卧"。肾痹是风湿病发展的后期阶段。由于肾之阴阳气衰，筋骨失养腰脊不举，且水液代谢失常，故肾痹表现为严重的关节变形，四肢拘挛疼痛，步履艰难，屈伸不利，或有面色黧黑、水肿尿少等症。

4. 按部位深浅分类

（1）浮痹：即邪在皮肤表层，比较轻浅的痹病，《灵枢·官针》曰："毛刺者，刺浮痹于皮肤也。"

（2）深痹：即深居腰背骨节腠理之间的痹病，《灵枢·九针论》曰："八风伤人，内舍于骨解腰脊节腠理之间，为深痹也。"

另外，以病因与部位结合分类的名称，也不少见。如前人的风身体疼痛、风湿脚痛、风血痹，现有的寒湿腰痛、风湿历节等。

（三）按临床症状特征分类

根据风湿病的临床表现特点来认识该病，是前人常用的一种分类方法。许多医家根据其病变的典型表现和特点，对风湿病进行命名和归类，至今仍指导着中医的临床实践。如《内经》之"行痹""痛痹""著痹""周痹""众痹"，《金匮》之"历节"，后世之"白虎历节""鹤膝风""鼓槌风""痛风""漏肩风""顽痹"，今世之"尪痹"，均是根据其临床特点而命名分类的。现择其要者，简述如下：

1. 行痹　言其症状之走窜不定，"风气胜者为行痹"。因风为阳邪，其性善行而数变，故称行痹，即前述之风痹。

2. 痛痹　言其痹以疼痛为著，"寒气胜者为痛痹"。寒性凝滞，可引起经络阻滞，气血不通，不通则痛，故《内经》指出"有寒故痛也"。也即前述之寒痹。

3. 著痹　即着痹，"着"言其症状以重着难去为特点。"湿气胜者为著痹"，因湿性黏滞，易阻碍气机，其病则重着麻木，缠绵难去，故名着痹，即前述之湿痹。

4. 周痹、众痹　皆是表现为全身肢节疼痛的痹证。其区别主要是疼痛走窜的特点不同。众痹为疼痛多发，但部分对称，上下左右，无有定处，且休作更替，无有终时。但周痹则疼痛多发，仅是上下走窜，而非左右对称。此即《灵枢·周痹》所言："周痹者，在于血脉之中，随脉以上，随脉以下，不能左右，各当其所。"

5. 历节（历节风、白虎历节）　因其表现为周身关节皆痛，故名历节；言其白虎者，因其病昼静而夜发，发即彻髓酸痛不歇。其状如虎之啮，故名白虎历节。该病名之含义，一是说明其疼痛之范围，周身关节皆痛；二是说明其疼痛之程度，令人彻痛难忍。此病是指风湿痹痛之甚者。因风寒暑湿热毒，入于血脉，留注于筋骨关节之间，导致气血不通，筋骨肌肉失养。故其临床特点为关节肿痛，游走不定，昼轻夜重，疼痛难忍，甚则肿大变形，屈伸不利，活动受限。

6. 痛风　中医之痛风，实则属于风湿痹证之范畴，因其症以痛为主，且痛无常处，故名痛风。与上述之历节和行痹、痛痹有共同之处。多因风寒湿邪或风热邪毒，入于血分，致血脉不通，关节闭阻。其症见关节痛甚，走窜四肢，难以转侧，肢节或红或肿，甚则肿痛如掣，昼静夜剧。

7. 鹤膝风、鼓槌风　两者皆是以关节病变之形状为名的病证。言其肘膝肿痛。臀股细小，以其象鹤膝之形，而名之曰鹤膝风；若仅只有两膝肿大，不能屈伸，骨行腿枯细，即谓之鼓槌风。两者均属于风湿痹证发展到一定阶段的病变。概因三阴亏损，而邪气滞留不解，关节肿痛，肌肉瘦削而致。其表现诚如其名，关节肿痛显露，肌肉瘦削枯萎，臀胫股部细小，或仅膝关节肿大，屈伸不利，或伴有身热头痛等。

8. 漏肩风（肩凝风）　反映其病位和病变表现的特点，以其肩部疼痛凝滞不爽为主症，故名之。由于风寒之邪侵袭肩臂，经络痹阻不通而致。其临床表现以肩部疼痛，活动不利，肩肘无力，上举后旋受限为主，其痛以夜间为重。

9. 顽痹（或作尪痹）　言痹之顽缠难治者，病情复杂，疗效不显，经久难愈。顽痹多因风寒湿邪之邪，留滞于筋骨之间，深入脏腑，正虚邪恋，反复发作。故其表现为：关节肿胀变形，筋脉拘挛，关节僵直，屈伸不利，腰膝酸软，骨肉瘦削，行则偻俯，严重者关节痿废不用，并伴有寒热、自汗、短气等全身症状。

10. 尪痹　尪痹之尪，出于《金匮要略·中风历节病篇》"身体尪赢"一词，取其关节肿大，身瘦胫曲之意。尪痹之病，是因寒湿深侵入肾，发生骨质改变，筋缩肉削，肢体不能屈伸，甚则出现骨失所养而致关节肿大、僵直、畸形，"尻以代踵，脊以代头"征象的一类痹证。"尪痹"由当代名老中医焦树德首倡，得到中医痹病学界的认同，并通过全国学术会议确认，而形成独立的病名。尪痹之发生，主要因寒湿邪重，深侵入肾，久致肾肝脾皆虚，风寒湿邪深入脏腑筋骨，精髓生化乏源，筋骨肌肉失养，痰浊瘀血凝滞，而出现上述关节肌肉的病变。因其脏腑虚衰，故同时伴有肝脾肾阴阳不足的全身症状。

（四）按发病及病程长短分类

有暴痹、久痹、留痹、顽痹等。如《灵枢·九针论》将突然发作的痹病称"暴痹"，其曰："虚邪客于经络而为暴痹者也。"《灵枢·寿夭刚柔》把邪气久留，病程长久，且反复发作，经久不愈的痹病称"久痹"。《灵枢·官针》又称之为"留痹"。《诸病源候论·风病诸候》把久病难愈的痹病称"顽痹"等。

（五）按季节分类

《灵枢·经筋》以十二经筋应一年中 12 个月，每年分为四季，每季分为孟、仲、季三月，将十二经筋气血闭痹而痛者称为十二经筋痹，如孟春痹、仲春痹、季春痹，孟夏痹、仲夏痹、季夏痹、孟秋痹、仲秋痹、季秋痹，孟冬痹、仲冬痹和季冬痹。此种分类名称临床上现很少应用。

### (六)按证候分类

由于风湿病的分类，涉及病因、病位、病性和病机变化各个方面。就其病因而言，有风、寒、暑、湿、燥、火、热毒等外来之邪，亦有痰浊、瘀血、水湿等病理产物；就病位而言，五脏六腑气血阴阳及形体各个部位皆可发生；就其病性和病机变化，有寒热虚实，有盛衰传化等。故风湿病的证候复杂多变，不胜枚举。但就其常见证候而言，不外虚证、实证、虚实夹杂证。因此，证候是病机变化的概括，它反映了疾病的本质，对临床施治有决定性的作用。所以，按证候分类，对临床有很大的指导意义。

1. 实证 偏于寒证者有风寒痹阻证、风湿痹阻证、寒湿痹阻证、瘀血阻滞证、痰瘀痹阻证、营卫不和证等；偏于热证者有湿热痹阻证、热毒痹阻证、暑湿痹阻证、瘀热痹阻证、寒热错杂证等。有的将行痹、痛痹、着痹、热痹均列为实痹。

2. 虚证 有气血两虚证、气阴两虚证、阴虚内热证、气虚血瘀证、脾肾阳虚证、肝肾阴虚证、心脉瘀阻证、阴阳两虚证等。

3. 虚实夹杂证 有卫虚寒湿证、脾虚湿阻证、肾虚寒湿证、血虚脉瘀证、肺虚皮燥证、气虚血滞证等。

## 四、四诊合参

### (一)问诊

由于痹病以自觉症状，如疼痛、重着、麻木等为主要表现，所以问诊尤为重要。问诊时应注意以下问题：

1. 问一般项目 一般项目包括问姓名、性别、年龄、婚姻、职业、籍贯、现住址等。了解这些情况，可为痹病的诊断提供重要的线索。如属痹病的现代医学疾病强直性脊柱炎多见于青年男性，类风湿关节炎多见于青壮年女性，急性风湿性关节炎多见于青少年，骨性关节炎多见于老中年，大骨节病多发于东北和西北地区。长期在高温、寒冷、潮湿环境下工作之人易患不同的痹病等。

2. 问病史(包括现病史、过去史、家族史、现主症等)

(1)问现病史：指本病从发病到就诊时发生、发展和变化的过程。应注意以下几个方面：①发病时间：初发时间、何时加重、病程年限；②发病情况：是骤发还是渐起、是否伴有高热或低热、持续时间长短；③有无诱发因素：如有否潮湿、寒冷、劳累病史或生活史、高温作业史、感染史(如咽痛、扁桃体炎、淋巴结炎、上感等)、外伤史(扭伤、挫伤、创伤等)以及传染病接触史；④肢体受累情况：是单关节还是多关节，是大关节还是小关节；最初受累关节是哪个关节，以后陆续波及那些关节；受累关节局部表现(疼痛、肿痛、红肿热痛等)，关节的症状是发作性还是持续性、游走性还是固定不移；受累关节对称与否；活动困难还是活动受限，有无晨僵；⑤加重及缓解因素：遇劳累、遇冷、遇气候变化或情绪波动是否加重，休息后是否症状减轻等；⑥伴随症状：是否伴有无力、倦怠、体重减轻、失眠、纳差、头晕等症状，以及有无眼、皮肤、心脏、肾、胃肠等部位疾病的见症；⑦过去诊治情况：要全面了解本次就诊前是否在其他医疗单位就诊，诊断及治疗情况、用药物或仪器治疗的效果和反应，特别要了解是否用过类固醇类药物等。

(2)问过去史及家族病史：过去患过何病？如有某病存在，现在情况如何。有些患者有扁桃体炎、咽炎、龋齿等病史，与痹病的发生、发展、预后有关。患者直系亲属的健康和患病情况如何？因为直系亲属的生活习惯、居住条件与患者大多相似，并可同时考虑遗传因素。现代医学研究证实，许多痹病是受遗传因素影响的，如强直性脊柱炎就有较强的家族遗传倾向。

（3）问现主症：即患者就诊时的主要痛苦。问诊时抓住患者的主要病症，有目的、有步骤地按证候规律或症候群进行询问。

既要突出主证，又要全面了解兼证。如疼痛的性质、部位、程度、加重或缓解因素、伴随症状、对治疗的反应等。这样才能主次分明，正确辨证。如在询问时，患者的主诉为肢体关节或肌肉呈游走性疼痛，兼症为局部不肿或轻度肿胀无热感，肢体活动受限或不受限。特点是遇刮风病情加重。此时根据游走窜痛主证和遇风加重的特点，结合舌脉可辨证诊为风痹（行痹）；如患者肌肉、关节局部沉重、酸楚或麻木，兼证多有屈伸不利，有骨摩擦音等，特点是遇阴天、下雨或遇冷水时病情加重，此症状说明在患者体内有湿邪或湿邪偏胜，结合舌脉可辨证诊为湿痹（着痹）；如患者主证为肌肉、关节固定性剧痛、皮肤发凉，兼证有关节功能受限或肌肉挛缩拘急，特点是遇寒冷或天阴病情加重，遇热好转，此提示内有寒或寒邪偏重，结合舌脉，可辨证诊为寒痹（痛痹）；如患者主证为某些关节红肿热痛，或只肿痛，兼证有低热、口渴不欲饮、纳呆、烦闷等症，特点是受累关节遇寒则舒，此症状提示内有热或邪已化热，可结合舌脉，辨证为热痹。其他如痰瘀证、虚证、寒热错杂证等都有各自的特点，只要认真询问，均可做出诊断。

问诊涉及的范围是广泛的。为了全面正确地获得临床资料，除了上面结合痹病特点的问诊内容外，还应按照《十问歌》有重点的进行询问。

（二）望诊

对痹病患者，主要望肢体、形态、舌象等。

1. 望肢体　除一般观察患者的形体壮、弱、胖瘦外，要特别注意皮肤、关节等部位的变化。

（1）皮肤：注意皮肤的颜色、光泽、弹性、有无皮疹、结节、红斑、银屑病等。痹病患者常见的皮肤病变有：①环形红斑：初起为散在于躯干或四肢的丘疹性红斑，略高于皮肤表面，然后皮疹向周围扩散，中心部位红斑逐渐消失，而转为正常皮肤，因而皮疹变成完整或不完整的环状，故称环形红斑，可见于痹病活动期；②结节性红斑：多聚集在两小腿，初起不红，触之发硬、疼，其后呈红色结节，消退后仍有色素沉着，可见于痹病活动期；③皮下结节：出现在受压及劳损部位，直径2～3 mm，呈圆形或长圆形，结节硬韧，常有压痛，多见于顽痹（白虎历节风）、热痹患者；④皮肤硬化：为皮痹的典型表现，早期多始于手部和颜面，呈硬性水肿状肿胀，无压痛，如继续发展，可逐渐累及躯干，皮肤呈板样硬，有蜡样光泽，难捏起，颜面部受累可呈假面样，四肢受累可造成活动受限，部分皮痹患者会出现皮肤肥厚硬化，呈硬皮病样外观；⑤面部蝶形红斑：属于现代医学红斑性狼疮的典型皮肤损害，病变位于鼻梁和颊部，红斑稍带水肿，呈蝶状，有毛细血管扩张及鳞片状脱屑，这种红斑还可在手指、足趾及其他部位出现。

（2）关节：注意观察关节部位是否肿胀、变形及肿胀程度、色泽等。如大关节肿胀一般为风痹，多个小关节肿胀多为历节风，局部红肿多为热痹，色泽淡暗多为痰浊，紫暗多为瘀血，关节畸形多为顽痹后期。

2. 望姿态　主要观察患者的姿势和动态，如观察有无四肢拘挛，屈伸不利，肩不举，"尻以代踵，脊以代头"等。

3. 望舌　舌诊包括望舌质、舌苔两部分内容，其与痹病有关的内容如下：

（1）望舌质：舌质又分舌体、舌色，前者主要反映脏腑虚实，后者主要显示疾病的性质。①望舌体：指观察舌的形态。舌体胖大（轻者较正常稍大，重者伸舌满口），多因水湿痰饮阻滞；舌淡白胖嫩、舌苔水滑，属脾胃阳虚、津液不化，以致积水停饮；舌体瘦薄，多因气血阴液不足；舌体强硬，指舌体失于柔和与灵活性，此多属热扰神志或肝风内动；舌体震颤抖动无力，不能自主，多属气血不足，筋脉失于温养或濡润，在痹病中也不少见。②望舌色：指观察舌质的颜色。正常的舌质呈淡红色，凡舌色淡于正常或全无血色者为淡白舌，深于正常舌色者为红舌，比红舌更深者称绛红舌，舌红中带青或紫色为青紫舌。一般说来，淡白舌、舌体不大，舌面虽润不滑者为气血虚；舌体胖嫩湿润多津或舌大有齿痕，为阳虚寒湿内盛，寒痹中常见；红舌，为热，深红为热甚，红而干燥为胃津已伤，舌尖红赤或生疮为心火上炎，如心痹、上热下寒证或风湿热痹等可见。青紫舌，有寒热之不同：青紫而舌面干燥津亏为热盛挟瘀伤津；青紫舌面滑润者为寒证，为阴寒邪盛痰瘀阻滞；舌边青或有瘀斑，或口燥而饮水不欲咽者为内有瘀血。

（2）望舌苔：舌苔即舌面上的一层苔垢，正常者为薄白润泽，不滑不燥，紧贴舌面，也称"薄白苔"。舌苔常有以下变化：白苔，一般见于表证、寒证，若薄白者说明病浅，或病情稳定，白而润为寒或寒湿证，白而滑腻为寒湿内盛；黄苔，主里证、热证，薄黄而润为里热初起，薄黄而干为里热伤津，黄厚而干为里热甚，黄而腻为湿热证；灰苔，苔灰而润，为水饮内停的寒湿痹，苔灰而干，舌绛红为热极伤津；黑苔，多为重症，黑而润为寒湿，灰黑而干为热极伤津；腻苔，主湿浊、痰饮、湿热所致痹病；无苔，为脾胃虚弱，无苔少津为阴虚津亏。

临床上舌质和舌苔主病往往是相符的，但病危重者也见质苔不符。如红舌见白腻苔，此为热伏湿蕴之象，临床要注意合参。

另外，望神、面色等也很重要，临证不可忽视。

（三）切诊

主要包括切脉、切皮肤等。

通过脉诊可以了解脏腑气血的变化，了解病位、病性、邪正等情况，为辨证提供依据。痹病常见的病理性脉象如下：

1. 浮脉　轻取即得，重按稍减，主痹病初期，病在表。

2. 沉脉　轻取不应，重按始得，主里证。沉迟为里寒，沉数为里热。

3. 迟脉　脉来迟缓，一息不足四至（相当于脉搏每分钟不足 70 次），主寒证。有力为实寒，无力为虚寒，沉缓为寒湿。

4. 数脉　一息五至以上（相当于脉搏每分钟 90 次以上），主热证。有力为实热，无力为虚热，细数为阴虚内热。

5. 濡脉　脉浮而柔细，举之应指缓怠，按之渐无，如水上浮帛，主虚证、湿盛，为脾虚湿重之痹病常见脉象。

6. 细脉　脉细如线，中取应指明显，主血虚或湿阻经络。

7. 弦脉　端直以长，如按弓弦，主肝郁、疼痛、痰饮等。

8. 紧脉　紧如转索，弹指坚实有力，主诸寒证、痛证。

9. 滑脉　往来流利，如盘中走珠，应指圆滑，主痰饮痹病。

10. 结、代脉　结者迟中有止，止无定数，歇止时短；代者缓中一止，止有定数，歇止时长。两者均见于心痹。

切皮肤，包括切触全身及病变局部的皮肤。目的在于了解皮肤的弹性、温度、湿润度、硬度等，有无结节、肿胀、压痛等。

（四）闻诊

闻诊：临床可参阅内科诊法。

在痹病的诊法中，必须"四诊合参"。此外，随着现代诊疗技术的提高，为痹病的诊断开辟了新的前景。由于本书以继承中医为主，故对一些现代医学的诊断技术未涉及。

**五、疾病鉴别**

痹病临床应和痿证、表证身痛、黄汗等进行鉴别。

1. 与痿证鉴别　痿、痹同是肢体疾患，但两者临床表现、病因病理、治疗方药都不相同。痿证以手足软弱无力、患肢枯萎瘦削为特征，肢体一般不痛，且多发于下肢。痹病则以四肢躯体关节肌肉疼痛为主要表现，虽至后期，气血阴阳亏损，可出现肌肉萎缩、软弱失用（古称之为"痿痹"），但也必有疼痛。其发病部位不仅仅限于四肢，还包括项、背、脊腰等。从病机而论，痿证为五脏精血亏损，无以灌溉周流，经脉失养，"痿弱不用"。痹病是邪气阻痹经络，气血运行受阻，"痹而不通"。丹波元坚（日）在《杂病广要·痹》中作了较为详尽的论述："痿与痹二证天渊不同，痿本虚证，有补无泻，虽久痿于床褥，其形色绝无病状，惟有软弱无力，起居日废，行步艰难，并未有痛楚者也。若痹病为不足中之有余，有余者因风寒湿三气合而为痹，有泻无补，形神色脉皆枯，必为麻木疼痛，行动艰难者也。故痹病在表，本风寒湿之外感，受病在经络血脉之中，气血闭涩之故。痿证在里，属精神气血不足，受病在五脏六腑之中，由不能充周之故，所以治法亦别也"。

2. 与表证身痛鉴别　痹病初起和表证身痛，均与感受外邪有关，临床又均可见发热恶寒、身痛、骨节疼痛。但表证身体疼痛多有头项强痛，且以恶寒发热为主，并见鼻塞流涕、喷嚏、咳嗽等症状。身痛、骨节痛而不游走，汗出热退痛解。而痹病初起以身痛、骨节疼痛为主要表现，恶寒发热等表证轻或无，且汗出痛难尽解，反复发作。就病理而论，前者为风寒或风热之邪侵袭肌表，营卫失和；后者为风寒湿热等邪侵袭肌表经络，气血闭阻不通。对此，《灵枢·寿夭刚柔》早有论述，其曰："病在阳者为风，病在阴者为痹"。这里"风"代表外感风邪，阴、阳可代表病位深浅、病邪性质。明·张景岳《景岳全书·风痹》曰："风之与痹，本皆由感邪所致。但外有表证之见，而见发热、头痛等证，或得汗即解者，皆有形之谓，此以阳邪在阳分，是即伤寒、中风之属也。……若既受寒邪而初无发热头痛又无变证，或有汗或无汗而筋骨之痛如故，及延绵久不能愈，而外无表证之见者，是皆无形之谓，此以阴邪直走阴分，即诸痹之属也。"

3. 与黄汗鉴别　黄汗表现为头面四肢肿，身热，汗出黏腻，色黄如柏汁；或见腰髋弛痛，两胫冷，身重疼、小便不利色黄，脉沉迟等。历节病则表现为以肢体关节疼痛肿大、发热为主，或见关节局部出黄色汗液。临床鉴别，其实不难。对此《金匮要略·中风历节病脉证并治》提出两者的鉴别。清·陈修园《金匮要略浅注》引徐忠可语解释曰："历节与黄汗最难之辨。观仲景两言，'假令发热，便为历节'。似历节有热，而黄汗无热。然仲景叙黄汗，又每日身热，则知黄汗亦可有热，总无不热之历节耳。若黄汗由汗出入水中浴。历节也有由汗出入水中浴。而水伤心，故黄汗汗黄，历节或亦黄汗。则知历节之汗亦有不黄。总无汗不黄之黄汗耳。若历节言肢节疼、言疼痛如掣，黄汗不言疼痛。则知肢节痛，历节所独也。若黄汗言渴，言四肢头面肿，言上焦有寒，其口多涎。言胸中窒不能食，反聚痛，暮躁不得眠。而历节但有足肿黄汗。则知以上证，皆黄汗所独也。若是者何也，黄汗历节，皆是湿郁成热，逡巡不已。但历节之湿，邪流关节，黄汗之湿，邪聚隔间，故黄汗无肢痛，而历节少上焦证也"。

另外，痹病还应注意和中风、厥证、痉证等肢体病证鉴别，和急性软组织损伤、疮病初起、肿瘤等所致的肢体局部肿痛等鉴别。

### 六、风湿痹症治疗研究进展

中医始于张仲景，采用辨证论治，取得了比较满意的疗效。痹病在临床上表现为病情缠绵，往往经久不愈，病久不愈，必有痰盛，脾为生痰之源，肺为贮痰之器。在中医证候上呈现出虚实夹杂、痰盛互结的临床特征，具体表现为虚证，以气血亏虚、脾胃虚弱为主。故脾虚是本病发生之本，治疗应当以健脾总则，正如李东垣所讲："善治病者，唯在调和脾胃。"亦指出：凡查病者，必先查脾胃强弱，治病者，必先顾脾胃勇怯，脾胃无损，诸可无虑。风寒湿三痹之邪，每借入胸中之痰为相援，故治痹方中，多兼用治痰之药。各种痹证迁延不愈，正虚邪恋，日久必入络，络者主血，血伤则燥则盛，津困为痰为饮，在病理上必形成痰盛相结，阻塞经络，筋骨失荣，神机不展而生疼痛不已则成痼疾，加以行气活血、化痰之药。故治疗上要注重健脾化痰、行气活血之药，以达气行则血行，气行则湿行。湿邪除则痹病愈。

目前，临床上不少医家都对痹病的症治积累了相当的经验，他们的治疗经验中多少都贯穿有仲景治痹的治法方药，如焦树德对痹病的治疗三方（补肾祛寒治痹汤，祛湿清热治痹汤，补肾强督治痹汤），其基本药物就是桂枝芍药知母汤加熟地黄、炙穿山甲、羌独活、骨碎补等，然后再根据寒热虚实进行药物的增损，常用淫羊藿、威灵仙、川断、忍冬藤、伸筋草、乳香、没药、土鳖虫、鹿角胶、炙虎骨等。谢海洲将临证要点归纳为：祛邪尤重除湿，治痹勿忘外感，散寒每兼温阳，清热酌增养阴，寒热错杂宜通，气血亏虚从补，久病虫类搜剔，顽痹谨守温肾。可谓句句中肯，堪为临证指南。

# 第二章　高社光治痹学术思想

## 第一节　肝肾气血与风湿痹证

### 一、肝肾与风湿痹证

1. 肝与风湿痹证　肝在五体主筋，《素问·阴阳应象大论》曰："肝主筋"。《素问·痿论》曰："肝主身之筋膜。"《素问·宣明五气篇》曰："肝主筋。"《素问·平人气象论》曰："脏真散于肝，肝藏筋膜之气也。"《素问·五脏生成论》曰："肝之合筋也，其荣爪也。"《素问·六节藏象论》曰："肝者，罢极之本，魂之居也，其华在爪，其充在筋。"肝的病变可从筋得到反映。《素问·气厥论》曰："脾移寒于肝，痈肿筋挛。"《灵枢·本神》曰："……阴缩而挛筋，两胁骨不举，毛悴色夭……"明代章潢《图书编》中曰："肝合筋，其荣爪，筋缓而不能收持者，肝先死也，故人之肝亏则筋急。"综上以观，中医学的肝与筋有非常密切的关系。筋，即筋膜，包括现代医学所说的肌腱、韧带等，附着于骨和关节上。筋的主要功能是联络关节、肌肉，主司运动。肝主筋而司运动，因肝藏血而能濡筋，且肝为风木之脏，风性善动，而人身之运动皆为筋膜所司，如震颤、痉挛、抽搐等，皆为风动，病当属肝。

筋之所以能司身之运动，主要依赖于肝血之濡养。《素问·经脉别论》曰："食气入胃，散精于肝，淫气于筋。"只有肝血充盈，筋膜才能得到充分的濡养，肢节才能运动灵活，强健有力。故《素问·五脏生成篇》又云："足受血而能步，掌受血而能握……"反之，若肝血亏虚，筋膜失养，则会引起筋脉痉挛，肢体麻木，屈伸不利等。又如邪热过盛，耗伤肝血，血不荣筋，也会出现手足震颤抽搐，甚至角弓反张等。前者为"血虚生风"，后者为"热极生风"，皆因筋膜经脉失于濡养之故。明代缪希雍《本草经疏·卷二》云："肝虚十证……转筋，属血虚……角弓反张，属肝血虚有热。"又如《通俗伤寒论·六经方药》曰："血虚生风者，非真有风也，实因血不养筋，筋脉拘挛，伸缩不能自如，故手足瘛疭，类似风动，故名曰暗风。通称肝风。温病后期多见此证者，以热伤血液故也。"故临床多用养肝柔肝，舒展其筋，或用滋阴养肝、息风镇痉等为治。

此外，尚有因年老体衰而致肝血亏虚引起的筋脉屈伸不利，甚则活动困难者，即如《素问·上古天真论》所云："丈夫……七八，肝气衰，筋不能动"。

总之，肝主筋，筋司一身之运动，凡各种原因所致阴血亏损，皆可导致筋膜伸缩功能障碍，运动因之失常。正如张景岳在《景岳全书》中所云："凡属阴虚血少之辈，不能营养筋脉，以致抽搐僵仆者，皆是此证。如中风之有此者，必以年力衰残，阴之败也；产妇之有此者，必以去血过多，冲任竭也；疮家之有此者，必以血随脓出，营气涸也……凡此之资，总属阴虚之证，盖精血不亏，则虽有邪干，亦断无筋脉拘急之症。"故肢体震颤，抽搐及经脉肢体妄动者，多属阴血不能濡养筋脉之故，治当滋阴养血，以崇"治风先治血，血行风自灭"之论。除此之外，筋脉失于濡养，亦有废而不用者，如痿证。《素问·五常政大论》曰："阳明司天，燥气下临，肝气上从，……筋痿不能久立。"清代叶天士在其《临证指南医案·卷七·痿》中所谓"躄在下，肝肾居多"，即指此而言。盖肝主筋，肾主骨故也。燥伤肝之阴血，诸筋失养，痿证乃成。肝主筋，实际上是人体运动系统的一个经验归类代称。

2. 肾与风湿痹症　肾主骨、生髓的生理功能，实际上是肾之精气具有促进机体生长发育功能的一个重要组成部分。中医学认为，肾藏精，精生髓，髓藏于骨腔之中，髓养骨，促其生长发育。因此，肾－精－髓－骨组成一个系统，有其内在联系。肾精充足，髓化生有源，骨质得养，则发育旺盛，骨质致密，坚固有力；反之，肾精亏虚，则骨髓化生无源，骨骼失其滋养。在小儿，就会出现骨骼发育不良或生长迟缓，骨软无力，囟门迟闭等；在成人，则可见腰膝酸软，步履蹒跚，更甚则脚痿不能行走；在老年，则骨质脆弱，易于骨折等。

髓，有骨髓、脊髓、脑髓之分。藏于骨腔内之髓，称为骨髓；位于脊椎管内之髓，称为脊髓；位于颅腔中的髓，称为脑髓。这三种髓，均由肾精所化生。因此，肾中精气的盛衰，不仅影响到骨的生长与发育，而且也影响到髓的充盈和发育。中医学认为"脑为髓之海"，因为脊髓上通于脑，聚而为脑髓。肾精充沛，髓海满盈，脑得其养，则精力充沛，思维敏捷，耳聪目明，记忆力强；反之，若肾精不足，髓海失充。在小儿，则表现为大脑发育不全，智力低下，或形成傻呆病。在成年人，多表现为记忆力减退，精神萎顿，思维缓慢，头晕，眼花，耳鸣，失眠。严重者，则可发展成为健忘症。

牙齿属骨的一部分，故称"齿为骨之余"，既然牙齿与骨同出一源，所以牙齿也依赖于肾中精气所充养。肾精充足，则牙齿坚固、齐全。若精髓不足，则牙齿松动，甚至脱落。对于牙齿松动等病证，临床上也常采用补肾的方法治疗，多能获效。

肾主骨这一理论，近年来通过实验研究，也进一步得到充分的证实。例如研究发现，某些补肾药物，能增加骨的坚韧度，对于某些骨折的患者，采用补肾的方药治疗，多能加速骨质愈合。近年来，根据肾主骨的理论，从治肾入手，治疗多种骨的病变，都取得满意疗效。

《素问·痹论》指出："风、寒、湿三气杂至，合而为痹也"之说。可见，风、寒、湿邪气侵袭人体，导致气血运行不畅，进而使经脉阻滞或痰浊血瘀，邪实阻于关节筋脉。临床上多以本虚标实、虚实错杂为常见，一般多以外邪为外因，伴有正气虚衰为内因。本病因先天禀赋不足，或因后天肾气虚衰，或因年老身体亏虚，或因患病日久气血不足，均可导致肝肾亏虚，进而使风寒湿邪更易侵入人体。病邪入经络，阻滞于筋脉关节，不通则痛；寒主收引，拘于筋脉关节，不通则痛；寒主收引，拘于筋脉而致四肢屈伸不利；

湿性重浊，留滞于筋骨之间而致四肢沉重酸楚；风善行数变，而致四肢关节出现游走性疼痛；痰瘀互结，痹阻经脉，则关节僵硬变形，疼痛难忍。总之，外邪侵袭和肝肾亏虚是痹病的根本原因，其中内虚是根本，发病后又以风寒湿邪气作用于脏腑经络而出现各种邪盛实证。因此，在治疗时只有以补益肝肾为法，而使气血充盈，正气不虚，才能保证脏腑的正常功能，以控制疾病的发展。

**二、气血与风湿痹症**

气统于肺，血藏于肝，而总化于中气。胃阳右转而化气，气降则精生，阴化于阳也，脾阴左旋而生血，血升则神化，阳生于阴也。精未结而魄先凝，故魄舍于肺，气魄者，肾精之始基也，神未发而魂先见，故魂舍于肝，血魂者，心神之初气也。气，阳也，而含阴魄，是以清凉而降敛，血，阴也，而吐阳魂，是以温暖而升发。及其魂升而神化，则又降而为气，魄降而精生，则又升而为血。盖精血温升，则蒸腾而化神气，神气清降，则洒陈而化精血，精血神气，实一物也，悉由于中气之变化耳。

火金上热，则神气飞扬而不守，水木下寒，则精血泄溢而莫藏，故补养神气，则宜清，凉而滋益精血，则宜温暖。

气秉辛金清凉之性，清则调畅，热则郁蒸，畅则冲虚，郁则滞塞，滞塞而不降，故病上逆，血秉乙木温暖之性，温则流行，寒则凝瘀，行则鲜明，瘀则腐败，腐败而不升，故病下陷。气滞之家，胸膈胀满，痰嗽喘逆，半缘上中之虚热，血瘀之人，紫黑成块，杯碗倾泄，多因中下之虚寒。下寒则肺气之降于肝部者，亦遂陷泄而不升，上热则肝血之升于肺家者，亦遂逆流而不降，此气血致病之原也。

《杂病源流犀烛》道："三气杂至，壅闭经络，气血不行，不能随时祛散，故久而痹。"马莳曰："然血虽充足于人身，而风为百病之始，若卧出之际，元府未闭，魄汗未藏，为风所吹，则凝于肤，当为痹证。"认为血凝于肌肤则发为痹病。体虚者遭风寒侵袭，久滞不去，脉络痹阻不通，出现四肢怕风冷痛。关节为枢机之处易闭门留寇，故疼痛多发于关节。寒湿为阴邪，易袭阴位，故下肢症状尤重。治疗应重温经活血、祛湿通络。

《医林改错》认为："总滋阴外受之邪归于何处……古方颇多，如古方治之不效，用身痛逐瘀汤"。由此开创了活血化瘀治痹之先河。

# 第二节 调理脾胃治疗风湿痹证

风湿界泰斗、首届国医大师路志正教授提出"持中央、运四旁，怡情志、调升降，顾润燥、纳化常"为核心的调理脾胃法，不仅运用治疗脾胃病，还广泛应用于燥痹、产后痹、痛风等多种风湿痹病。

历来众多医家认为，风湿痹病的病因病机多为风寒湿热之邪侵袭，脏腑功能失调。纵观诸家之见，路老则认为究其根源皆离不开脾胃，脾胃为后天之本，居于中焦，为全身气机升降之枢纽。脾胃既病，无论虚实均可会导致痰湿互结、瘀血阻络，而变生风湿诸症。脾主运化，蕴含运化水谷和运化水液两层含义。若脾胃失调、脾气虚弱，中焦气机斡旋不畅，脾失健运，运化功能及输布津液功能减退或障碍，从而导致水谷不能化为精微而化生水湿痰浊，故"内湿"多因脾虚。内湿的形成，多因素体阳气不足，痰湿过胜；或因恣食生冷，过食肥甘，内伤脾胃，致使脾胃不振或脾气受损，失其健运之职，不能为胃行其津液；津液的输布代谢障碍，而致水液不化，湿邪形成。若脾胃失调，机体抵御外邪能力减弱，风寒湿邪侵袭，则为外湿形成的原因。故脾胃失调是形成内外湿邪的一个重要原因。湿邪重着黏腻，易阻遏气机，如留滞于经脉，则症可见肢体重着、屈伸不利。

路老认为燥痹的形成为外感燥邪，过服温燥之品或素体阴虚所致，但强调脾胃失调、津液代谢障碍为燥痹产生之重要内因。脾胃作为气血生化之源，是津液的来源。胃主受纳，脾主运化，两者将水谷之物化为津液，并通过脾气将其上输入肺，与肺肾一起，在津液生成、代谢过程中，起着重要的协调作用。水谷精微化生而来的精气营血，藏之于脾，又有赖于脾阳的蒸其津液，化其精微，脾气散精而输布于全身，以濡养人体脏腑组织器官，使人体肌肤孔窍得以濡润。脾气和脾阴是相互依存、相互为用的，脾气的活动以脾阴为物质基础，脾气可以生阴血，统摄血液而固阴，脾阴又可化生脾气；倘若脾阴不足，则脾气功能亦减弱，也导致脾气受损，使津液敷布障碍或津液不生，不仅影响本脏腑的功能，亦使肝、肺、肾及五窍失去濡养。气阴两虚，津亏血涩，脾胃不足，生湿生痰，蕴久化热，或阴虚火旺，炼液成瘀，瘀热互结，而生燥痹，也就是现代医学的干燥综合征，以口干、眼干等为主要临床症状；若久成燥毒，还可会使出现腮腺肿大等症。

路老还认为，气血不足是痹病发生的重要因素。如果人体气血不足，不但有表卫不固，风寒湿热燥等邪气容易侵犯人体，而且会有经络不通，筋脉失养，肢体酸痛，活动不利等。

同时情志活动与脏腑气血有着密切联系。情志的变化既可以反映脏腑气血的变化，又能够影响脏腑气血的运行，从而影响疾病的发展预后。肝主疏泄，能够调节气机、调畅情志，而焦虑抑郁等情志不畅，会使肝气郁滞，肝失疏泄，影响气机调达。因气能生血、行血、摄血，气行则血行，气滞则血凝。故气失调畅，则血液运行受阻，经脉闭塞，会导致瘀血留滞；瘀滞日久，血中之津液从旁渗出，则可化生痰湿。如果机体内的瘀痰湿与外来的风寒湿热之邪搏结于关节、经络，致使气血不通，则肢体、关节、筋骨可出现肿胀、疼痛、僵硬、麻木，甚而不能自如活动，则成痹病。肝木克脾土，使脾胃虚弱，脾失健运，痰浊内生，日久湿蕴化热，反过来又会影响肝气疏泄不畅而郁滞，造成土壅木郁。继而导致阳气未能输布于四肢，风寒湿热伺机侵袭，痹阻气血，而致病情更为复杂。

高社光教授曾拜路老为师，深受其"持中央、运四旁、怡情志、调升降、顾润燥、纳化常"调理脾胃学术思想影响，在临证治疗风湿痹病中亦非常重视调理脾胃，注重脾升胃降特性，临床善用白术、苍术、防风等升脾阳，降胃气选竹茹、厚朴等；脾喜燥恶湿，胃喜润恶燥，高社光教授临床每每顾及，健脾化湿用茯苓、白术、山药、白豆蔻等，养胃阴常加用石斛、沙参、玉竹、麦冬等，临床每获良效。

# 第三节　审因辨治

## 一、缘由

"审因辨治"是一个既经典又新颖的话题，说它经典是因为该法自从《黄帝内经》时代就开始被强调，主张诊疗疾病"必伏其主而先其所因"。但是，随着社会的发展和西医学的影响，更多医生注重的是目前的诊断、病理、生理等内容，也多从这几个角度去考虑，很少考虑或者忽略了中医学的"审因辨治"。临证之余，常思当重申之，所以又说是个新颖的话题。

高社光教授曾讲到，他偶读佛教之书，讲到因果报应，说"有因则必有果，有果则必有因，是谓因果之理。"由此联想到疾病的发生发展何尝不是如此。有一定的病因、在一定的条件下发生发展和转化，诊治疾病，当知其因，审因辨治。从解决和控制其因（发病原因）、缘（发病条件）两方面入手，防其发展和恶化。故认为：万事万物有其果必有其因，任何症、证和病机都有其特定的因。

当下之时，中医工作者思维西化现象很严重，许多中医基础理论不够扎实、临床思维模式与中医思想相背离的临床医生，在临床诊疾用药时，多断章取义，根据患者一般的临床表现和西医检验结果不加详辨，随手处方；或有什么样的症状就列出什么样的药物。譬如一咳嗽患者，发热、咳嗽、胸片示肺纹理增多紊乱，考虑急性支气管炎，结果他处予清热解毒之剂，甚者会说是清热抗炎、消炎的方子。如果说患者还有腰痛，便加上独活、寄生；便秘，便加生大黄、火麻仁；腹泻，便加上诃子、赤石脂等，不分何因而致，寒热温凉莫辨、表里虚实不审，其疗效依何而获？

相当一个时期以来，在强调中医辨证论治特色同时，辨证论治几乎成了中医的"金科玉律"，大凡中医人士都以"辨证论治"为根本来指导疾病的治疗。但在临床诊治过程中，患者的情况往往是错综复杂的，通常是多个证候叠加在一起，而非单一病机所致，且随着治疗会不断发生变化。再者，不同医家辨证不尽相同，难分孰是孰非；抑或是辨证无误，依辨证立法处方，但治疗效果不佳；更有甚者，无明显不适，看似无证可辨。总体来说，一是难以辨证准确；二是依证立法，疗效不显。每遇此时，往往从审因入手，从因论治多获捷效。

审因是寻求致病根源的重要手段。症状、证候是疾病形成后的结果，病因则是疾病形成的源头，相对于"病"而言，"因"是疾病链的始端。有时病因不祛，源头不断，疾病难愈。陈无择在《三因极一病证方论》中言："凡治病，先须识因；不知其因，病源无目"，并将病因分为内因、外因和不内外因，即强调了辨病因的重要性。审因辨治是直接针对病因的治疗，在辨证、辨病治疗难以取得疗效时，往往需要审因治疗。

实际上，中医所指的一些辨证论治其本质为辨因论治，如辨呕吐，有伤食呕和非伤食呕，食伤所致者，食积是因，治应消食化积；再如终末期肾病，常因外感风寒致水肿反复、病情加重，体虚外感是因，治应护卫固表，同时外避风寒。目前中医界存在对病因重视不足的现象，并常常将其与病机、病性混淆，在一定程度上影响了疗效，这是需要弥补和发展的部分。

**二、理论渊源（历代医家论述）**

1.《内经》关于审因辨治方面的论述

（1）对病因的认识：《素问·至真要大论》说："必伏其所主，而先其所因。"《素问·征四失论》说："治病不问其始，忧患饮食之失节，起居之过度，或伤于毒，不先言此，卒持寸口，何病能中。"

（2）审因辨治的特点：《千金要方·诊候第四》中说："夫欲理病，先察其源。"张景岳注云："必伏其所主者，制病之本也。先其所因者，求病之由也。"

2.《伤寒论》关于审因辨治方面的论述

（1）对病因的认识。

（2）审因辨治的特点：《伤寒论》第16条云："太阳病三日，已发汗，若吐、若下、若温针，仍不解者，此为坏病，桂枝不中与之也。观其脉证，知犯何逆，随证治之……""犯何逆"即是坏病之因。

《千金要方·诊候第四》中说："夫欲理病，先察其源。"

明代秦景明著《脉因证治》，从书名来分析："脉"为生命体征，"因"为致病原因，"证"即指证候，再根据前述来进行治疗。

陈无择《三因极一病证方论》说："凡治病，先须识因；不知其因，病源无目。"

喻昌《医门法律》亦说："故凡治病者，在必求其本，或本于阴，或本于阳，知病所由生而直取之，乃为善治。"这个"所由生"就是指病因。

**三、高社光审因辨治思想与方法**

（一）有其果必有其因

缘起于读佛学书，一切皆有因，有因必有果，患者目前的疾病状态即是果，我们要探寻发生的原因。印光法师说："如来成正觉，众生堕三途，皆不出因果之外。"因果报应是可以转化的，我们可以控制其缘起，便可改变结果，使其向好的方向发展。从佛法因果观来看，我们现在所受的是过去种的因，又必感未来的果。种的因即可以改变，结的果怎么不能改变？因变了，果一定会变。"因"要形成"果"，中间须要有"缘"（条件）来会合促发。已造的"因"无法改变，能改变的在"缘"。经中又说："假使百千劫，所作业不亡。因缘会遇时，果报还自受。""百千劫"是指遥远的时候，"所作业"是自己所种的远因，远在百千劫前种的业因，并不会自行消失。"因缘会遇时"指现在的因缘成熟，"果报还自受"还得自食其果。

（二）任何症、证和病机都有其特定的因

常见的发病因素：

1. 体质因素（包括遗传因素）《素问》曰："正气存内，邪不可干。"《素问·评热病论篇》说："邪之所凑，其气必虚。"《灵枢·百病始生》说："风雨寒热，不得虚，邪不能独伤人。猝然逢疾风暴雨而不病者，盖无虚，故邪不能独伤人，此必因虚邪之风，与其身形两虚相得，乃客其形。"这些都强调了体质因素在发病中的作用。如脾胃弱者，易伤食；表虚者，易感风寒等即是。

另外，体质的偏寒偏热等情况对疾病的发展演化起着很重要的作用。《伤寒心法要诀》中曰："六经为病尽伤寒，气同病异岂期然，推其形脏原非一，因从类化故多端"。讲的就是感邪之后随体质而发生从化的问题。

2. 心理因素（个人性格和生活习惯）

（1）性格内向者多抑郁；优柔寡断者多思虑；性情暴躁者多肝旺；性情多疑者，多胆经郁热。

（2）起居有悖昼夜规律者多内分泌和代谢疾病；暴饮暴食者多伤脾胃；不适寒温者多痹病等。当今社会更是复杂，又如吸毒者、生活不检点者以及某些特殊职业等。这些都会对疾病的发生发展起着相对特殊的作用。

3. 年龄因素 少小多食积；中学生阶段则易劳心过度、饮食不节、睡眠不足，易心脾两虚；青壮年则血气方盛，病多实证且易愈；中年多压力过大，心脾肾易损，高血压、糖尿病等慢病增多；老年则脏腑皆衰，易感外邪、易患绝症等。

4. 气候因素 南方多阴雨潮湿，北方多燥，春天多风温之邪，夏则易伤暑湿、饮冷等。

5. 医药保健因素 这是当今社会不可忽视的致病因素之一。保健品琳琅满目，人们为求健康长寿，妄用补药者甚众，滥用泻药者亦不鲜见。病者诸药杂投者比比皆是，导致因药物或过食保健品而致的疾病屡见不鲜。

6. 其他 如家庭环境、工作环境、人际关系、社会环境等均对不同人产生不同的影响而导致疾病的发生或加剧。

（三）高社光审因论法

1. 详细询问法 诸多因素的审查，可经过详细询问求得。

2. 观相推论法 也可通过观察患者的神情动作来判断，如表情呆滞抑郁者，多气结之证。

3. 侧观旁引法 通过侧观其周围人的动静反应来推测，如老人看病，子女的不耐烦或过度关心等表现会影响到老人的心理。

4. 病史探因法 通过病史探求病因，如股骨头坏死患者，有很久的皮肤病史，且经过长期的治疗，那么，坏死的原因很有可能是应用激素所致。

5. 审症求因法 如小儿呕吐，若呕吐物为酸腐之未消化的食物，则因于食积。

6. 辨证求因法 就是在审察内外、整体察病的基础上，根据患者一系列的具体表现，加以分析综合，求得疾病的本质和症结所在。就是在审察内外、整体察病的基础上，根据患者一系列的具体表现，加以分析综合，求得疾病的本质和症结所在。所谓辨证求因的"因"，除了六淫、七情、饮食劳倦等通常的致病原因外，还包括疾病过程中产生的某些症结，即问题的关键，作为辨证论治的主要依据。辨证所求之因，即以病证的临床表现为依据进行综合分析，推求病因，包括疾病的原因、性质、体质特点等，是辨证的结果，含有疾病发生的客观规律或特定趋势。如临床上根据自然界的风具有"善行、主动"的特性，把全身关节游走性疼痛的病因概括为"风邪"。辨证所确定的病因，与导致疾病发生的始因或诱因不完全相同。六淫外感、七情刺激、外伤、劳倦等,是导致病变发生的原始因素,属于病因学、发病学的范畴。而辨证所确定的病因,是通过临床证候的辨别而对病理本质做出的判断,属于诊断学、辨证学的范畴。这种病因早已超越了自然因素的范畴,是疾病某一阶段病理本质的高度概括,具有病因和病机的双重含义。由于中医学对疾病本质的认识,主要是从症状推求原因,因而病因学研究的病因与辨证学探求的病因往往又是一致的,即前者是由因析果,后者是由果析因,故据疾病的本质来说,直接原因与辨证所求之因应是一致的。

7. 以药测因法  测寒者以热药,测热者以凉药,虚实亦然。

如此等等,临证重在发挥和权变,总以得其要因为目的。

### 四、病因研究

（一）血痹

血痹是因气血不足、感受风寒、血行不畅、肌肤失养所引起的以肢体肌肤麻木不仁,甚则伴有轻度疼痛为主要表现的痹病。血痹为特殊痹之一,是按特征分类的风湿病的三级痹病。

1. 血痹的病名  血痹病名首见于《黄帝内经》,汉代张仲景《金匮要略》将血痹作为完整的病名概念提出。血痹还有风血痹、血痹风等称谓。

（1）血痹:首见于《内经》,《灵枢·九针论》曰:"邪入于阴,则为血痹。"《神农本草经》也记载有血痹。《金匮要略》将血痹列专篇进行论述。

《诸病源候论》承《内经》《金匮要略》列有"血痹候"。《圣济总录》列有"血痹"。《普济方》承前人论有血痹。另外,《中藏经》《备急千金要方》《千金翼方》《医宗必读》《证治汇补》《杂病源流犀烛》《时方妙用》《杂病广要》《血证论》《读医随笔》等也论有血痹。

（2）风血痹:见于宋·王怀隐《太平圣惠方》,其曰:"夫风血痹者,由体虚之人,阴邪入于血经故也。若阴邪入于血经而为痹,故为风血痹也。"所论风血痹其实就是血痹,因此,风血痹为血痹别名。其后严用和《济生方》也论有风血痹。

（3）血痹风:首见于明·沈之问《解围元薮》。其曰:"血痹风:此症初起时常疲倦汗出,卧寐不时摇动,形体如被风吹,淫奕倦怠,或时攻击而痛,久渐发出紫块肿胀,痛极则痒,酸软而麻,痒极则痛……。"血痹风为血痹之特殊表现,其名后世少见。

2. 血痹的病因病机  血痹的发生多因正虚邪侵。正虚有气血虚弱、营卫不和、阳气不足等,邪侵以风寒等外邪侵袭多见。此外,内生痰瘀亦可致本病。

（1）感受外邪:风邪等外邪侵袭肌表,与血相搏,血行不畅,而致血痹。如《灵枢·九针论》曰:"邪入于阴,则为血痹。"汉·华佗《中藏经》曰:"大凡风寒暑湿之邪……入于心,则名血痹。"隋·巢元方《诸病源候论》曰:"血痹者,……血为阴,邪入于血而痹,故为血痹也。"宋代《圣济总录》曰:"盖血为阴,邪入于血而痹,故谓之血痹。""风邪游走无定处,名曰血痹。"明·董宿《奇效良方》曰:"血痹者,邪入于阴血之分。"清·喻昌《医门法律》曰:"臂痛……然既已血痹,所受风燥之累不浅。"张璐《张氏医通》曰:"血痹者,寒湿之邪痹著于血分也。"

（2）正气亏虚:平素体弱,气虚血少,无以濡养肢体肌肤而致血痹;或平素阳气不足，无力鼓动血行，阴血运行滞涩，极易感受风邪，风邪虽微，亦致血痹。《金匮要略》曰："血痹病从何得之？师曰：夫尊荣人骨弱肌肤盛，重因疲劳汗出，卧不时动摇，加被微风，遂得之。"《诸病源候论》曰："血痹者，由体虚，邪入于阴经故也……此优乐之人骨弱肌肤盛，因疲劳汗出，卧不时动摇，肌腠开，为风邪所侵也。"《解围元薮》曰："血痹风……乃由体虚而风邪深入阴分，气血为风邪所击。"清·唐宗海《血证论》曰："虚人感受外风，客于脉分，则为血痹。"《张氏医通》曰："唯尊荣奉养之人，肌肉丰满，筋骨柔脆，素常不胜疲劳，行卧动摇；或遇微风，则能痹著为患，不必风寒湿之气杂至而为病也。"

（3）痰瘀气滞：平素嗜酒油腻，脾胃失运，聚湿生痰；或气虚血少，血行不畅，久而留滞成瘀，痰瘀相搏，阻滞脉络而致血痹；或血虚脉道不充，复感外邪，邪凝则脉络不通，肌肤经络失养，而成血痹。如《素问·痹论》："病久入深，营卫之行涩，经络时疏，故不痛，皮肤不营，故为不仁。"《中藏经》曰："血痹者，饮酒过多，怀热太盛，或寒折于经络，或湿犯于荣卫，因而血抟，遂成其咎。故使人血不能荣于外，气不能养于内。内外已失，渐渐消削。"《张氏医通》曰："夫血痹者，即内经所谓在脉则血凝不流。""血痹者，……血凝于肤者为痹是也。"《血证论》曰："瘀血窜走四肢，亦发疼痛，证似血痹。"清·周学海《读医随笔》曰："血痹……血行遂不得反其故道，而为之凝涩矣……即血之所积而痹也。"

综上所述，血痹病因为感受外邪、正气亏虚、痰瘀气滞等，概括起来不外"虚邪瘀"三个方面。血痹的病位在肢体肌肤，与脾（胃）、肝、肺、肾等脏腑有关。基本病机为气血不足，运行不畅，肢体肌肤失于濡养。发病多为正虚邪侵，气血虚弱，营卫不和，感受风寒湿等外邪而致；或内生痰瘀，使血气滞痹，流通不畅而发。为本虚标实之证，本虚以气血亏虚为主，标实以风邪、寒凝、痰瘀为主。

3. 血痹的临床表现 "其不痛不仁"（《素问·痹论》）。"脉自微涩，在寸口、关上小紧。""血痹，阴阳俱微，寸口关上微，尺中小紧，外证身体不仁，如风痹状。"（《金匮要略》《备急千金要方》《医宗金鉴》）"血痹者，……左先枯则右不能举，右先枯则左不能伸；上先枯则上不能制于下，下先枯则下不能克于上，中先枯则不能通疏。百证千状，皆失血也。其脉，左手寸口脉结而不流利，或如断绝者是也。"（《中藏经》）"血痹者，……其状，形体如被微风所吹……诊其脉自微涩在寸口，而关上小紧，血痹也。"（《诸病源候论》）"人汗勿跂床悬脚，久成血痹，两足重，腰疼。"（《备急千金要方》《外台秘要》）"游走无定处，名曰血痹。"（《备急千金要方》《圣济总录》）"形如风状，……但以脉自微涩，在寸口，关上紧。"（《备急千金要方》）"血痹在四肢不散。""血痹血瘀。""百脉开张，血痹不仁。"（《千金翼方》）"其状形体如被微风所吹……诊其脉自微而涩，在寸口关上小紧者，为风血痹也。"（《太平圣惠方》《普济方》）"风血痹，皮肤不仁。"（《太平圣惠方》《圣济总录》）"风血痹，身体不仁。""风血痹，肌肤不仁，四肢缓弱。""风血痹，体虚，风邪入血，肌肤顽痹。""血风痹，走无定处。"（《太平圣惠方》）"血痹之状，形体肌肤如被微风所吹者是也。""血痹手足瘴麻不仁，游走无定。""风血痹，身体不仁肉冷。""风血痹，肌体手足痿弱，四肢拘挛。"（《圣济总录》《普济方》）"风血痹，阴阳俱微，寸口关上微，或尺中小紧。其状身体不仁，如贼风所中。"（《圣济总录》）"血痹者，……其状体常如被微风所吹，骨弱劳瘦，汗出，卧则不时摇动。"（《奇效良方》）"血痹风：此症初起时，常疲倦汗出，卧寐不时摇动，形体如被风吹，淫奕倦怠或时攻击而痛；久渐发出紫块、肿胀，痛极则痒，酸软而麻，痒极则痛……。"（《解围元薮》）"血痹者，……其状，体常如被风所吹，骨弱劳瘦、汗出，卧则不时摇动。"（《古今医统大全》《证治准绳》）"左寸结而不流利为血痹。"（《证治准绳》《张氏医通》）"脉候：左寸急、不流利为血痹。"（《医宗必读》）"其脉微涩，寸口关上小紧，紧处乃邪著之验也。然又曰寸口关上微，尺中小紧，外症身体不仁，如风痹状，……又可见风性善行，随其或上或下。"（《医门法律》）"血痹者，邪入阴分，若被风吹，骨弱劳疲汗出，卧则摇动。"（《证治汇补》）"脉自微涩，而关寸小紧，……阴阳俱微，而尺中小紧，……身体不仁。"（《张氏医通》）"寸口关上，脉必微涩……尺中必见小紧，得如此脉，而又身体不仁，如风痹状，故知为血痹症也。"（《杂病源流犀烛》）"血痹，脉阴阳俱微，寸口关上微，尺中小紧，外症身体本不仁，如风痹状。"（《时方妙用》）"身体不仁，四肢疼痛。"（《血证论》）"血痹之证，散在周身脉络之中。"（《读医随笔》）

历代文献描述了血痹的临床表现，综上所述，血痹的主要症状有：肌肤麻木不仁，或有蚁行感，或有肢体疼痛；可伴汗出恶风，周身酸楚，头晕目眩，或形寒肢冷，自汗气短，面色无华，神疲乏力；脉微涩，尺脉小紧等。根据其证候特点，西医学的末梢神经炎、多发性神经炎、周围神经麻痹或损伤、肌肉及软组织劳损等出现血痹表现者，可参考本病辨证论治。

4. 历代医家对血痹的论述 《内经》提出血痹的病名，但并未进行深入的论述。《金匮要略》补充完善了血痹的病因病机和脉证。指出"夫尊荣人，骨弱肌肤盛，重困疲劳汗出，卧不时动摇，加被微风，遂得之"。对血痹的理法方药论述比较完备，对临床有很大的指导意义，后世医家多尊之。《中藏经》则认为血痹的病位在"心"，为外邪与血相搏而成，对病因进行了补充论述。《诸病源候论》专列血痹候，提出血痹的病位在血，病因病机方面较张仲景有更详细的论述。唐·孙思邈《备急千金要方》对血痹的病因病机及临床表现遵从张仲景的论述，在归类上遵循巢元方，把血痹归为风病门。《太平圣惠方》把血痹称为风血痹，承《金匮要略》《诸病源候论》论述之："夫风血痹者，由体虚之人，阴邪入于血经故也。若阴邪入于血经而为痹，故为风血痹也……皆由忧乐之人，骨弱肌肤充盛，因疲劳汗出，肤腠易开，为风邪所致故也。"《圣济总录》在"诸痹门"中专门列有"血痹"进行论述。明·朱橚《普济方》承前人论"血痹"曰："盖血为阴，邪入于血而痹，故谓之血痹。"《解围元薮》论述了血痹风，较详细论述了症状特征。王肯堂《证治准绳》承《奇效良方》曰："血痹者，邪入于阴血之分。"李中梓《医宗必读》论有血痹脉候。《张氏医通》对血痹论述较详，并分析其病因病机："辛苦劳勤之人，皮腠致密，筋骨坚强，虽有风寒湿邪，莫之能客。""上条（《金匮要略》）言脉自微涩，而关寸小紧，为湿痹血分……下条言阴阳俱微，而尺中小紧，为营卫俱虚，所以身体不仁……夫血痹者，即内经所谓在脉则血凝不流，仲景直发其所以不流之故；言血即痹，脉自微涩，然或寸或关或尺，其脉见小急之处，即风入之处也。""血痹者，邪入于阴也。经云：人卧则血归于肝；汗出而风吹入，血凝于肤者为痹是也。"清·沈时誉《医衡》提及血痹等。沈金鳌《杂病源流犀烛》也对血痹进行详细分析，并认为血痹为"阳虚之疾"，曰："……仲景书又有所谓血痹者,曰尊荣人骨弱,肌肤盛重,因劳疲汗出,卧不时动摇,加被微风,遂得之,大抵此症原于质虚劳倦之故。盖以尊荣者,素安闲,故骨弱;素膏粱,故肌肤盛,一旦疲劳汗出,则气竭表虚,因而卧则神不敛,或时动摇而微风乘之。此时本气弱,疲劳又耗气,汗则阳气泄,卧则阳气伏,则外之阳气不能固闭,荣气又复动摇,风虽微而易入,故风与血相搏而成痹也。然风搏于中上二焦,寸口关上,脉必微涩。而邪之前锋,早及下焦,尺中必见小紧,得如此脉,而又身体不仁,如风痹状,故知为血痹症也。……然则仲景言血痹、胸痹二症,固均属阳虚之疾,不与他痹症相同。"《血证论》论述了血痹的发生原因、病理变化及证候特点,明确指出血痹病的受邪部位、病位在脉分。《读医随笔》认为血痹的病因病机为气虚血滞,病位在周身脉络。其血痹疟母合论为新的见解,其曰:"《金匮要略》论血痹曰:尊荣人,骨弱肌丰盛,重因疲劳,汗出而卧,不时动摇,如被微风,遂得之……肥贵人则膏粱之疾也。盖尊荣肥盛,是素本气虚血滞之质矣。疲劳汗出,则气伤津耗,气不足以运血,津不足以载血矣。而又继以坐卧不动,如被微风,血行遂不得反其故道,而为之凝涩矣。凡气怯津虚之人,忽遇劳倦,即气血沸腾,旋复静息,即气血澄凝,忽驶忽停,换其常度,即不得反其故道,而瘀痹作矣……即血之所积而痹也。"近代薛盟认为:"血痹,具有以风湿为主的证候,形寒发热,肢体厥冷,麻木不仁,痛处多在腰骶臂腿大关节部位,运动功能受限、面色㿠白,精神懈怠,音沉语懒,呼吸短气似喘,舌淡苔薄,六脉沉涩而细弱。此阳气不得发越以达于血脉,营卫循行失调。"

（二）热痹

热毒流注关节,或内有蕴热,复感风寒湿邪,与热相搏而致的痹病,又称脉痹,出自《素问·四时刺逆从论》。《证治准绳·痹》曰:"热痹者,脏腑移热,复遇外邪,客搏经络,留而不行,阳遭其阴,故痹熻然而闷,肌肉热极,体上如鼠走之状,唇口反裂,皮肤色变。"并可见关节红肿热痛,发热,烦闷,口渴等症。治以清热祛邪,宣痹止痛,用白虎加桂枝汤、升麻汤。热毒盛者,用《千金要方》犀角汤加减。本病见于风湿性关节炎活动期、痛风急性发作期。

热痹的病因有内因和外因两个方面。外因多为暑热之邪,或兼风湿等邪侵袭;内因为正气虚弱,卫外不固,或素体阳盛或阴虚,热邪内生,或感邪化热,或过用热药等。本病主要致病因素为热邪。

1. 暑热侵袭　久居炎热潮湿之地,或处于天暑地蒸之中,或长期在较高温度的环境中。风湿热暑等邪侵袭机体,痹阻气血经脉,滞留于关节筋骨,发为热痹。如《中藏经》曰:"痹者,风寒暑湿之气中于人。"明·戴思恭《证治要诀》也说:"风寒暑湿,皆能中人。"清·叶天士《临证指南医案》云:"有暑伤气,湿热入络而为痹者""有湿热伤气,及温热入血络而成痹者。"吴瑭则指出"风暑寒湿,杂感混淆"可致热痹;或热毒入里燔灼阴血,瘀阻经脉,伤于脏腑,蚀于筋骨而发为热痹。由此可见,暑热火邪入侵是热痹发生的主要因素。

2. 正气不足　先天禀赋不足,素体虚弱,或病后失养,致气血耗伤,精血亏虚,腠理空疏,热邪或挟风、湿等邪乘虚入侵,搏结于肢体关节而致痹。如《灵枢·百病始生》中曰:"风雨寒热,不得虚,邪不能独伤人。"《症因脉治》也曰:"热痹之因,阴血不足,阳气偏旺,偶因热极见寒,风寒外束。经云:炅气相薄,则脉满而痛,此热痹之所由生也。"《临证指南医案》曰："有肝阴虚，疟邪入络而为痹者。"清·董西园《医级》强调曰："盖邪之感人，非虚不痹。"

3. 内热致痹　热痹可由外热致病，也可由内热致病。内热系指热自内生，如痹热体质，素体阴虚，虚热内生；或脏腑功能失调，病久伤阴，筋脉失养而致痹。如《素问·痹论》曰："其热者，阳气多，阴气少，病气胜，阳遭阴，故为痹热。"《圣济总录》曰："人身阴阳偏胜，则自生寒热，不必外伤于邪气也。"叶天士在《叶案存真》曰："阴虚生内热，热胜则风生，况风性善行，火热得之，愈增其势，伤于脉筋，则纵缓不收，逆于肉理，则攻肿为楚也。"清·沈金鳌《杂病源流犀烛》曰："经曰：厥阴有余病阴痹，不足病热痹……不足则虚而生热，故病热痹。"《类证治裁》曰："肢节热痛者，系阴火灼筋。"

4. 邪郁化热　风寒湿等外邪侵入机体，留滞经络关节，日久不愈，郁而化热；或素体阳气偏盛，脏腑经络内有蓄热，复感风寒湿等外邪，邪郁化热，或从阳化热而致痹。《增补内经拾遗方论》说："风寒湿三气杂至，而客于经络，郁而为热痹也。"《医学入门》说："热痹，或湿生热，或风寒郁热"。《金匮翼》曰："热痹者，痹热于内也……腑脏经络，先有蓄热，而复遇风寒湿气客之，热为寒郁，气不得通，久之寒亦化热，则痹然而闷也。"《类证治裁》也云："风寒湿合而成痹，蕴邪化热蒸于经络，四肢痹痛，筋骨不舒""初因风寒湿郁闭阴分，久则化热攻痛。"另外，机体阳盛，阳郁生热，火热毒邪内生，也可致痹。如《诸病源候论》说："热毒气从脏腑出，攻于手足，手足则焮热赤肿疼痛也。人五脏六腑井荥俞，皆出于手足指，故此毒从内而出也"。

5. 失治误治　病者久用温燥之药，或过用热药，郁热内蕴，也可致痹。如金元·张从正《儒门事亲》曰："亦或为医误诊误治，过用辛散温燥之品，使得矫枉过正，病邪之性由寒转热，与湿相合，湿热蕴结。"明·龚居中《红炉点雪》曰："药饵有停蓄肢节亦令人痹。"清·吴瑭《温病条辨》也明确指出："误用辛温，其害立见。"《杂症会心录》则详曰："医家认作风寒湿三气杂至之说，概以外邪为治，病热渐增，阴液渐耗，虚虚之祸，有不可胜言者矣。盖风自内动，湿热内生者，属阴虚有火"；又曰："服热药太过，胃中蕴热日深，筋脉不利，不能转移，手足肿痛如锥，苦楚异常。以阳明主宗筋，筋热则四肢缓纵，痛历关节而为热痹也。医家不知清热降火，泥于风寒湿三气杂至之说，非表散风寒，则温经利湿，火上添油，愈服愈热。"

6. 痰瘀热阻　嗜食肥甘厚腻或酒热海腥发物，导致脾运失健，湿热痰浊内生；或风寒湿邪久滞，瘀阻经络，郁而化热；或痰瘀化热化火；或热伤津液，血脉涩滞，血停为瘀，湿凝为痰，痰瘀与热互结，阻滞经络而致痹。如清·李用粹《证治汇补》曰："大率痰火多痛""湿热痰火，郁气死血，留经络四肢，悉能为麻为痹，或痛或痒。"顾靖远《顾松园医镜》说："邪郁病久，风变为火，寒变为热，湿变为痰"，提出"痰火"亦可阻络而致痹。《临证指南医案》曰："有气滞热郁而成痹者。"《杂病源流犀烛》曰："脉见涩，是气血虚滞，邪留则为积，即热痹也。"《类证治裁》曰："痹久必有湿痰败血瘀滞经络。"热邪可致痰瘀，而痰瘀又可致热痹。

综上所述，热痹的病因病机不外"虚、邪、瘀"三类。其基本病机为邪热壅盛，痹阻不通。病性多为实证、热证，或虚实夹杂之证。病邪以热邪为主，兼见风、湿、痰、瘀等；虚以阴虚为主。若热邪内舍，则病情可进一步发展，一般由表入里，由浅及深，由经络而脏腑，甚则出现脏腑痹，其中以心痹最为常见。

(三)风痹

风痹为痹证之一，又名行痹、筋痹，是指以肢体疼痛游走不定为特征的病症。《黄帝内经·素问·痹论》曰："风寒湿三气杂至，合而为痹也。其风气胜者为行痹。"又如《灵枢·寿夭刚柔》曰："病在阳者名曰风，病在阴者名曰痹，阴阳俱病名曰风痹。"《证治准绳》曰："风痹者，游行上下，随其虚邪与血气相搏，聚于关节，筋脉弛纵而不收。"《症因脉治》曰："风痹之症，走注疼痛，上下左右，行而不定，故名行痹。"此外，痛风亦称风痹，如《景岳全书》曰："风痹一证，即今人所谓痛风也。"治宜疏风祛邪，通经止痛。

风为"六气"之首，能生万物，但其为害则为"六淫"之首而致病。如汉·张仲景《金匮要略》曰："夫人禀五常，因风气而生长，风气虽能生万物，亦能害万物。"风邪致病较快，善行数变，多以游走性为主要表现，如清·费伯雄《医醇賸义》曰："风者，百病之长也。风性轻而善走，无微不入，其中人也易，其发病也速。"由此可知，风邪可导致多种疾病，其中由风邪为主所导致的痹病(风湿病)则为风痹，其表现则应为游走性疼痛为主。根据风邪致痹的特点，可以确定风痹的概念："风痹又称行痹，是以风邪为主而导致的以肢体关节游走性疼痛为主要临床特征的风湿病。"风痹是按五淫(风、寒、湿、热、燥)病因分类的风湿病，是五淫痹之一，为风湿病的三级痹病。风痹作为最常见的痹病，在临床上有着重要的意义，历代文献有着大量而丰富的论述，但由于不同历史时期对其认识不同，不同地区语言习惯不同等，导致风痹"一病多名"和"一名多义"，给后人研究风痹带来一定困难。

1. 风痹的病名　根据以上所确定的风痹概念，历代医家对很多与风邪有关的痹病描述都可以归属"风痹"范畴，因此，风痹是一病多名。如《内经》称为"行痹"，张仲景提出了"风湿""历节""中风"等，其描述的临床特征与风痹有一定关联；并提到血痹如"风痹状"，但对风痹未做论述。隋·巢元方《诸病源候论》首次明确提出"风痹"定义，与行痹含义相似；还列有风湿痹、风身体疼痛、四肢痛无常处等，均与风痹有着密切的关系。宋·王怀隐《太平圣惠方》中论有风痹，《圣济总录》则论有行痹，此外，两书还列有风身体疼痛、风走注疼痛、中风百节疼痛、妇人风痹手足不随、妇人血风走疰、妇人血风身体骨节疼痛等多种与风痹相关痹病。金元·张从正《儒门事亲》说行痹当时"世俗莫知，反呼为走注疼痛虎咬之疾"。之后风痹名称较乱，除行痹外，相继出现走注、麻痹、历节、筋痹、流火、鬼箭等称谓。明·朱橚《普济方》则承宋代方书列有诸多风痹相关痹病。方贤《奇效良方》承《诸病源候论》称行痹为风痹，此后风痹与行痹两者称呼并行于明清，如《证治准绳》《景岳全书》《医宗必读》《证治汇补》《张氏医通》《症因脉治》《顾松园医镜》《医衡》《医醇賸义》等均同时列有行痹和风痹。直到近代认识方逐渐一致，多将行痹以其病因言称为风痹。另外，在古代文献中，"风痹"又是一名多义之词，应认真分析甄别。

(1)风痹的一病多名

1)行痹：首见于《内经》，在《素问·痹论》曰："风寒湿三气杂至，合而为痹也。其风气胜者为行痹。"此"行痹"是以临床特征而命名的，是风痹的别名之一。此后，大部分医家秉承《内经》而沿用"行痹"之名。如唐代孙思邈在《备急千金要方》："其风最多者，不仁则肿为行痹，走无常处。"《圣济总录》曰："风为阳气，善行数变，故风气胜则为行痹。"金代刘完素《黄帝素问宣明论方》曰："风气胜者行痹，上下左右无留，随所至作。"宋代陈言《三因极一病证方论》及严用和《济生方》皆曰："痹之为病，……风多则行。"明代《丹溪摘玄》曰："风多为行痹痛，则行走无定，无常处。"龚廷贤《寿世保元》曰："行痹，走而不定也。"清代李用粹《证治汇补》曰："风胜则气纵而不收，故走注疼痛，为行痹。"张璐《张氏医通》曰："行痹者，痛处行而不定。"尤怡《金匮翼》曰："行痹者，风气胜也。风之气善行而数变，故其症上下左右，无所留止，随其所至，血气不通而为痹也。"《医醇賸义》曰："其风气胜者为行痹，风为阴中之阳，中人最速，其性善走窜，入经络，故历节作痛而为行痹"等。另外，《普济方》《红炉点雪》《医宗必读》《冯氏锦囊秘录》《症因脉治》《医学心悟》《医碥》等对行痹均有大量论述，行痹的名称影响很大，以致现在《中医内科学》教材仍称风痹为行痹。

2）风痹：首次明确将《内经》"行痹"称为"风痹"的是《诸病源候论》，其曰："风寒湿三气合而为痹，风多者为风痹"。其后宋代《太平圣惠方》及陈自明《妇人大全良方》承《诸病源候论》之说，只论风痹而不提行痹。《普济方》也继之论有风痹。《奇效良方》详细论述风痹曰："大抵风胜则游走上下，无所留止，随其虚邪与血气相搏，聚于关节，为驰纵筋脉不收也，此名风痹"。后世医家多尊此说。明·王肯堂《证治准绳》曰："风痹者，游行上下，随其虚实……"清代喻昌《医门法律》卷三"中风门"专设"附风痹（法七条）"。《证治汇补》则曰："遍身疼痛，即风痹症也"。秦之祯《症因脉治》将风痹列为"外感痹症"论述。《医醇賸义》曰："风痹者，血不荣筋，风入节络"等。另外，《景岳全书》《医宗必读》《张氏医通》《顾松园医镜》《杂病广要》等对风痹也有论述。风痹是以病因（感邪性质）而命名的，行痹是以症状（临床特征）而命名的，名异而病同，正如清代沈时誉《医衡》所说："如云风痹寒痹湿痹者，指病之因；行痹痛痹著痹者，病之状"。

3）筋痹：《内经》之后《外台秘要》首论风痹与筋痹的关系，其引用《诸病源候论》曰："《病源》此由体虚腠理开，风邪在于筋故也。春遇痹，为筋痹，则筋屈，邪客关机，则使筋挛。邪客于足太阳之络，令人肩背拘急也。足厥阴，肝之经也。肝通主诸筋，主在春。其经络虚……"论述了风邪伤于筋，为筋痹，合于春，内舍于肝的特点。明代李中梓《医宗必读》首次提出"筋痹即风痹也"，并描述其表现为"游走不定，上下左右"，为典型的风痹的表现，而非筋痹症状。其后《证治汇补》也随之曰："筋痹，即风痹也。"《张氏医通》则曰："筋痹者，即风痹行痹也"。清代董西园《医级》论曰："风伤筋而胜气归肝（此为行痹，即筋痹，风胜之候）。"林佩琴《类证治裁》也认为："筋痹，即风痹也"。把风痹称为筋痹，但描述是风痹的症状，说明筋痹是从病位角度来称呼风痹的，筋痹是风痹别名之一。但这混淆了五淫痹与五体痹的概念和内容。因此，近现代以来，已不主张把风痹称为筋痹。

4）走注：把行痹称为"走注"首见于《儒门事亲》，其曰："《内经》曰：'风气胜者为行痹'，风则阳受之，故其痹行，且剧而夜静；世俗莫知，反呼为走注疼痛虎咬之疾。"可以看出，"走注疼痛"是行痹的世俗称呼，应始于民间俗称，但其后在明清医家及文献中盛行，影响颇深。如《证治准绳》曰："行痹者，行而不定也，称为走注疼痛及历节之类是也……行痹即走注疼痛。"《医宗必读》曰："风痹……古称走注。"《证治汇补》曰："行痹者……亦曰走注"。《张氏医通》："行痹者……走注关节疼痛之类""行痹者，走注无定"。

清·冯兆张《冯氏锦囊秘录》曰："行痹者，行而不定也，今称为走注疼痛。"《症因脉治》则曰："风痹之症，走注疼痛。"《顾松园医镜》《医衡》及《金匮翼》皆曰："行痹者，行而不定，世称走注疼痛之类是也。"沈金鳌《杂病源流犀烛》："风胜为行痹……古名走注。"说明"走注"在当时也是行痹别名之一，形容其疼痛"走注不定"。

5）麻痹：把风痹称为"麻痹"仅见于明代方隅等《医林绳墨》，其曰："《内经》曰：寒气胜为痛痹，风气胜为麻痹，湿气胜为着痹。河间曰：痹者留而不去，则四肢麻木拘挛是也；又曰：腰项不能俯仰，手足不能屈伸，动辄不能转移，此痹之为病也。大率痹由气血虚弱，荣卫不能和通，致令三气乘于腠理之间。殆见风乘则气纵而不收，所以为麻痹。"所论"麻痹"以"麻木拘挛"为主要表现，明显与风痹、行痹之意不符，故不为广大医家所接受。

6）历节：把历节归为行痹首见于明代张介宾《景岳全书》，其曰："历节风痛，以其痛无定所，即行痹之属也……风气胜者为行痹。盖风者善行数变，故其为痹，则走注历节。"《证治准绳》曰："行痹者……称为走注疼痛及历节之类是也。"《冯氏锦囊秘录》曰："风气胜者为行痹……俗名流火及历节风。"日本丹波元简《杂病广要》曰："历节，即行痹、痛痹之属。"《医醇賸义》曰："历节作痛而为行痹。"可见"历节"当时也是行痹别名之一，但不常用，多作为症状描述，形容其疼痛"遍历关节"。

7）流火：风痹称为"流火"首见于《医宗必读》，其曰："风痹，……今名流火。"《证治汇补》也曰："行痹者，痛无定处，俗名流火。"《冯氏锦囊秘录》曰："行痹者，行而不定也，俗名流火……"《顾松园医镜》也曰"行痹者……俗名流火是也。"《杂病源流犀烛》曰："风胜为行痹……今名流火。"以上说明流火也是风痹别名之一，形容其疼痛快速流动，"流窜似火"。

8）鬼箭：把行痹称为"鬼箭"首见于《证治汇补》，其曰："行痹者，痛无定处……今呼为鬼箭也。"《杂病源流犀烛》也曰："风胜为行痹……俗有鬼箭风之说，亦此类。"此名称也是行痹别名之一，也是形容其疼痛走窜较快，如"鬼箭"一般。

延至近现代，部分医家鉴于前贤所论风痹病名纷杂，其说不一，所以多主张统一风痹、行痹等病名，现代多统一称之为"风痹"。

（2）风痹的一名多义：在历代文献中，"风痹"为一名多义之词。风痹之名也首见于《内经》，在《灵枢·寿夭则柔》中认为"病在阳者命曰风，病在阴者命曰痹，阴阳俱病命曰风痹"，结合《素问》论有风、痹、痿、厥等病，那么风痹应该是"风"和"痹"两种病的合病，"阴阳俱病"，病情相对较重，故《灵枢·厥病》曰："风痹淫泺，病不可已者，足如履冰，时如入汤中，股胫淫泺，烦心头痛，时呕时悗，眩已汗出，久则目眩，悲以喜恐，短气不乐，不出三年死也。"此处所论"风痹"显然非《素问·痹论》中的"行痹"，但后世医家多将本段话与归于风胜之行痹一起论述，显然有违《内经》原旨；其次，《景岳全书》认为"风痹一证，即今人所谓痛风也"，将风痹等同痛风，而在当时痛风就是指痹病，因此是说风痹就是痹病。另外，现代也有人认为《内经》所论风痹与现代医学系统性硬皮病极相类似。因此，风痹除具有行痹之义外，其他具体含义较多且不明确，有待我们进一步探讨。

2. 风痹的病因病机　风痹的病因有内、外两个方面。内因为正气虚弱，卫外不固，或脏腑功能失调，风自内生；而风为百病之长，且风邪不能独伤人，故寒、湿、热等其他淫邪常依附于风而侵犯人体，因此，外因为风邪或挟寒、湿、热等邪侵袭，但其主要致病因素为风邪。

（1）风邪入侵：气候变化或调摄不慎，风邪入中肌肤、经络、肢体，致气血痹阻而发为风痹。如《灵枢·刺节真邪》中曰："邪气者，虚风之贼伤人也，其中人也深，不能自去。"《金匮要略》论曰："此病伤于汗出当风，或久伤取冷所致也。"《医宗必读》曰："风胜为行痹……即其下一胜字，则知但分邪有轻重，未尝非三气杂合为病也。"《医衡》曰："三气之中，一气独甚，即能为痹。"清代尤怡言："风气虽微，得以直入血中而为痹。"由此可见，风邪入侵是风痹发生的主要因素，为历代医家所共识。

（2）正气不足：先天禀赋不足，素体虚弱，营卫不和，卫阳不固，或失治误治，或病后失养，致气血耗伤，精血亏虚，腠理空疏，风邪或挟寒、湿、热等邪乘虚入侵，搏结于肢体关节而致痹。如《灵枢·五变》云："肉不坚，腠理疏，则善病风。"《诸病源候论》曰："由人体虚，腠理开，故受风邪也。"明代李梴《医学入门》曰："痹属风寒湿三气侵入而成。然外邪非气血虚则不入。"《景岳全书》则言："风痹之证，大抵因虚者多，因寒者多。唯血气不充，故风寒得以入之。"《症因脉治》也曰："风痹之因，或元气不充，或病后体虚，或饥饿劳役，风邪乘之，则风痹之症作矣"。

（3）内风致痹：风痹虽多为外风致病，然而其内风也可致痹。内风系指风由内生，由脏腑功能失调所致。《素问·至真要大论》认为"诸风掉眩，皆属于肝"；《素问·阴阳应象大论》认为"风气通于肝""在天为风，在脏为肝""肝乃风木之脏"。言风从内生主要由于肝的功能失调所致。肝阳偏亢、虚风内动等则致气血逆乱，经络痹阻而为痹，如《证治准绳》曰："行痹……湿伤肾，肾不养肝，肝自生风，遂成风湿，流注四肢筋骨，或入左肩肌肉疼痛，渐入左指中。"若平素血虚之人，或病后失血伤精，肝血亏虚，筋脉失养可致虚风内动进而致痹。如清代俞根初《通俗伤寒论》言"血虚生风者，实因血不养筋，筋脉拘挛"。

（4）瘀痰痹阻：风邪或挟寒、湿、热等邪侵入体内，荣卫凝涩，瘀阻经络、肌肤，若病情迁延日久，或失治误治，则痰瘀更甚，痹阻加重，病情亦深。如《素问·五脏生成》曰："卧出而风吹之，血凝于肤者为痹。"《圣济总录》则曰："风邪乘虚，与血气偕行，使营卫凝涩，随所注处，悉为疼痛。"《医门法律》也曰："风寒湿三痹之邪，每借人胸中之痰为相援。"清代刘一仁《医学传心录》曰："风寒湿气传入肌肤，流注经络，则津液为之不清，或变痰饮，或瘀血……"风邪可致痰瘀，而痰瘀又可致风痹。

综上所述，风痹的病因病机不外"虚、邪、瘀"三类，其基本病机是风邪为主导致气血运行不畅、痹阻肢体关节经络。本病以实证为主，病邪以风邪为主，可挟有寒、湿、热等邪，如风邪郁久化热，可致肢体关节热痛。但也有虚证或虚实夹杂之证，虚以营卫气血不足为主，如风痹日久，复感于邪，内舍脏腑，可出现一些全身症状，如心悸、气短、发绀、水肿等，发展为脏腑痹，形成虚证或虚实夹杂之证。

3. 风痹的主要表现　历代医家对风痹的临床表现有着丰富而形象的描述。根据大量的文献来看，本病主要以"行痹"和"风痹"命名进行临床表现的描述，其表现基本相似，但是也有不同之处。为了更准确地了解古代医家对风痹的认识，有学者按其文献命名的行痹、风痹以及与风痹相关痹病分别进行描述，以便能更全面地认识本病。

（1）以"行痹"命名的主要表现描述"其风气胜者为行痹"（《素问·痹论》）。"不仁则肿，……走无常处"（《备急千金要方》）。"上下左右，无所留止，随其所至"（《圣济总录》《普济方》《金匮翼》）。"上下左右无留，随所至作……，行走无定"（《黄帝素问宣明论方》）。"其痹行，旦剧而夜静"（《儒门事亲》）。"行而不定"（《证治准绳》《景岳全书》《医宗必读》《冯氏锦囊秘录》《顾松园医镜》《医衡》《金匮翼》）。"病人一臂不遂，时复移在一臂""两手十指，一指疼了一指疼，疼后又肿，骨头里痛，膝痛，左膝痛了右膝痛。发时多则五日，少则三日，昼轻夜重，痛时觉热，行则痛轻肿却重……"（《证治准绳》）。"走而不定"（《寿世保元》）。"走注历节，无有定所"（《景岳全书》）。"游走不定"（《医宗必读》《医学心悟》）。"或赤或肿，筋脉弛纵"（《医宗必读》）。"痛无定处""风胜则气纵而不收，故走注疼痛"（《证治汇补》）。"痛处行而不定""游行不定，与血气相搏，聚于关节，筋脉弛纵，或赤或肿""走注无定"（《张氏医通》）。"走而不守，不拘上下，左右关节之间，流走而痛，或二日五日，又移一处"（《冯氏锦囊秘录》）。"不拘肢体，上下左右，骨节走痛，或痛三五日，又移换一处，日轻夜重，或红或肿，按之极热，甚而恶寒喜温"（《顾松园医镜》）。"游走上下，随其虚处，风邪与正气相搏，聚于关节，筋弛脉缓，痛无定处，……走注四肢肩髃……有肢节肿痛，日夜无已时"（《杂病源流犀烛》）。"历节作痛"（《医醇賸义》）等。

对行痹描述多为"行而不定""游走不定""痛无定处"等，主要强调其"游走性疼痛"的表现，这是风痹所具有的特点。

（2）以"风痹"命名的主要表现描述"肌肉顽厚，或疼痛""肌肤尽痛 ……手足不随"（《诸病源候论》《太平圣惠方》《普济方》）。"手足不遂，或肌肤疼痛，或肢体麻木"（《妇人大全良方》）。"风者其痛行动无常处"（《推求师意》）。"游走上下，无所留止，随其虚邪与血气相搏，聚于关节，为弛纵筋脉不收"（《奇效良方》）。"风多痛走不定"（《医学入门》）。"风多则引注"（《古今医鉴》《类证治裁》）。"脉尺寸俱浮微，身体不仁，血气凝聚，手足拘挛"（《明医指掌》）。"游行上下，随其虚实，与血气相搏，聚于关节筋脉弛纵而不收。"（《证治准绳》）。"走注历节，无非定所"（《景岳全书》）。"游走不定，上下左右，随其虚邪，与血气相搏，聚于关节。或赤或肿，筋脉弛纵"（《医宗必读》《证治汇补》《杂病广要》）。"痹在遍身，走痛无定"（《医门法律》）。"遍身疼痛"（《证治汇补》）。"风痹之症，走注疼痛，上下左右而不定，故名行痹，此风邪为痹之症也""风痹之脉，或见浮缓，外受风邪，或见浮数，乃是风热，或见浮紧，风寒之别，浮濡而涩，乃是风湿"（《症因脉治》）。"风入节络"（《医醇賸义》）。

明代之前对风痹描述多为"肌肉顽厚、疼痛""肌肤尽痛"等，多遵《诸病源候论》之说强调受风邪之后表现的肌肤不仁等症状；自《奇效良方》将行痹称为风痹后，风痹多描述为"游走不定"等，也强调了"游走性疼痛"的特点。

（3）与风痹相关痹病的表现描述"今风寒客于人，使人毫毛毕直，皮肤闭而为热"（《素问·玉机真藏论》）。"风湿相搏，骨节疼烦，掣痛不得屈伸，近之则痛剧，汗出短气，小便不利，恶风不欲去衣，或身微肿。""病者一身尽痛，发热，日晡所剧者，名风湿""风湿，脉浮身重、汗出恶风"（《金匮要略》）。"风湿痹病之状，或皮肤顽厚，或肌肉酸痛。……久不瘥，入于经络，搏于阳经，亦变令身体手足不遂。"（《诸病源候论》《普济方》）。"风身体痛疼者，风湿搏于阳气故也……诊其脉，浮而紧者，则身体疼痛。"（《诸病源候论》《太平圣惠方》《普济方》）。"或淫奕皮肤，去来击痛，游走无有常所"（《诸病源候论》《太平圣惠方》）。"四肢痛无常处者，手足指节皆卒然而痛，不在一处，其痛处不肿，色亦不异，但肉里掣痛，如锥刀所刺"（《诸病源候论》）。"妇人血风身体骨节疼痛：风邪在于皮肤肌肉，历于骨节，即邪气与正气交击，故令疼痛也"（《太平圣惠方》）。"风走注疼痛：疼痛无常处"（《太平圣惠方》《圣济总录》《普济方》）。"中风百节疼痛：百节筋脉，拘急疼痛，寒热更作，不可屈伸"（《圣济总录》《普济方》）。"血风身体骨节疼痛：荣卫凝涩，骨节疼痛，不可屈伸也"（《圣济总录》）。"妇人血风肢体骨节疼痛……骨节疼痛，肢体发热，口舌咽干"（《妇人大全良方》）。"风腰脚疼痛""风不仁……皮肤顽厚，无所知觉"（《普济方》）。"风冷痹，其证令人脚膝痛，行履艰难，四肢麻顽，身体俱痛，甚则有一身不遂者"（《普济方》）。"大概风湿多侵乎上，肩背麻木，手腕硬痛"（《医学入门》）。"风湿，其症头汗面黄，遍身重着，骨节烦痛发热，至日晡转剧，不呕不渴，恶风不欲近衣，身有微汗，小便不利，大便亦难，脉浮虚而涩"（《证治汇补》）等。

历代文献丰富详细而形象地描述了风痹（行痹）的临床表现，说明风痹在历史上是重要的、常见的痹病之一，临床上有着重要意义。西医学的风湿性关节炎、类风湿关节炎、复发性风湿症、纤维织炎综合征等出现风痹表现时，可参考本病辨治。

4. 风痹的鉴别　风湿病作为一大类疾病，与风痹相似的痹病较多，最易混淆的当属众痹和血痹，应需注意鉴别。

（1）众痹：也有游走性疼痛的表现，如《灵枢·周痹》描述众痹，曰："其痛之移也，间不及下针，其蓄痛之时，不及定治而痛已止矣""各在其处，更发更止，更居更起，以右应左，以左应右。"众痹和风痹有相似表现，但风痹有明确的病因（风邪），而众痹则无，两者之间是否有一定关系，有待进一步探讨。

（2）血痹：与风痹病因相同，都由风邪所致；又有相同的临床特征，即游走性疼痛和不仁，如《金匮要略》曰："血痹……外证身体不仁，如风痹状。"因此两者关系非常密切。但血痹多以虚证为主，其表现以麻木不仁为主症，而风痹多以实证为主，游走性疼痛为主要表现。但两者也有交叉重叠，如《金匮翼》中记载："风痹云者，以阳邪而入于阴之谓也……又有血痹者，以血虚而风中之，亦阳邪入阴所致也。盖即风痹之症，而自风言之，则为风痹，就血言之，则为血痹耳。"

5. 历代医家对风痹相关痹病的论述　《内经》中"风寒湿三气杂至，合而为痹也，其风气胜者为行痹"的经典论述，为后世所宗，也是风痹最早的概念。张仲景在《伤寒论》《金匮要略》中对风湿、中风、历节等风痹相关痹病进行了论述，发展了《内经》风痹理论。华佗《中藏经》中也提及风痹。《诸病源候论》详细论述了风痹及其相关痹病，如列有风痹候、风湿候、风湿痹候、风痹手足不随候、风湿痹身体手足不随候、走注候、风曳候、贼风候、妊娠堕胎后着风候、身体疼痛候、四肢痛无常处候等。论述"风痹手足不随候"曰："风痹之状，肌肤尽痛，诸阳之经，尽起于手足而循行于身体。风寒之客肌肤，初始为痹，后伤阳经，随其虚处而停滞，与血气相搏，血气行则迟缓，使机关弛纵，故风痹而复手足不随也。"论述"风湿候"曰："风湿者，是风气与湿气共伤于人也。"论述"风湿痹候"曰："风寒湿三气杂至，合而成痹，其风湿气多而寒气少者为风湿痹也。由血气虚则受风湿而成此病。"论述"风湿痹身体手足不随候"曰："风寒湿三气合而为痹，其三气时来，亦有偏多偏少，而风湿之气偏多者，名风湿痹也。人腠理虚者，则由风湿气伤之，搏于血气，血气不行则不宣，真邪相击，在于肌肉之间，故其肌肤尽痛。然诸阳之经，宣行阳气，通于身体，风湿之气客在肌肤，初始为痹。若伤诸阳之经，阳气行则迟缓，而机关弛纵，筋脉不收摄，故风湿痹而复身体手足不遂也。"论述"走注候"曰："人体虚，受邪气，邪气随血而行，故名为走注。"论述"风身体疼痛候"曰："阳气虚者，腠理易开而为风湿所折，使阳气不得发泄，而与风湿相搏于分肉之间，相击，故疼痛也。"论述"四肢痛无常处候"曰："由体虚受于风邪，风邪随气而行，气虚之时，邪气则胜，与正气交争相击，痛随虚而生，故无常处也。"论述"妊娠堕胎后着风候"曰："由体虚受风，邪气客于荣卫，随气游行故为风注。风不仁者，由荣气虚，卫气实，风寒入于肌肉，使血气行不宣流。其状，搔之皮肤如隔衣是也。"《太平圣惠方》论述风痹、风身体疼痛、妇人风痹手足不随、妇人血风走疰等皆按《诸病源候论》之说。论述"妇人血风身体骨节疼痛"曰："由体虚，气血不调，为风冷所侵故也。"论述"风走注疼痛"曰："此由体虚，风邪之气，风邪乘虚所功，故无定止，是谓走注也。"《圣济总录》论述"行痹"曰："内经谓风寒湿三气杂至合而为痹，其风气胜者为行痹。夫气之在人本自流通，所以痹者，风寒湿三气合而为病。然三气之中，各有阴阳。其证上下左右，无所留止，随其所至，气血不通是也。"论述"中风百节疼痛"曰："由体虚受风，风邪中于关节 …… 此皆真气怯弱，不胜风邪，真邪相搏，所以痛也。"论述"风身体疼痛"曰："由寒邪风湿之气，时袭于体，阳气内弱，为邪所胜，在分肉之间，不得发散，往来攻击，故身体疼痛也。"论述"妇人血风身体骨节疼痛"曰："以血虚风邪寒湿之气，搏于经络，攻注关节。"论述"补虚治风"曰："体虚之人，本脏亏耗，风邪易乘，其证或心神惊悸，手足颤掉，筋脉拘急，凡此之类，皆因虚挟风所致。"另外，还论述有风走注疼痛等。《太平惠民和剂局方》曰："诸风骨节疼痛，皆因风气入于筋络及骨节，疼痛，或攻注脚手痛，或拘挛伸屈不得者"；"风湿证候皆因腠理虚，风与寒湿气伤之。"《妇人大全良方》论述"妇人风痹手足不随"承《诸病源候论》之说。论述"妇人血风肢体骨节疼痛"曰："妇人血风，由气血不足，腠理不密，风冷乘之，以致邪正相搏。"朱橚《普济方》论述有行痹、风痹外，还论述有风冷痹、风湿痹、风湿痹身体手足不遂、风不仁、风走注疼痛、风腰脚疼痛、中风百节疼痛等。其中风痹、风湿痹、风湿痹身体手足不遂、风不仁等皆按《诸病源候论》之说。行痹、风走注疼痛、风身体疼痛、中风百节疼痛等则按《圣济总录》之说。论述"风腰脚疼痛"曰："风湿冷气盛，则注于腰脚，而与正气交争，经脉蕴滞，不能荣养于腰脚，故屈伸步履皆痛 …… 本由外风邪入于经络气故也。"《红炉点雪》曰："风气胜者为行痹，则引注。"《医宗必读》曰："风者善行而数变，故为行痹，行而不定，凡走注历节疼痛之类，俗名流火是也。"《张氏医通》曰："行痹者，走注无定，风之用也。"《冯氏锦囊秘录》曰："凡风则阳受之，故为痹行……"《医学心悟》曰："其风气胜者为行痹，游走不定也。"现代诸医家对痹病的分类虽仁智互见，但对风痹的认识较为一致，即风痹为风邪所致，以"不仁、麻木，游走性疼痛"为特征。

# 第四节　经典理论指导

## 一、《内经》对于风湿痹症的认识

痹病之"痹"最早见于《内经》，除了《素问·痹论》和《灵枢·周痹》对其有专门论述外，其他篇幅也多处提及，现就《内经》中有关痹病理论简单探讨，整理如下：

1. 病因　《内经》中关于痹病发病原因的描述体现了中医学天人合一的理论，主要有内因、外因，两者共同影响三种。

痹病发生的内因主要是体质因素，如五脏痹的产生多因饮食不节，劳作太过而起，《素问·痹论》曰："阴气者，静则神藏，躁则消亡。"另外起居不慎也可引起痹病，如《内经》关于肾痹，有"卧出而风吹之，血凝于肤者为痹"的记载。此外营卫气虚之人容易发病，《素问·痹论》曰："荣者……逆其气则病，从其气则愈。"

风寒湿邪合而发之是痹病发生的主要外因，《素问·痹论》曰："风寒湿三气杂至，合而为痹也。"此外"六气"不顺应时节，太过或者不及，也会导致痹病的发生，《素问·病本论》曰："天埃黄气，地布湿蒸，民病四肢不举，昏眩肢节痛，腹满膜臆。"

《素问·五脏生成篇》曰："卧出而风吹之，血凝于肤者，为痹。"指出六淫之邪杂至，起居调摄不慎等会导致痹病的发病，《痹论》中"荣卫之气令人痹乎？……逆其气则病，不与风寒湿气合，故不为痹"的记载同样说明痹病的产生是内外因共同作用的结果。

2. 诊断　诊断痹病，除了其临床表现外，《内经》中还提到了通过五色，脉络，按尺脉等来进行辅助诊察的方法：面色的变化往往可以反映疾病的性质，如《灵枢·五色》曰："……黄帝曰：常候阙中，薄泽为风，冲浊为痹，在地为厥，此其常也，各以其色言其病。"又如《类经·脉色类》注："痹病在阴，肉骨受之，故色冲而浊，冲，深也。"

脉络的色泽变化往往随着邪气的性质发生改变，而且脉络外连肌表，内通脏腑因此诊断痹病，必须对此加以重视，如《灵枢·经脉》曰："儿诊络脉……其暴黑者，留久痹也。"又如《灵枢·论疾诊尺》曰："诊血脉者……多黑为久痹"。

《灵枢·论疾诊尺》曰："尺肤涩者，风痹也。"《素问·平人气象论》也说道："尺不热，脉滑曰病风，脉涩曰痹。"可见尺部皮肤的变化对于痹病的临床诊断非常具有参考意义。

3. 痹病的治疗　《内经》治疗疾病的主要方法就是针灸，痹病当然也不例外。《内经》中痹病的针刺方法非常丰富，而且特色鲜明，如治行痹之报刺，治寒痹之扬刺、齐刺，治皮痹之毛刺、浮刺、直刺，治肌痹之合谷刺、分刺，治筋痹之关刺、播刺，治骨痹之输刺、短刺，治顽痹久痹之傍针刺，治热痹之豹文刺、络刺等。对治疗中的补泻手法也有具体要求，治疗痹病，一定要辨清虚实，虚则补之，实则泻之，宛陈则除之，热则疾之，寒则留之，皆为治疗中必须遵循的法则。

此外，《内经》虽然少有方剂记载，对于痹病却不吝笔墨，提到用寒痹药熨法和马膏疗法来治疗痹病，如《灵枢·寿夭刚柔》曰："……刺大人者，以药熨之……用淳酒二十升，蜀椒一升，干姜一斤，桂心一斤，凡四种渍酒中，用绵絮一斤，细白布四丈，并内酒中，置酒马矢煴中，盖封涂勿使泄，五日五夜……寒复炙巾以熨之，三十遍而止。"又如《灵枢·经筋》曰："颊筋有寒……治之以马膏，膏其急者，以白酒和桂，以涂其缓者，以桑钩钩之……"

4. 痹病的预后　影响痹病的预后的因素有邪气的性质，如《素问·痹论》曰："其风气胜者，其人易已也。"此外邪气侵犯的部位也对疾病预后有很大影响，《素问·痹论》曰："痹……其入五脏者死，其留连筋骨者疼久，其留皮肤间者易已。"最后痹病的预后同样受病程的长短影响，《素问·痹论》曰："病久而不去者，内舍于其合也。"又曰："诸痹不已，亦益内也。"

《内经》作为我国最古老的医书，不仅最早提出了痹病的病名，而且从病因、诊断、治疗、预后等方面对痹病做了较完整、成体系的论述，为后世治疗痹病奠定了非常坚实的理论基础，其对于痹病的治疗方法对现代医疗仍然具有较大的指导意义。

《内经》成书于秦汉年间，由于当时医家对于疾病认识的局限性，内经中关于痹病的论述虽然相当丰富却也有颇多不足。《内经》中关于痹病的基本症状描述比较简单，而且其对病症和病因的对应关系较为机械。另外《内经》所描述的痹病应该是广义之痹病，不能等同于现代医学所说的风湿病。

**二、张仲景论治痹病**

张仲景所著《伤寒论》是继《黄帝内经》后又一划时代的中医著作，它首次将疾病机制、治疗大法、方剂、药物融为一体，形成了系统的中医学诊疗模式，为后世中医的发展指明了方向。关于痹病的论治，张仲景也做了深刻的论述。

痹病在《黄帝内经》中虽有详细论述，但却没有提出系统的治疗方法，直到张仲景将理法方药融会贯通，中医学痹病理论才趋于完善和成熟。本文将《伤寒论》对痹病的论述进行探讨，以期有益于临床。

对于张仲景的理论，有学者认为要注意以下两点：一是张仲景是在太阳病的基础上论述痹病，说明痹病和太阳病关系密切；二是张仲景强调湿邪与痹病发病关系重大。并在《金匮要略·辨痉湿暍脉证第四》中首次提出痹病，提出湿痹和风湿等病名。综合不难发现，痹病的发病与外感风寒湿邪的侵袭息息相关，这一点呼应了《内经》的理论。张仲景则根据外感风寒湿等病邪种类及程度的不同，分别从以下几个方面进行了论述：

1. 外感、内生湿邪合而致痹　《金匮要略·痉湿暍病脉证治》曰："太阳病，关节疼痛而烦，脉沉而细者，此名湿痹。湿痹之候，小便不利，大便反快，但当利其小便。"这里张仲景首要强调了湿邪和痹病的重要关系，认为太阳病若出现关节疼痛而躁扰不宁的情况，属于湿痹。若是太阳病复外感湿邪，脉不应沉而细，仅脉反沉细，可见这里的湿邪在里为患。小便为太阳腑之膀胱气化所生，太阳病时外感风寒湿阻遏于太阳经，导致膀胱气化不利，故水湿积聚体内，湿胜则濡泻，故出现小便不利、大便反快的症状。张仲景的治疗原则是利小便，利小便可去膀胱之湿浊，有通阳化浊之功，而利小便则能实大便，从而二便调畅。

值得一提的是，太阳外感病之所以出现体内湿邪为患，当是外湿引动内湿，从而出现内外合并致病的情况。外湿多侵袭肌表，而内生湿邪则可流窜全身、流注关节，出现关节疼痛不利的痹病，可见湿痹最易发生于平素体内多湿之人。治湿痹当从其病机关键入手，即利其小便，小便得利则里湿去，阳气得通，湿痹可除。后世主张用五苓散，其目的就是助阳化气、利小便。《金匮发微》认为宜五苓散倍桂枝，也是这个道理。以上论述阐明了张仲景治疗湿痹的大法之一，即利小便。

2. 风湿相搏　《金匮要略·痉湿暍病脉证治》曰："风湿相搏，一身尽疼痛，法当汗出而解。"风、湿合而为患，先客于肌表、流注关节，气机为之痹阻，故一身尽疼痛。若遇阴雨天气外湿更重，因表阳被遏，皮肉筋骨更不能得到温煦濡养，症状便会加剧。现虽有湿邪但无小便不利，可见无内生湿邪，湿多在表，治疗当因势利导从汗解。这里张仲景提出了治疗湿痹的第二大法，即发汗。

对于风湿相搏，发汗应当遵循"发其汗，但微微似欲出汗者"的原则。风邪清扬易去，但湿邪重着难行，若大发其汗风邪可去，但湿邪不易去，易致阴液亏耗，甚至阳气耗伤，治疗当循序渐进兼顾风、湿，才能风湿俱去。

对于风湿在表，张仲景运用麻黄加术汤、麻杏苡甘汤和防己黄芪汤来治疗。麻黄加术汤中，以麻黄、桂枝解表和营旨在祛风，以白术则除湿健脾。麻黄配白术虽发汗而不致过汗，白术得麻黄能解表里之湿，这样的配伍抓住了病机关键，亦是湿病解表微微汗出的具体方法。麻杏苡甘汤中也是解表祛湿药同时使用，主治一身疼痛，"日晡所剧者"适用于汗出当风、长期处湿冷之人。方中薏苡仁性凉，可利水渗湿、健脾除痹，对于湿邪郁而化热者尤为适宜。该证日晡所剧正是因为阳入里，导致里热加重而出现的，故用生薏苡仁。以上两证虽都是风湿在表却不尽相同，麻黄加术汤证以寒湿在表，以风邪偏盛为主；麻杏苡甘汤证则是湿邪为主，兼有湿郁久化热，但总原则是发汗解表、祛湿除痹，属于表实证。

防己黄芪汤中无发汗重剂，更以黄芪益气固表，其机制是风湿在表，但表阳已虚，故身重、脉浮、汗出无风，若发汗必进一步损伤卫阳。但此方仍然有发汗的妙处，即如方后所云"温令微汗，瘥"，符合风湿发汗的基本准则。该证虽有风湿但表已虚，属于表虚证。

3. 阳虚湿不化　《伤寒论》177条："伤寒八九日，风湿相搏，身体疼烦，不能自转侧，不呕，不渴，脉浮虚而涩者，桂枝附子汤主之。若其人大便硬，小便自利者，去桂加白术汤主之。"外感风寒湿致痹，经脉不利出现身体疼痛，活动不便，不呕不渴，表明湿邪并未传里犯胃，亦未郁而化热，脉浮虚而涩也说明邪气仍在肌表。脉虚说明表阳不足，无祛风寒湿之力，故治疗当以助阳化湿，所以用桂枝附子汤。服桂枝附子汤后风邪可祛，若寒湿未尽，身体尚疼，转侧未便，则用白术附子汤祛湿温经。

《伤寒论》175条："风湿相搏，骨节疼烦，掣痛不得屈伸，近之则痛剧，汗出短气，小便不利，恶风不欲去衣，或身微肿者，甘草附子汤主之。"这里较桂枝附子汤证更甚，表阳虚则出现恶风不欲去衣、汗出短气，里阳虚则小便不利、身微肿，表里之阳气虚则湿邪更重，故疼痛剧烈。

对于阳虚湿不化的病证，张仲景运用桂枝附子汤、白术附子汤和甘草附子汤3个基本方剂。桂枝附子汤以桂枝祛风解表，附子助阳化气，两者合用可温经助阳、祛风化湿；

甘草、姜、枣调和营卫，该方为表阳虚风寒湿胜者而设。白术附子汤是继桂枝附子汤使用之后而设的方剂，主要用于风邪已去、表湿仍未解的情况，这与上文所提的风湿相搏当微汗解有相同之处，即风邪轻易表散，湿邪重着难速去。风邪去，太阳气化顺畅则小便利、大便坚，若仍有表湿伴表阳虚则用白术附子汤，方中白术、附子温经复阳，去肌表湿邪；甘草、姜、枣调和营卫。正如钱潢《伤寒溯源集》言："湿在里，则小便不利，大便反快。大便硬，则湿不在里；小便利，则湿气已去，不须汗泄，故去桂枝。想风湿之后，寒湿之余气未尽，身体尚疼，转侧未便，故仍用去桂枝之白术附子汤也。"甘草附子汤以桂枝、术、附并用，兼走表里，祛风解表，助阳化湿，甘草可缓急止痛。沈明宗的《金匮要略编注》云："阳伤气滞，故身微肿，然表里阴阳正虚邪实，甘草附子助阳健脾除湿，固护而防汗脱，桂枝宣行营卫兼去其风，乃补中有发、不驱邪而风湿自除。盖风湿证须识无热自汗，便是阳气大虚，当先固阳为主。"可见该方是为表里阳气皆虚的证候所设。

以上三方都可治阳虚湿不化的风湿相搏证，但主治证候不同。桂枝附子汤治风气偏胜，白术附子汤治湿气偏胜，此两种以表阳虚为主；甘草附子汤治风湿两胜，以表里之阳俱虚为主。

另《金匮要略·中风历节病脉证并治》云："病历节疼痛不可屈伸，乌头汤主之。"此证候中，寒湿凝滞关节日久，气血郁滞不畅，筋脉拘急不利，非大辛大热之乌头不能除此痹痛。方中诸药合力温经散寒、除湿止痛，颇适于痹病日久、寒湿偏盛之痛痹。《伤寒论》第305条云："少阴病，身体痛，手足寒，骨节痛，脉沉者，附子汤主之。"此条也说明肾阳虚与寒湿关系密切，运用附子温助肾阳、除湿止痛。对于温阳治痹，后世医家也非常重视并有所发挥。

4. 湿热致痹 《金匮要略·痉湿暍病脉证治》云："湿家之为病，一身尽疼，发热，身色如熏黄也。"感受湿邪的患者湿邪重着黏腻，流注全身，阻遏气机，气机不畅故出现全身疼痛、背僵不和等症状。湿邪积聚体内日久，郁而化热，变为湿热致病，湿热熏蒸而发热、发黄；同时湿热也可损及关节筋肉，出现红肿疼痛等湿热痹症。

对于湿热致痹，后世吴谦的《医宗金鉴》认为："湿家外证，身痛甚者，羌活胜湿汤；内证发黄甚者，茵陈五苓散。若唯身烦痛而不发黄者，则为外感寒湿，与麻黄加术汤发其汗，寒湿两解也，慎不可以火攻之者，谓不可以火劫大发其汗，必致变也。"可见，湿在表，治疗以祛风除湿为主，多用汗法；湿邪在里，治疗以清热利湿、利小便为主。

张仲景首次提出的历节病，根据其症状特点可判断为痹病的范畴，如"身体羸瘦，独足肿大，黄汗出，胫冷，便为历节也"。其主要机制为"寸口脉沉而弱，沉即主骨，弱即主筋，沉即为肾，弱即为肝，汗出入水中，如水伤心央。历节黄汗出，故曰历节"。可见这种顽痹主因肝肾气血不足，又外感寒湿所致，病位在筋骨。

对于这种严重的痹病，表现为"诸肢节疼痛，身体羸，脚肿如脱，头眩短气，温温欲吐"，宜桂枝芍药知母汤。从症状及病因我们可知，此证病程久，寒湿久居，气血运行不畅，甚至郁久化热出现疼痛肿痛剧烈，方中桂枝、麻黄、附子、白术、防风散寒解表，祛风除湿；同时用芍药、知母养阴清热，缓急止痛。对风湿日久微有化热，或服祛风湿药较多化燥者，用之则得相辅相成之妙。

有学者认为，四逆散也是张仲景治疗湿热痹症的方剂，寒邪入里化热，肝气郁结，气机运行不畅，阳气内郁所致痹病是四逆散的主治范畴。

综上所述，张仲景所论述痹病的病因以外感风寒湿为主，尤其湿邪为重要致病因素，病机为气机瘀阻不畅，病变多在肌表、久则入筋骨，发病多伴外感病而起，素体湿盛者更易发病，治疗法则大体分发汗、利小便、温阳、清热等，治疗方剂则有桂枝芍药知母汤、越婢加术汤、黄芪桂枝五物汤、当归四逆汤等。

在《伤寒论》中虽未设专篇讨论痹病，但散见于"痉湿暍"及"历节"等各篇章中，可见痹病的范围之广泛，也在一定程度上反映出张仲景所认识的痹病可见于或累及各个系统。而现代人们认识到的风湿病如类风湿关节炎（尪痹）、强直性脊柱炎（大偻）、痛风等，不仅累及关节、肌肉、肌腱、筋膜，还可累及心、肺、肾、皮肤、血管等，这与张仲景的认识极为相似，体现了古代医家对疾病全面而深刻的认识。张仲景的理论为我们开拓思想、治疗痹病的指南，研究张仲景治疗痹病的思想，可以帮助我们全面认识痹病的病因病机以及掌握更多的治疗手段，我们应当在实践中多加研究，以继承张仲景伟大的思想精髓。

# 第二篇 各论

# 第三章 行痹、痛痹、着痹

## 第一节 疾病概述

痹者，闭也。痹证指感受风寒湿等邪气，导致气血痹阻引起肢体疼痛酸楚、麻木沉重、关节屈伸不利等症状的一类病证。《医学入门》云："痹者，气闭塞不通流也，或痛痒，或麻痹，或手足缓弱"。根据感邪偏重或病邪性质之不同，分为行痹、痛痹、着痹。

### 一、临床表现

行痹指以感受风邪为主的痹证，临床以肢节酸楚、游走无定处为特点，亦称风痹。《素问·痹论》云："其风气胜者为行痹。"因风性善行数变，居无定处，故行痹疼痛游走无定处。临床特点是疼痛之游走不定，有时痛在上肢，有时痛在下肢，或在肌肉或在关节，各处串走。同时也伴有酸、麻、胀、沉等症状，但不甚突出，其疼痛的程度也不如痛痹严重。舌质舌苔一般无大变化，脉象一般可见浮象，如浮弦、浮紧、浮滑等，但有时也可见弦滑、弦紧、弦滑数等。

痛痹指以感受寒邪为主的痹证，临床以疼痛剧烈、痛处固定为特点，亦称寒痹。《素问·痹论》云："寒气胜者为痛痹。"因寒为阴邪，其性收引凝滞，故痛痹疼痛剧烈而部位固定。《素问·痹论》亦云："痛着寒气多也，有寒故痛也。"临床表现常见肢体关节疼痛剧烈，痛有定处，局部欠温或畏寒，遇冷、阴天加重，得热或热摩之则舒，腰以下部位常见，好发于秋冬季节，或于秋冬季节加重，新病者以肢体关节走注疼痛或痛有定处，麻木，四肢肿痛、拘挛、得热稍减，得寒痛甚，舌淡、苔白、脉浮紧或浮弦为主。久病者以筋挛、肉萎、骨节蹉跌，变形、功能丧失等，舌质淡紫而胖，苔白腻或滑，脉沉迟而涩或无力。

着痹指以感受湿邪为主的痹证，临床以痛处重滞不移，或顽麻不仁为特点，亦称湿痹。《素问·痹论》云："湿气胜者为着痹也"。因湿性重着黏滞，致病缠绵难愈，故着痹疼痛重着麻木，病邪难去。临床表现为肢体关节、肌肉酸楚、重着、疼痛，肿胀散漫，关节活动不利，肌肤麻木不仁。舌质淡，舌苔白腻，脉濡缓。

### 二、病因病机

清代《类证治裁·痹证》曰："诸痹，良有营卫先虚，腠理不密，风寒湿乘虚内袭，正气为邪气所阻，不能宣行，因而留滞、气血凝涩，久而成痹"。认为痹多由营卫虚，腠理开，风寒湿乘虚入内，痹久产生痰湿、瘀血，或内蕴湿热，内外合邪所致。

行痹是由营卫虚弱，腠理不密，感受风邪，兼夹寒湿，留滞经脉，痹阻气血而致。

痛痹的产生是由风寒邪气从外而入，搏结于皮肤之间，藏匿于经络之内，留而不去，渐至移着筋骨，凝结气血津液，最后演化为痰湿瘀浊。这些病理产物进一步壅阻气血，耗伤阴精，致肝肾亏虚、筋骨失养。《素问·举痛论》中曰："筋脉流行不止，环周不休，寒气入经而稽迟，泣而不行，客于脉外则血少，客于脉中则气不通，故卒然而痛"。

着痹的发生多由人体阳气衰退、水湿不化，以致湿邪逗留而致。在初期常由于外邪侵袭，或内湿为患，而正气不足是本病发生的内在原因。因久病，或失治、误治，导致痰瘀结聚，则使着痹缠绵难愈。

### 三、辨证论治

《医宗必读·痹论》论及治疗痹证，以散邪养正为总则。云："痹（行痹、痛痹、着痹）治外者散邪为急，治脏者养正为先。治行痹者散风为主，御寒利湿不可废，大抵参以补血之剂，盖治风先治血，血行风自灭也；治痛痹者以散寒为主，疏风燥湿亦不可缺，大抵参以补火之剂，非大辛大温不能释其寒凝之害也；治着痹者利湿为主，祛风散寒亦不可缺，大抵参以补脾益气之剂，盖土强可以胜湿，而气足自无顽痹也"。散邪有疏风、燥湿、散寒，养正有补脾、益气、补血。

行痹既然是以"风气胜"为主，所以治疗行痹也要以疏风为主要治法。又因痹是因三气杂至而合为病，所以祛风、散寒的治法也不可缺，还要结合前人"治风先治血，血行风自灭"的经验，佐以活血之品。

痛痹的治疗原则应本着"温散寒湿，助阳通络"为主，早期邪在肌表、经脉，故应以祛邪和汗法为主，以乌头桂枝汤为主。病久者，虚实夹杂，应视其虚实程度及兼瘀、痰、热、湿浊之不同，相继配伍活血化瘀、祛痰通络、清热通痹、渗湿燥湿之品。

着痹治疗过程中，应依据感受邪气性质的不同，病位的深浅不一，病史的长短差异，治法也随之改变。主要概况为：发汗祛湿法、利湿蠲痹法、健脾燥湿法、清热利湿解毒法及涤痰化瘀法。

西医学中行痹多见于风湿热，慢性风湿性关节炎、类风湿关节炎，痛风则参考痛痹、着痹治疗。

# 第二节 医话医案

**医案一**

王某某,女,30 岁,邯郸市人。

主诉:全身关节游走性疼痛 1 个月余。

初诊:2014 年 8 月 6 日。

现病史:全身关节游走性疼痛,以掌指关节、肘关节、肩关节、膝关节疼痛明显,无晨僵,怕风怕冷,饮食、二便可,外阴瘙痒,诊其舌红、苔黄腻,脉沉细。半个月前曾到北京某大型医院诊治,血常规( - ),尿常规( - );肝功能( - ),肾功能( - );查风湿四项:类风湿因子 211.2 U/mL,血沉 19 mm/h,CCP( + )342 U/mL;抗核抗体 19 项:ANA 1:80,余( - ),ENA(4 + 7)( - ),ACL( - )。

诊断:

中医诊断:行痹——风湿痹阻,脉络不通。

西医诊断:早期类风湿关节炎。

治法:祛风除湿,活血通络法。

处方:葛根 30 g,桂枝 10 g,白芍 12 g,炒苦杏仁 10 g,薏苡仁 30 g,片姜黄 12 g,海桐皮 10 g,山药 30 g,鸡内金 10 g,地龙 10 g,炙甘草 10 g,地肤子 10 g,木瓜 15 g,白鲜皮 10 g,川牛膝 12 g,金银花 15 g。7 剂,水煎服,日 1 剂。

二诊:2014 年 8 月 14 日。

全身关节游走性疼痛缓解,双掌指关节不适,右足跖趾关节疼痛,舌红、苔黄腻,脉沉细。基本处方:炒苦杏仁 10 g,薏苡仁 30 g,葛根 30 g,桂枝 10 g,白芍 12 g,片姜黄 12 g,海桐皮 10 g,山药 30 g,鸡内金 10 g,地肤子 10 g,木瓜 15 g,白鲜皮 10 g,川牛膝 12 g,金银花 15 g,地龙 10 g,炙甘草 10 g。7 剂,水煎服,日 1 剂。

三诊:2014 年 8 月 24 日。

掌指关节、双肘关节、肩关节疼痛减轻,咽痛 2 日,月经错后 1 周余,经期腹部疼痛,外阴瘙痒消失,舌红苔薄白,脉沉细。治以解肌祛风,调和营卫,养血活血,疏肝祛湿。桂枝加葛根汤合当归芍药散加味,基本处方:葛根 30 g,桂枝 10 g,白芍 12 g,炙甘草 10 g,片姜黄 12 g,海桐皮 10 g,山药 30 g,鸡内金 10 g,当归 10 g,赤芍 10 g,川芎 10 g,麸炒白术 15 g,茯苓 30 g,麸炒泽泻 10 g,益母草 30 g,地龙 10 g。7 剂,水煎服,日 1 剂。

四诊:2014 年 9 月 3 日。

关节疼痛缓解,双下肢酸痛,纳可,二便正常,月经错后 1 周余,8 月 28 日在我院复查血常规、肝功能、肾功能均未见异常,主诉已停经半个月余,查子宫及附件彩超诊断:盆腔囊肿。9 月 1 日月经来潮,量少,色暗,伴痛经,舌淡红苔黄腻,脉细弱。基本处方如下:葛根 30 g,桂枝 10 g,白芍 12 g,炙甘草 10 g,片姜黄 12 g,山药 30 g,地龙 10 g,桑寄生 10 g,

当归10 g,赤芍10 g,川芎10 g,麸炒白术15 g,茯苓30 g,麸炒泽泻10 g,益母草30 g,川牛膝12 g。7剂,水煎服,日1剂。

五诊:2014年9月19日。

关节疼痛明显减轻,月经已来(9月1日至9月9日),量少,色暗,咽痛,舌淡红苔黄腻,脉细弱。基本处方:葛根30 g,桂枝10 g,白芍12 g,炙甘草10 g,山药30 g,地龙10 g,桑寄生10 g,川牛膝12 g,忍冬藤15 g,当归10 g,赤芍10 g,川芎10 g,麸炒白术15 g,茯苓30 g,麸炒泽泻10 g,益母草30 g。7剂,水煎服,日1剂。

六诊:2014年10月12日。

全身关节疼痛减轻,无晨僵,受凉后颈肩部及全身关节不适,晨起偶有少量黄痰,无咽痛,月经9月30日至10月3日来潮,量多、色红,伴痛经,腰痛,纳可,二便正常,舌淡苔薄黄,脉沉细。基本处方:葛根30 g,桂枝10 g,白芍12 g,乌药10 g,当归10 g,赤芍10 g,川芎10 g,麸炒白术15 g,茯苓30 g,麸炒泽泻10 g,益母草30 g,石见穿12 g,土鳖虫10 g,炙甘草10 g,川牛膝12 g,续断15 g。7剂,水煎服,日1剂。

随诊2个月病情稳定,已无关节疼痛,月经按时来潮。

按:对于痹病的病因,《内经》最早提出痹证的病因为风、寒、湿邪,有"风寒湿三气杂至,合而为痹,其风气胜者为行痹,寒气胜者为痛痹,湿气胜者为着痹也"之说。吴鞠通认为,这样的论述是不够全面的,而《金匮要略》中提出的"经热则痹"的观点,是对《内经》痹症理论的有益补充。因此,吴鞠通从风湿热的病因入手,配伍而成宣痹汤,是对痹症认识与治疗的补充和发挥。

湿热久羁于经脉关节,阳气不能宣散,湿热与阳气相抟,痹阻不通,发为湿热痹。湿热痹湿热痹阻,经脉关节不利,不通则痛,单纯清热利湿,痹阻不能宣达,必借辛温宣散则热邪能透,湿邪蠲除,痹病易愈。桂枝加葛根汤解肌祛风、调和营卫,《伤寒论》云:"太阳病,项背强几几,反汗出恶风者,桂枝加葛根汤主之。"另:桂林古本《伤寒论》载:"寒病,骨痛,阴痹,腹胀,腰痛,大便难,肩背颈项引痛,脉沉而迟,此寒邪干肾也,桂枝加葛根汤主之。"祛湿予炒苦杏仁、薏苡仁仿三仁汤之意,在清热利湿的基础上,借桂枝为反佐,桂枝本为辛温之品,原非湿热所宜,但湿为阴邪,非温不解,且有通血脉,调营卫之功,以化血脉中阴浊之气,血气和则痹邪宣散、发越。患者三诊伴月经不调、痛经,故予当归芍药散以温经散寒、养血调肝,健脾利湿,养血益脾。正如《金匮要略·妇人杂病脉证并治》云:"妇人腹中诸疾痛,当归芍药散主之。"诸药合用共奏祛风除湿、活血通络之法,痹病得除。

**医案二**

付某,男,64岁。

初诊:2015年10月2日。

主诉:间断左足跖趾及膝关节肿痛7年余,再发加重10日。

现病史:患者于7年前因胃部手术时发现尿酸升高,偶有膝关节肿痛,未予重视,2年前始多关节游走性肿痛,以下肢关节显著,当地医院检查示尿酸升高,患者随即控制饮食,未规律服用药物,10日前无明显诱因出现左足跖趾关节及双膝关节红肿疼痛,行走困难,自行服药后肿痛仍不缓解,今为求系统诊疗就诊于本院门诊。现主症:左足跖趾关节红肿疼痛,皮温较高,行走困难,双膝关节红肿疼痛,伴腰酸痛,头晕,胸闷,病程中偶有口干渴，尿等待，反酸，舌淡红，苔白腻，脉弦滑。

中医诊断：痛痹——湿热蕴结，阻滞经络。

治法：益气活血，祛湿解毒。

主方：黄芪桂枝五物汤加减。

处方：黄芪 30 g，桂枝 10 g，白术 15 g，赤芍 15 g，防风 12 g，防己 15 g，麸炒苍术 10 g，黄柏 15 g，薏苡仁 30 g，土茯苓 40 g，川牛膝 15 g，楤木 12 g，萆薢 15 g，马鞭草 15 g，醋没药 10 g，炙甘草 10 g。水煎服，日 1 剂。

二诊：2015 年 10 月 9 日。

用药后病情缓解，足趾疼痛减轻，去桂枝、白术加忍冬藤 30 g、刘寄奴 15 g、泽泻 15 g。

三诊：2015 年 11 月 6 日。

患者病情好转，偶有咳嗽，咳痰，余症不著。上方加杏仁 10 g、紫菀 12 g 宣肺化痰止咳。

四诊：2015 年 12 月 4 日。

患者病情稳定，嘱其继服上方，并注意控制饮食摄入，戒烟酒，多饮水，适当活动。随访病情未复发。

按：因患者饮食不节，嗜食肥甘厚味，损伤脾胃，脾失健运，水湿内生，湿邪郁久化热，痹阻筋骨、肌肉，致气血运行失畅，不通则痛，发为关节红肿疼痛，综合患者舌、脉、症，证属湿热蕴结证之痛风病，治以清热祛湿、活血通络为法进行治疗，方中黄芪、桂枝、白术、赤芍、防风、防己取黄芪赤风汤合防己黄芪汤之意，以益气活血祛湿；配伍麸炒苍术、黄柏、薏苡仁、萆薢、楤木、马鞭草以加强祛湿之力；土茯苓解毒；川牛膝强腰肾；醋没药活血止痛；炙甘草健补后天。

痛风病是嘌呤代谢紊乱或尿酸排泄减少所引起的一种晶体性关节炎，属内分泌代谢性疾病。临床表现为高尿酸血症、特征性急性关节炎、痛风石、痛风石性慢性关节炎，并可发生尿酸盐肾病、尿酸性尿路结石等，严重者可出现关节致残、肾功能不全。高社光教授认为，认识痛风首先要明确痛风的中医病名。根据本病临床表现，以急慢性关节炎为主要表现时，应属中医学"痹证""痛风""白虎历节"范畴；以尿路结石、肾结石为主要表现时，属"淋病""腰痛"范畴；以肾脏病变、肾功能不全为主要表现时，当属"腰痛""水肿""关格"范畴。高社光教授特别提出，中医所称之痛风，仅包括现代医学中的痛风性关节炎，历代医家所论述的痛风不能等同于现代医学的痛风病。

**医案三**

陈某，女，62 岁，农民，永年县人。

初诊：2015 年 11 月 17 日。

主诉：双膝肿痛 13 年，加重 1 个月。

现病史：患者 13 年前无明显诱因出现左膝关节肿痛、活动受限，村卫生室予以"吲哚美辛（消炎痛）、阿司匹林"药物口服，症状好转。13 年来每于阴雨天症状加重，曾就诊于永年县某医院、邯郸市某医院、河北省某省级医院，诊断为"类风湿关节炎"，间断口服雷公藤多甙片、布洛芬、盐酸氨基葡萄糖胶囊等，症状时轻时重。1 个月前因劳累、受寒后疼痛加重，患者为求中医药治疗而求治于我院。现主症：双膝疼痛、屈伸不利、关节周围仅肿不红，下肢明显水肿，纳呆、口苦口干，不思饮水，舌胖齿痕暗红，苔白腻，脉滑。

中医诊断：痛痹——脾肾阳虚，寒湿痹阻。

治法：行气降浊，温化通络。

主方：鸡鸣散加减。

处方：黄芪25 g，槟榔15 g，陈皮12 g，木瓜15 g，吴茱萸6 g，郁金15 g，桔梗12 g，生姜10 g，紫苏18 g，黄柏10 g，苍术10 g，茯苓20 g，防己18 g，薏苡仁20 g，水蛭8 g，泽泻25 g，车前子15 g（另包），杜仲20 g。7剂，水煎服，日1剂。

医嘱：避风寒、调情志、清淡饮食。

二诊：2015年11月24日。

服上药7剂后，双膝疼痛明显缓解，下肢水肿减轻，纳食量较前增加，仍感下肢重着，咽干口苦。舌暗红、苔薄白、脉滑。药已中病，上方去槟榔、苍术、车前子，加伸筋草20 g、细辛3 g、独活12 g，7剂，水煎服；并针刺委中放血。

三诊：2015年12月1日。

服上药7剂及刺络放血后，患者自觉症状明显缓解，精神好，无下肢水肿，纳可，咽干口略苦，双下肢无力，舌暗红，苔薄白，脉沉。药已中病，上方继服10剂以巩固疗效。

治疗结果：过年后随访，患者自诉症状明显好转，疼痛及下肢水肿消失，精神好、纳可、二便调。

按：患者年过半百，脏腑功能衰退，风寒湿夹杂侵袭肌体导致肢节疼痛、麻木、屈伸不利的病症，诊断为痹症。治宜行气降浊、化湿通络，中药选用鸡鸣散加减。患者服药后，自诉症状减轻并逐渐消失。鸡鸣散一方，出自于宋代朱君辅的《类编朱氏集验医方》一书。本方原为治疗"湿脚气"两腿肿之要方，组方以"着者行之"为原则，以槟榔、橘皮、木瓜、吴茱萸、柴胡、苏叶、桔梗、生姜行气降浊湿、化寒湿。方中诸药均以气为胜，因治肿必治水，治水必治气，气行则水散。方中苏叶温散风寒，桔梗开宣上焦，橘皮开中焦之气，吴茱萸泄寒浊，槟榔重坠至达下焦，而成三焦同治。同时木瓜配吴茱萸，可平冲心上逆之气，而使湿邪不得上冲。总之，诸药皆主以气，使寒湿之邪，或从汗出而解，或从下利而出。诊治时必须强调此方宜在鸡鸣五更时，冷服为佳，以从阳注阴，从阴解邪。高社光教授经验凡遇到年老体衰下元虚衰，风寒湿胶着痹阻的关节肿痛运用本方尤著，特别是虚胖型下肢痛肿的风湿流注、膝痛筋脉水肿者，按痛痹诊治，均取得较好临床效果。

**医案四**

蔡某，女，38岁，已婚，汉族。

初诊：2015年4月8日。

主诉：多关节肿痛10余年，加重1个月。

现病史：患者于10年前无明确诱因下出现肩、膝等关节肿胀、疼痛，就诊于当地医给予口服药物（具体不详，可能有激素）及理疗，症状稍有缓解，随后自行停药。1年前患者因劳累出现肩、膝等关节肿胀、疼痛，于外院检查X线示：右膝退行性骨关节病。予"布洛芬缓释胶囊"口服治疗，症状控制后自行停药。1个月前患者无明显诱因出现全身多关节肿痛、疼痛。

查体：外院查：①血常规示：WBC：11.18×10⁹/L，PLT：450×10⁹/L；②风湿四项示：类风湿因子：34.1 U/mL，C-反应蛋白：34.1 mg/L，血沉：87 mm/h，抗CCP阴性。给予口服药物，症状改善不明显，故来我院治疗，现主症：双侧肩、肘关节疼痛肿胀，伸直受限；双腕关节肿痛，双侧膝关节疼痛肿胀，全身怕风怕冷，遇寒则重，遇热则舒，伴口干，眼干，气短，乏力，纳差，夜寐差，小便尿急、尿频，大便自调。舌淡红，苔黄腻，脉细涩。

中医诊断：患者先天不足，风寒湿三邪杂至，合而为痹，外邪侵及机体，气血津液痹阻，不通则痛，瘀滞于筋脉关节则关节肿痛、屈伸不利，患病日久，郁而化热，故见舌淡红，苔黄腻，脉细涩。综合患者舌、脉、症，此病病位在关节肌肉，涉及肝肾、脾胃，证属气血亏虚、风寒湿热痹阻、虚实寒热错杂之痹病。

治法：益气养血，祛风除湿，蠲痹清热。

主方：乌头汤加味。

处方：制川乌10 g，制草乌10 g，白芍20 g，麻黄10 g，生黄芪30 g，生地黄20 g，徐长卿15 g，醋延胡索15 g，麸炒苍术12 g，黄柏12 g，薏苡仁30 g，川牛膝15 g，防风12 g，防己15 g，炙甘草10 g，酒乌梢蛇12 g。7剂（加蜂蜜50 mL同煎），水煎服，日1剂。

二诊：2015年4月16日。

患者诉双侧肩、肘关节疼痛肿痛减轻，双腕关节肿痛好转，双侧膝关节疼痛肿胀，面色萎黄，气短，乏力，口干，眼干，纳差，夜寐差，尿急、尿频减轻，大便自调。舌淡红苔黄腻，脉细涩。

处方：制川乌5 g，制草乌5 g，白芍20 g，陈皮12 g，生黄芪30 g，生地黄20 g，徐长卿15 g，醋延胡索15 g，麸炒苍术12 g，黄柏12 g，薏苡仁30 g，川牛膝15 g，茯苓30 g，白术12 g，焦三仙各10 g，酒乌梢蛇10 g，炙甘草10 g。7剂，水煎服，日1剂。

三诊：2015年4月24日。

患者诉双侧肩、肘关节疼痛肿痛减轻，伸直仍受限，双腕关节肿痛好转，双手第2、3、4近指关节肿痛减轻，双侧膝关节疼痛肿胀好转，趾跖关节疼痛，仍气短、乏力、口干、眼干，纳可，夜寐可，二便自调。舌淡红，苔薄黄，脉细涩。

处方：黄芪30 g，五指毛桃20 g，当归12 g，徐长卿15 g，桂枝12 g，赤芍15 g，防风10 g，防己12 g，酒乌梢蛇12 g，川牛膝15 g，木瓜15 g，生石膏20 g，炙甘草10 g，白术12 g。14剂，水煎服，日1剂。

四诊：2015年5月10日。

患者诉双侧肩、肘关节疼痛无肿痛，双腕关节肿痛基本缓解，双侧膝关节偶有疼痛，纳可，夜寐安，二便自调。舌淡红，苔薄黄，脉细涩。未再服药。

按：《金匮要略·中风历节病脉证并治第五》曰："病历节不可屈伸疼痛，乌头汤主之。"本方主治寒湿历节之证。寒湿留着关节，经脉痹阻不通，气血运行不畅，是以关节剧痛、不得屈伸为特征。寒湿之邪，非乌头、麻黄则不能去；而病在关节，则又非如皮毛之邪可一汗而解，故用黄芪之补托，既助乌头温经，又防麻黄过散；因本证为急，其痛为剧，故以芍药甘草汤佐之，以活血通经，缓急止痛；白蜜甘缓，可解乌头之毒也。诸药合用，为温经散寒，除湿止痛之良剂。凡寒湿凝滞，经脉闭阻之痹证、诸痛、脚气等病，皆可运用。关节肿痛，遇寒为甚，苔白厚腻，脉象浮紧，均为寒湿侵袭之象，宜乌头汤，加防风、防己、徐长卿、酒乌梢蛇以增祛风除湿、通经止痛之功。因患病日久，郁而化热而致寒湿夹杂之症，舌红苔黄腻为湿热之症，故加四妙丸以清热化湿。加生地黄补益肝肾，醋延胡索行气止痛。二诊药后症减，伴纳差，故减制川乌、制草乌量至 5 g，减麻黄、防风、防己，故加陈皮 12 g、茯苓 30 g、白术 12 g、焦三仙各 10 g，以健脾化湿和胃。三诊外邪已去，正虚显现，故予黄芪桂枝五物汤加味，以益气养血，祛风通络，佐以清热。诸药合用，顽症得解。

# 第四章　尪痹

## 第一节　疾病概述

痹证是由于风、寒、湿、热等外邪侵袭人体，痹阻经络，气血运行不畅所致的，以肌肉、筋骨、关节发生酸痛、麻木、着重、屈伸不利，甚或关节肿大、灼热等为主要表现的病证。其中病史缠绵、难以治愈，有肢体变形、关节肿大疼痛、僵化、筋缩肉卷、不能屈伸、骨质受损的痹病，古代医家尚缺乏系统的论述和统一的名称，有的叫骨痹、肾痹，有的称历节、顽痹，有的则称鹤膝风、骨槌风等。焦树德教授在学习、继承前人各种论述的基础上，参考近代文献，结合多年临床体会，对该痹病的因、证、脉、治等进行了归纳整理，统称为"尪痹"。《金匮要略》中所说"诸肢节疼痛，身体尪羸……"，就是指关节肢体弯曲变形、身体羸弱、不能自由行动而渐成废人的疾病——尪痹。从现代临床来看，尪痹不但包括类风湿关节炎，而且也可以包括其他一些有关节疼痛、肿大变形的疾病，如强直性脊柱炎、结核性关节炎、大骨节病等。但其中以类风湿关节炎最为多见，临床观察也主要以类风湿关节炎为主。

### 一、病因病机

"风寒湿三气杂至合而为痹"这一痹病总病因病机，也是尪痹的总病因病机。主要是风寒湿三气杂至之邪，尤其是寒湿之邪，已经深侵入肾，并影响到肝，而致骨损筋挛。且病程较长，寒湿贼风，痰浊瘀血，互为交结，凝聚不散。经络闭阻，血气不行，又可加重病情发展。也有的久痹化热，则更为复杂。

### 二、辨证论治

尪痹除具有风寒湿痹共有的症状如关节疼痛、肿胀、沉重及游走性疼痛外，还有病程长、疼痛剧烈、痛发骨内、骨质受损、关节变形、僵直蜷挛、屈伸不能的特点，常见虚实夹杂证候。因病邪深侵，久病入血，血属阴，寒湿之邪亦属阴，故本病多在夜间疼痛剧烈，脉象多见沉弦、弦滑、沉弦滑等。临床以风寒湿痹、风湿热痹、痰瘀痹阻证、肝肾亏虚证4型最为常见。高社光教授通过临床观察，认为类风湿关节炎（RA）活动期主要是风湿热之邪痹阻，兼有热毒流注骨节，出现骨骺灼热、烦疼、口干、口苦或渴不欲饮，小便黄赤，大便干结或大便不爽，苔腻或黄腻，舌质偏红，脉滑数之象，给予清热解毒，疗效显著。中期以寒痹、瘀血痹、肾痹为主，晚期则以虚为要，属虚痹之范畴，根据早中晚期不同分型采取不同治疗原则及治疗用药，最终可取得满意效果。

# 第二节　医话医案

**医案一**

患者杨某，女，38岁。

初诊：2015年9月20日。

主诉：双手近端指间关节、掌指关节、双腕关节肿胀疼痛6个月。

现病史：6个月前出现咽痛，伴有轻度发热，继之出现双手近端指间关节、掌指关节、双腕部疼痛，怕凉，手足心热，晨僵明显，终日不解。与天气变化有关。化验类风湿因子（RF）升高，给予非甾体类消炎药等，效差。月经经常延迟，有较多血块。现主症：手胀，肘关节疼，前臂疼，醒后脚趾胀，平日畏寒，阴雨天加重，不易汗出，口略干，舌淡红，苔薄白，脉沉细。

查体：左手第3、第4、第5，右手第2、第3近端指间关节呈梭形肿胀，右手第2、第3掌指关节肿胀，双腕关节明显肿胀，屈伸受限。化验：①类风湿因子：76 U/L；②C-反应蛋白（CRP）92 mg/L；③血沉（ESR）64 mm/h。

诊断：

中医诊断：尪痹——风寒夹湿痹阻，瘀血阻络。

西医诊断：类风湿关节炎。

治法：祛风散寒除湿，活血通络。

处方：制川乌（蜜水先煎）8 g，制草乌（蜜水先煎）8 g，麻黄10 g，桂枝15 g，白芍15 g，黄芪30 g，五指毛桃20 g，赤芍15 g，生地黄25 g，生石膏30 g，防风12 g，防己15 g，徐长卿15 g，酒乌梢蛇12 g，炙甘草10 g。7剂，水煎服，日1剂。

二诊：2015年9月27日。患者诉诸症减轻。上方加生姜10 g，14剂，水煎服，日1剂。

三诊：2015年10月11日。诉服药后觉舒，疼痛减轻，畏寒已除，随以上方为主加减治疗。6周后诸症基本消失，但感周身乏力，腰酸，劳累后加重，舌质淡红、苔薄白，脉沉细。化验：①类风湿因子：22 U/L；②C-反应蛋白：3 mg/L；③血沉：12 mm/h。随后加减治疗2个月调理以善后。

按：后世医家治疗类风湿关节炎多从"尪痹"论治，而"尪痹"病名是由焦树德1981年提出的，主要指类风湿关节炎、强直性脊柱炎等具有关节变形、骨质受损的疾病（痹病）而言，以补充行痹、痛痹、着痹分类之不足。尪痹病因病机的关键在于风寒湿邪入肾伤骨，所致骨质受损，关节变形。三邪未侵入肾者，虽久痹不愈也不会使骨质受损变形。

高社光教授治疗"尪痹"有自己独特的临床特点：①多用川乌、草乌，此为仿乌头煎之意，用以治疗关节疼痛，不可屈伸，临床运用得当效果较好。但高社光教授强调，川乌、草乌使用时当注意要用制川乌、制草乌，同时用蜜水先煎半个小时，方能减其毒性，另外方中配以白芍、石膏佐制川乌、草乌，不仅可防其大热，还可增其镇痛之效；②倡用麻黄，《金匮要略·中风历节病篇》中5张处方均有麻黄，在宋《药性论》中首次指出麻黄"善治顽痹"，后尤怡的《金匮要略心典》云："寒湿之邪，非麻黄不能去。"沈明宗之《金匮要略编注》也云："麻黄开泄行痹而驱风外出。"高社光教授依照前贤的论述，十分喜用麻黄，临床上只要症状中无心悸、多汗者常首选麻黄，用量为8~15g，均生用，疗效显著。

**医案二**

常某某，男，67岁，退休。

*初诊*：2016年4月12日。

*主诉*：全身多关节肿痛半年。

*现病史*：患者于半年前无明显原因出现双手关节肿痛，双膝关节肿痛，在门诊给予解热镇痛剂后稍缓解，停药后出现双肘关节疼痛，双肩，双膝关节疼痛。

*查体*：外院查风湿三项：①C-反应蛋白：132.1 mg/L；②类风湿因子：350.00 U/mL；③抗链球菌溶血素-O：349.82 U/mL；④抗CCP抗体阳性，诊断为"类风湿关节炎"。给予"双氯芬酸钠缓释胶囊、硫酸羟氯喹、西咪替丁"，症状未见明显好转，现求中医诊治。

*现主症*：腰膝疼痛，两腿无力，易疲倦，不耐作劳，喜暖怕凉，膝、踝、足趾、肘、腕、手指等关节疼痛、肿胀、僵挛，晨起全身关节发僵，筋挛骨重，肢体关节屈伸不利，甚至关节变形，生活不能自理。舌淡红，苔薄白，脉象沉细。

*中医诊断*：尪痹——肾虚寒盛证。

*治法*：补肾祛寒，化湿疏风，活瘀通络，强筋壮骨。

*主方*：补肾祛寒治尪汤。

*处方*：川续断15g，补骨脂12g，熟地黄15g，淫羊藿12g，制附片10g，骨碎补12g，桂枝15g，赤芍12g，白芍12g，知母15g，羌活10g，独活10g，防风10g，麻黄6g，苍术10g，威灵仙15g，伸筋草30g，牛膝15g，松节15g，炙穿山甲10g，土鳖虫10g。7剂，水煎服，日1剂，分2次服用。

*医嘱*：防范风寒、潮湿；防治感染，不滥用药物；保持精神愉快。

*二诊*：2016年4月20日。

上方服7剂，疼痛减轻，窜痛消失，已能行走，但患者觉脘腹胀满。舌、脉无明显变化。

*主方*：补肾祛寒治尪汤加减。

*处方*：川续断15g，补骨脂12g，熟地黄15g，淫羊藿12g，制附片10g，骨碎补12g，桂枝15g，赤芍12g，白芍12g，知母15g，羌活10g，独活10g，防风10g，麻黄6g，苍术10g，威灵仙15g，伸筋草30g，牛膝15g，松节15g，炙穿山甲10g，土鳖虫10g，炒麦芽15g，炒谷芽15g，山药15g。7剂，水煎服，日1剂，分2次服用。

*三诊*：2016年4月28日。

上方服 7 剂，疼痛减轻，窜痛消失，已能行走，无脘腹胀满，继服上方。

主方：补肾祛寒治尪汤加减。

处方：川续断 15 g，补骨脂 12 g，熟地黄 15 g，淫羊藿 12 g，制附片 10 g，骨碎补 12 g，桂枝 15 g，赤芍 12 g，白芍 12 g，知母 15 g，羌活 10 g，独活 10 g，防风 10 g，麻黄 6 g，苍术 10 g，威灵仙 15 g，伸筋草 30 g，牛膝 15 g，松节 15 g，炙穿山甲 10 g，土鳖虫 10 g，炒麦芽 15 g，炒谷芽 15 g，山药 15 g。7 剂，水煎服，日 1 剂，分 2 次服用。

四诊：2016 年 5 月 6 日。

上方服 7 剂，疼痛减轻，窜痛消失，已能行走。随访半年无复发。

按：肾虚寒盛，寒湿深浸入肾，或先天禀赋不足或后天失养，遗精滑精，房事过度，劳累过极，产后失血，月经过多等而致肾虚，正不御邪。肾藏精、生髓、主骨，为作强之官。肾虚则髓不能满，真气虚衰。风寒湿三气杂至之邪，如寒湿偏盛，则乘虚深侵入肾。肾为寒水之经，寒湿之邪与肾同气相感，故深袭入肾。肾主骨，肾虚邪侵，经络痹阻，血气不行，关节闭塞。肾主骨，肝主筋，肾虚不能生养肝木，肝肾同源，共养筋骨。筋骨失养，渐致骨松筋挛，关节变形不得屈伸。甚至卷肉缩筋，肋肘不得伸，尻以代踵，脊以代头，几成废人。针对肾虚寒凝入骨的病机特点，立补肾祛寒法为治疗大法。运用焦树德治疗尪痹的经验方补肾祛寒治尪汤加减，辅以化湿疏风、祛瘀通络、强壮筋骨之法。肝肾同源，补肾亦有养肝荣筋作用。祛寒、化湿、疏风能使风寒湿三气之邪温化外疏。化瘀通络可祛瘀生新，通经活络。强筋壮骨与补肾结合，可增强正气，恢复正气，恢复体力，以提高自身抗病力和恢复劳动能力的作用。肾气旺，精血足，则髓生骨健，关节筋脉得以淖泽荣养，可使已失去功能的肢体、关节渐渐恢复功能。总之，在治疗时要抓住补肾祛寒这一重点，再随证结合化湿、疏风、活瘀、壮筋骨、利关节等法，标本兼顾。若见邪郁化热，须减燥热之品，加用苦寒清润之品；若已化热之证，则宜先拟补肾清热法，待标热得清后，再转补肾祛寒法治其根本。另外，还要注意调护脾胃以保后天之本。

**医案三**

张某某，女，65 岁，退休。

初诊：2015 年 1 月 8 日。

主诉：多关节肿痛 2 年，加重半个月。

现病史：患者于 2 年前无明确诱因出现掌指及近端指间关节肿胀、疼痛，就诊于当地医院诊断为"类风湿关节炎"，给予口服药物（具体不详）及理疗治疗，症状未见缓解；随后就诊于邯郸市某医院，诊断为"类风湿关节炎"，给予输液及口服药物治疗后，症状好转后出院；半个月前受凉后上述症状逐渐加重，就诊于当地门诊，给予口服药物，服药后症状仍不缓解，现求中医诊治。现主症：双手第 2、3、4 近指关节肿痛，压痛（＋），晨僵约 1 小时，双腕关节肿痛，左腕背伸 30°，屈伸 40°，右腕背伸 30°，屈伸 40°，压痛（＋），双肘关节疼痛，压痛（＋），双肩关节疼痛，压痛（＋），双膝关节肿痛，压痛（＋），趾跖关节疼痛，压痛（＋），颈部不适，干咳少痰，胸闷心悸，头晕、头痛，口苦，口干，眼干，泛酸烧心，乏力，腰部疼痛，纳差，夜寐差，尿频、尿痛，大便自调。舌苔微黄，脉象沉弦细略数。

中医诊断：尪痹——肾虚标热。

治法：补肾清热。

主方：补肾清热治尪汤。

处方：生地黄 15 g，川断 15 g，地骨皮 15 g，骨碎补 15 g，桑枝 30 g，赤芍 15 g，白芍 15 g，秦艽 20 g，知母 15 g，黄柏 12 g，威灵仙 15 g，羌活 9 g，独活 9 g，制乳香、制没药各 6 g，土鳖虫 10 g，白僵蚕 12 g，红花 10 g，忍冬藤 30 g，桂枝 9 g，络石藤 30 g，桑寄生 30 g。7 剂，水煎服，日 1 剂，分 2 次服用。

医嘱：防范风寒、潮湿；防治感染，不滥用药物；保持精神愉快。

二诊：2015 年 1 月 16 日。

上方服 7 剂，疼痛减轻，窜痛消失，已能行走，但仍动作不灵活。舌、脉无明显变化。

主方：补肾清热治尪汤。

处方：生地黄 15 g，川断 15 g，地骨皮 15 g，骨碎补 15 g，桑枝 30 g，赤芍 15 g，白芍 15 g，秦艽 20 g，知母 15 g，黄柏 12 g，威灵仙 15 g，羌活 9 g，独活 9 g，制乳香、制没药各 6 g，土鳖虫 10 g，白僵蚕 12 g，红花 10 g，忍冬藤 30 g，桂枝 9 g，络石藤 30 g，桑寄生 30 g，全蝎 6 g。7 剂，水煎服，日 1 剂，分 2 次服用。

三诊：2015 年 1 月 24 日。

上方服 7 剂，疼痛减轻，窜痛消失，已能行走，继服上方。

主方：补肾清热治尪汤。

处方：生地黄 15 g，川断 15 g，地骨皮 15 g，骨碎补 15 g，桑枝 30 g，赤芍 15 g，白芍 15 g，秦艽 20 g，知母 15 g，黄柏 12 g，威灵仙 15 g，羌活 9 g，独活 9 g，制乳香、制没药各 6 g，土鳖虫 10 g，白僵蚕 12 g，红花 10 g，忍冬藤 30 g，桂枝 9 g，络石藤 30 g，桑寄生 30 g，全蝎 6 g。7 剂，日 1 剂，水煎服，分 2 次服用。

四诊：2015 年 1 月 31 日。

上方服 7 剂，疼痛减轻，窜痛消失，已能行走。随访半年无复发。

按：补肾清热治尪汤亦为焦树德治疗尪痹的经验方，本方取丹溪先生潜生散合自拟的清热散痹汤加补肾强骨之品组成。方中以生地黄补肾壮水，黄柏坚肾清热，川续断、骨碎补益肾祛骨风为主药。以桑寄生补肾强筋、除风通络，地骨皮益肾除劳热，威灵仙祛风湿、除痹痛，羌独活搜少阴、太阳之风湿为辅药。以白芍养血缓急，知母降火清热、除蒸消烦，忍冬藤、络石藤通经络、祛风热，红花活血通络，乳香、没药化瘀定痛，土鳖虫通经活络，且有虫蚁搜剔之能，桂枝温散宣痹，白僵蚕祛风通络为佐药。以桑枝通达四肢、祛风湿、利关节为使药。

**医案四**

孙某某，男，66 岁，退休。

初诊：2015 年 9 月 10 日。

主诉：全身多关节肿痛 2 年，加重 2 日。

现病史：患者于 2 年前无明显诱因出现左肩关节疼痛，就诊于邯郸市某专科医院，诊断为肩周炎，予口服药（具体不详）加运动治疗，十余日后出现右手近端指间关节、掌指关节、腕关节肿胀疼痛，左手掌指关节、腕关节疼痛，就诊于当地某医院化验检查诊断为"类风湿关节炎"（报告未见），给予药物治疗，治疗后疼痛未见明显好转。后于我院住院治疗给予输液及口服"来氟米特、尼美舒利"等药物治疗，症状好转后出院，出院后继续给予中药及上述药物治疗，随后自行停药。1个月前因劳累后出现全身多关节疼痛，在我院住院治疗，经系统治疗症状好转后出院，2日前因天气转凉后再次出现全身多关节疼痛，今为求系统治疗就诊于我院，门诊以"类风湿关节炎"收治入院。现主症：双手近端关节肿痛，尺侧倾斜，伸直受限，双腕关节肿痛，活动受限，双肘关节疼痛，伸直受限，右肘关节呈90°，双膝关节疼痛，伸直受限，双足跖趾关节疼痛，双足掌疼痛；恶心，神疲乏力，胸闷心悸气短、头晕，多汗，烧心反酸，咳嗽咳痰，活动后加重，时有发热，面色萎黄，纳差，夜寐差，腰部疼痛，排气少，小便少，大便干。舌淡红，苔薄白，脉象沉细。

中医诊断：尪痹——肾虚寒盛证。

治法：补肾祛寒，化湿疏风，活瘀通络，强筋壮骨。

主方：补肾祛寒治尪汤。

处方：川续断15 g，补骨脂12 g，熟地黄15 g，淫羊藿12 g，制附片10 g，骨碎补12 g，桂枝15 g，赤芍12 g，白芍12 g，知母15 g，羌活10 g，独活10 g，防风10 g，麻黄6 g，苍术10 g，威灵仙15 g，伸筋草30 g，牛膝15 g，松节15 g，炙穿山甲10 g，土鳖虫10 g。7剂，水煎服，日1剂，分2次服用。

医嘱：防范风寒、潮湿；防治感染，不滥用药物；保持精神愉快。

二诊：2015年9月18日。

上方服7剂，疼痛减轻，窜痛消失，已能行走，但患者觉大便干。舌、脉无明显变化。

主方：补肾祛寒治尪汤加减。

处方：川续断15 g，补骨脂12 g，熟地黄15 g，淫羊藿12 g，制附片10 g，骨碎补12 g，桂枝15 g，赤芍12 g，白芍12 g，知母15 g，羌活10 g，独活10 g，防风10 g，麻黄6 g，苍术10 g，威灵仙15 g，伸筋草30 g，牛膝15 g，松节15 g，炙穿山甲10 g，土鳖虫10 g，炒麦芽15 g，炒谷芽15 g，山药15 g，火麻仁10 g。7剂，水煎服，日1剂，分2次服用。

三诊：2015年9月26日。

上方服7剂，疼痛减轻，窜痛消失，已能行走，大便日一次，继服上方。

主方：补肾祛寒治尪汤加减。

处方：川续断15 g，补骨脂12 g，熟地黄15 g，淫羊藿12 g，制附片10 g，骨碎补12 g，桂枝15 g，赤芍12 g，白芍12 g，知母15 g，羌活10 g，独活10 g，防风10 g，麻黄6 g，苍术10 g，威灵仙15 g，伸筋草30 g，牛膝15 g，松节15 g，炙穿山甲10 g，土鳖虫10 g，炒麦芽15 g，炒谷芽15 g，山药15 g。7剂，水煎服，日1剂，分2次服用。

四诊：2015年10月3日。

上方服7剂，疼痛减轻，窜痛消失，已能行走。随访半年无复发。

按：本方以《金匮要略》桂枝芍药知母汤合《太平惠民和剂局方》虎骨散加减而成。方中以川断、补骨脂补肾壮筋骨，制附片补肾阳祛寒邪，熟地黄填精补血、补肾养肝共为主药；以骨碎补、淫羊藿温补肾阳、强筋壮骨、搜祛骨风，桂枝、羌活、独活、威灵仙驱散风寒湿邪，知母滋肾清热，二药以防祛寒药之过于温燥；穿山甲通经散结，土鳖虫活瘀壮骨，伸筋草舒筋活络，松节通利关节共为佐药；牛膝下行引药入肾为使药。

**医案五**

崔某某，女，38岁，无业。

初诊：2015年4月20日。

主诉：全身多关节肿痛3年，加重1周。

现病史：患者于3年前无明确诱因下出现左手第4近端指间关节肿痛，遂就诊于广平县某医院检查后未明确诊断，随后就诊于邯郸某医院检查后诊断为"类风湿关节炎"，同时患者逐渐出现多关节肿痛，受累关节呈走窜样发作，并伴有双手关节晨僵大于1小时，同时面部出现多处黄褐色斑，患者随即转诊于北京市某大型医院，检查后诊断"类风湿关节炎"，予口服甲氨蝶呤、叶酸、羟氯喹、钙尔奇D、泼尼松片，患者服用泼尼松片期间关节肿痛明显好转，但出现停经现象，故停服泼尼松，余药继续间断服用，停用激素后，月经逐渐规律，四肢关节肿痛再发并加重，患者于2014年2月份就诊于本院并住院治疗，症状缓解后出院，出院后因工作忙碌未按时服药，1周前多关节肿痛再发加重，今为求系统治疗再次就诊于本院，门诊以"类风湿关节炎"收治入院。现主症：双手近端关节肿痛，晨僵约3小时左右，伸直受限，双腕关节肿痛，活动度可，双肘关节肿痛，双肩关节疼痛，活动不利，双膝关节肿痛，双踝关节疼痛，双趾跖关节肿痛，口眼干燥，胃脘部不适，头晕，纳差，寐欠安，小便自调，大便干。舌苔黄腻，脉滑数。

中医诊断：尪痹——湿热伤肾。

治法：补肾利湿化热。

主方：补肾清化治尪汤。

处方：骨碎补20g，川续断20g，怀牛膝12g，黄柏12g，苍术12g，地龙9g，秦艽12g，青蒿15g，豨莶草30g，络石藤30g，青风藤15g，防己10g，威灵仙15g，银柴胡10g，茯苓15g，羌活9g，独活9g，炙穿山甲9g，生薏苡仁30g。7剂，水煎服，日1剂，分2次服用。

医嘱：防范风寒、潮湿；防治感染，不滥用药物；保持精神愉快。

二诊：2015年4月28日。

上方服7剂，疼痛减轻，窜痛消失，已能行走，但四肢屈伸不利。舌、脉无明显变化。继服上方7剂。

三诊：2015年5月6日。

上方服7剂，疼痛减轻，窜痛消失，已能行走，继服上方14剂。

四诊：2016年5月20日。

上方服7剂，疼痛减轻，窜痛消失，已能行走。随访半年无复发。

按：《素问·痹论》云："风寒湿三气杂至，合而为痹也。"认为外因风寒湿三气与内因营卫失调、五脏亏虚、六腑失和相合才能导致痹病的发生，突出了内外因并重的发病观。中医学还认为邪气侵入人体后常常发生"从化"而使病证产生转变。即"从阴化寒，从阳化热"。正如清代《医宗金鉴·伤寒心法要诀》所云："六经发病尽伤寒，气同病异岂期然。推其形脏原非一，因从类化故多端。明诸水火相胜义，化寒化热理何难，漫言变化千般状，不外阴阳表里间。"很明确地说明了同是伤了寒邪，不一定都见寒证的道理。这一从化理论在临床上指导辨证论治具有非常重要的意义。诊治痹证，当然也不例外，痹证虽然以寒湿之邪深侵入肾为主要病机，但是再结合"从化理论"来分析证，因此在观察、认识和理解痹证的病因病机与发生发展、证候变化时，不但要注意深入理解"合"字的深刻含义，还要注意运用"从化理论"去辨证分析，故本证运用焦树德补肾清化治尪汤治疗取得较好临床效果。

**医案六**

李某某，女，33岁，无业。

初诊：2015年11月30日。

主诉：全身多关节肿痛2年，加重1周。

现病史：患者于2年前无明确诱因出现掌指及近端指间关节肿胀、疼痛，就诊于当地医院，给予口服中药汤剂及理疗治疗，症状稍有缓解，随后自行停药；随后间断口服中药治疗，症状时轻时重；1周前因劳累后出现掌指及近端指间关节肿胀、疼痛、左膝关节肿痛，就诊于我院。门诊查：①类风湿因子：26.2 U/mL；②抗CCP抗体阳性，诊断为"类风湿关节炎"，嘱其口服甲氨蝶呤、碳酸钙$D_3$片等药，症状控制不明显，现为求进一步诊治，来我院治疗，门诊以"类风湿关节炎"收治入院。病程中晨僵约1小时左右，无头晕，眼干，无口腔溃疡，无发热、皮疹、皮下结节等症，无咽痛、腹痛、腹泻。现主症：双手近端指间关节肿痛，伴晨僵约1小时左右，尺侧倾斜，畸形，伸直受限，双腕关节肿痛，右肘关节疼痛，伸直受限，左膝肘关节疼痛，伸直受限，腰骶部疼痛；纳差，夜寐差，小便可，大便自调。食少腹胀，呕吐痰涎，舌淡胖苔白腻，脉滑。

中医诊断：尪痹——痰浊阻络证。

治法：祛湿化痰、行气通络。

主方：三子养亲汤合涤痰汤加减。

处方：苏子15 g，白芥子10 g，莱菔子10 g，茯苓15 g，人参12 g，甘草6 g，陈皮15 g，胆南星12 g，半夏12 g，竹茹12 g，枳实12 g，石菖蒲10 g，络石藤15 g。7剂，水煎服，日1剂，分2次服用。

医嘱：防范风寒、潮湿；防治感染，不滥用药物；保持精神愉快。

二诊：2015年12月7日。

上方服7剂，疼痛减轻，窜痛消失，已能行走，但动作仍不灵活。

主方：三子养亲汤合涤痰汤加减。

处方：苏子15 g，白芥子10 g，莱菔子10 g，茯苓15 g，人参12 g，甘草6 g，陈皮15 g，胆南星12 g，半夏12 g，竹茹12 g，枳实12 g，石菖蒲10 g，络石藤15 g，全蝎6 g，酒乌梢蛇20 g。7剂，水煎服，日1剂，分2次服用。

三诊：2015年12月15日。

上方服7剂，疼痛减轻，窜痛消失，已能行走。继服上方7剂。

四诊：2015年12月23日。

上方服7剂，疼痛减轻，窜痛消失，已能行走。随访半年无复发。

按：尪痹（类风湿关节炎）以关节疼痛、肿胀、畸形为主要临床表现，其病机多以正虚邪实为主，尤以痰邪为重，故诸多医家从痰论治尪痹（风湿关节炎）。三子养亲汤出自《韩氏医通》，方中白芥子长于行气畅膈，温肺利气，快膈消痰，搜逐寒痰之伏匿；苏子长于降气行痰，止咳平喘；莱菔子长于消食导滞，行气祛痰。而涤痰汤来源于《奇效良方》，方中人参、茯苓、甘草补心益脾而泻火，陈皮、胆南星、半夏利气燥湿而祛痰，石菖蒲开窍通心，枳实破痰利膈，竹茹清燥开郁。两方合用并配合虫蚁类药物全蝎、酒乌梢蛇共同起到祛风化痰、搜剔经络的作用而取效。

### 医案七

张某某，女，31 岁，无业。

初诊：2016 年 8 月 3 日。

主诉：全身多关节肿痛 6 年，加重半个月。

现病史：患者于 6 年前无明显原因出现双手关节肿痛，双腕关节肿痛，在当地门诊给予解热镇痛剂后，症状未见明显好转，随后在北京某大型医院治疗，诊断为"类风湿关节炎"，给予来氟米特、双氯芬酸等药物口服，症状改善不明显，再次就诊于北京某大型医院，在上次药物基础上再给予甲氨蝶呤、叶酸等口服，症状好转。3 年前，因劳累后出现双手、双膝、双肘等多关节肿痛，在邯郸市某医院住院治疗，诊断为"类风湿关节炎"，给予输液及来氟米特、泼尼松等药物口服，症状好转后出院，出院后长期口服来氟米特、泼尼松等药物，症状时有反复；半个月前，无明显诱因出现双手关节疼痛，双肘、双腕、双膝、双踝关节疼痛，现为求系统性治疗就诊于我院，门诊以"类风湿关节炎"收入住院。现主症：双侧掌指关节肿痛，双腕、双肘关节疼痛，双膝关节肿痛，双踝关节疼痛，时有头晕，心悸，面色无华，纳差，寐欠安，小便尿频、尿痛，大便调。舌淡苔薄白，脉细弱。

中医诊断：尪痹——气血亏虚。

治法：补养气血，行气通络。

主方：八珍汤加减。

处方：人参 30 g，白术 15 g，茯苓 15 g，当归 15 g，川芎 12 g，白芍 15 g，熟地黄 15 g，甘草 6 g，炮穿山甲 6 g。7 剂，水煎服，日 1 剂，分 2 次服用。

医嘱：防范风寒、潮湿；防治感染，不滥用药物；保持精神愉快。

二诊：2016 年 8 月 11 日。

上方服 7 剂，疼痛减轻，窜痛消失，已能行走，心悸、乏力减轻。继服上方 14 剂。

三诊：2016 年 8 月 25 日。

上方服 14 剂，疼痛减轻，窜痛消失，已能行走，心悸、乏力好转。继服上方 1 个月，随访半年未再发。

按：痹病日久导致气血两虚证，病在心、脾、肝三脏。心主血，肝藏血，心肝血虚，故见面色苍白、头晕目眩、心悸怔忡、舌淡脉细。脾主运化而化生气血，脾气虚，故面黄肢倦、气短懒言、饮食减少、脉虚无力。治宜益气与养血并重。方中人参与熟地黄相配，益气养血，共为君药。白术、茯苓健脾渗湿，助人参益气补脾。当归、白芍养血和营，助熟地黄滋养心肝，均为臣药。川芎为佐，活血行气，使地、归、芍补而不滞。炙甘草为使，益气和中，调和诸药。

**医案八**

祝某，男性，20 岁，工人。

初诊：2012 年 9 月 20 日。

主诉：间断寒战、高热，伴咽痛、关节痛 10 个月。

现病史：患者于 2011 年 11 月无诱因出现寒战、高热，体温高达 39 ~ 41.2 ℃，伴有咽痛、头痛及全身关节疼痛，持续 20 多日。曾就诊于多家医院，拟诊为"斑疹伤寒"，予静脉滴注氯霉素和地塞米松治疗，体温暂时下降。8 日后再次出现高热及关节痛，用地塞米松治疗无效。此后每隔数日或数周上述病情复作，持续 2 ~ 3 日后体温下降。现为求中医诊疗就诊于本院。现主症：每日先有寒战，继之高热，伴咽痛、四肢关节疼痛，2 ~ 3 小时后大汗淋漓，自行退热，翌日诸症复作。口干，思冷饮，咳嗽，胸痛，白色黏痰不易咳出，小便黄赤，大便干燥。舌红，苔黄腻，脉浮滑数。

中医诊断：尪痹——少阳郁热，营卫不和，肝火犯肺。

治法：清解少阳，调和营卫，宣肺泄热。

主方：柴胡桂枝汤合泻白散加味。

处方：柴胡 10 g，黄芩 10 g，北沙参 15 g，清半夏 10 g，桂枝 10 g，白芍 20 g，炙甘草 6 g，钩藤 10 g，薄荷 10 g，芦根、白茅根各 30 g，桑枝 30 g，桑白皮 15 g，地骨皮 20 g，生姜 10 g，大枣 10 g。7 剂，水煎服，日 1 剂。

医嘱：戒酒，低盐、低脂肪、优质蛋白饮食，保持足量水分；适当体育锻炼，增强体质，当剧烈运动时肾血流量、细胞外液减少可使尿酸清除率下降，故应尽力避免；防范风寒、潮湿；防治感染，不滥用药物；保持精神愉快。

二诊：2012 年 9 月 27 日。

服药后咳嗽、胸痛、咽痛、白色黏痰均消失，体温趋于正常。刻下：口干，思饮，咽痛、咽痒，大便干燥，小便黄赤。舌红苔黄，脉滑数。辨证为邪热久踞少阳，化燥伤阴，改用大柴胡汤。

主方：大柴胡汤加味。

处方：柴胡 15 g，黄芩 15 g，半夏 10 g，白芍 15 g，枳实 10 g，大黄 5 g，生姜 12 g，大枣 10 g，芦根、白茅根各 30 g，青蒿 15 g，白薇 15 g，秦艽 15 g，防风 10 g。14 剂，水煎服，日 1 剂。

三诊：2012 年 10 月 11 日。

服药 14 剂，未再寒战、高热，体温一直正常，口干、咽痛告愈，大小便如常。以后再用小柴胡汤合芦根、白茅根、羌活、桑枝、桑叶等治疗半年，病告痊愈。未曾反复。

按：高热一症多属中医"伤寒""温病"的范畴。但本案为"尪痹"，患者表现为寒热往来，辨证为少阳病，高社光教授治疗时先予柴胡桂枝汤合泻白散双解太阳、少阳，清热泻肺；次用大柴胡汤清泻少阳、阳明之热，通腑退热；终用小柴胡汤和解表里，清透少阳，以清余热，药证合宜，而获良效。高社光教授善于运用经方而融会贯通，堪称佳案。

**医案九**

张某某，女，25 岁，农民。

初诊：2013 年 2 月 21 日。

主诉：发作性多关节肿痛 3 个月。

现病史：3 个月前产后受凉，开始左膝关节疼痛，逐渐致整个下肢走窜痛，呈阵发性。近 20 日症状加重，且麻沉，局部怕凉，有时疼痛从小腿肚向上经背走窜至左侧头顶部。近七八日阵发性疼痛剧烈，昼夜烦躁不安，不思饮食。查体：体质一般，烦躁，表情痛苦。舌尖稍红、苔薄白，脉沉弦。实验室检查：血红蛋白 80 g/L，红细胞 $3 \times 10^{12}$/L，白细胞 $9 \times 10^9$/L，中性粒细胞百分比 0.78%，淋巴细胞百分比 0.22%；血沉 39 mm/h。

中医诊断：正虚邪侵（寒偏胜），风湿阻络。

治法：益气养血，温经散寒，祛风通络。

主方：仿当归补血汤加味。

处方：黄芪 30 g，当归 12 g，川芎 9 g，生地黄 15 g，白芍 30 g，独活 18 g，秦艽 12 g，钻地风 12 g，制川乌、制草乌各 9 g，川牛膝 9 g，木瓜 15 g，香附 15 g，甘草 9 g。3 剂，水煎服，日 1 剂，分 2 次服用。

医嘱：戒酒，低嘌呤、低盐、低脂肪、优质蛋白饮食，保持足量水分；适当体育锻炼，增强体质，当剧烈运动时肾血流量、细胞外液减少可使尿酸清除率下降，故应尽力避免；防范风寒、潮湿；防治感染，不滥用药物；保持精神愉快。

二诊：2013 年 2 月 24 日。

上方服 3 剂，疼痛减轻，窜痛消失，已能行走，但动作仍不灵活。继服 6 剂，疼痛大减，左腿微有不适，活动稍受限。舌、脉无明显变化。上方改黄芪 45 g、当归 20 g、木瓜 18 g。药量加大，再进 3 剂，以巩固疗效。1 个月后随访，病已痊愈。

按：本案疼痛剧烈，缓解疼痛选用白芍、甘草（芍药甘草汤）和制川乌、制草乌，后者大辛大热，可祛寒湿。凡因寒凝引起的疼痛，为吾首选之，但因其毒性较烈，应用时应配甘草或蜂蜜，既可解乌头之毒，又可缓解疼痛，收效甚速。

### 医案十

郜某，男性，55 岁，农民，邯郸市成安县人。

初诊：2014 年 4 月 30 日。

主诉：多关节肿痛 10 年余，多关节变形 3 年，加重 1 周。

现病史：患者确诊尪痹与痛风均已 10 年余。患者于 3 年前出现双手十指变形，于 2 年前发现左手小指有痛风结石，全身关节酸痛，1 周前足趾突发红肿热痛，故来就诊。纳可，二便调，舌红绛，苔黄浊，脉弦。

中医诊断：尪痹——浊瘀阻络，化热伤阴。

治法：泄化浊瘀，养阴清热，通络定痛。

主方：自拟方。

处方：青风藤 30 g，土茯苓 30 g，泽兰 30 g，泽泻 30 g，豨莶草 30 g，炒延胡索 30 g，生地黄 20 g，没药 15 g，赤芍 15 g，白芍 15 g，酒蜂房 10 g，炙土鳖虫 10 g。14 剂，水煎服，日 1 剂。

痛风丸 5 瓶，每次 15 丸，每日 3 次，饭后服。

医嘱：戒酒，低盐、低脂肪、优质蛋白饮食，保持足量水分；适当体育锻炼，增强体质，当剧烈运动时肾血流量、细胞外液减少可使尿酸清除率下降，故应尽力避免；防范风寒、潮湿；防治感染，不滥用药物；保持精神愉快。

二诊：2014年5月12日。

既往曾用激素未相告，用中药后擅自将泼尼松（4片/日），突然停服，故痛反剧，肿不消，口干、痰多，二便正常，苔中白腻，舌红，脉弦。

主方：自拟方。

处方：穿山龙50 g，土茯苓30 g，豨莶草30 g，青风藤30 g，泽兰30 g，泽泻30 g，金荞麦30 g，炒延胡索30 g，徐长卿15 g，没药15 g，地龙15 g，赤芍15 g，炙僵蚕15 g，皂刺10 g，土鳖虫10 g，当归10 g，甘草6 g。14剂，水煎服，日1剂。

痛风丸5瓶，每次15丸，每日3次，饭后服。

痛痹颗粒10 g×15包，每次10 g，每日3次，饭后服。

医嘱：戒酒，低嘌呤、低盐、低脂肪、优质蛋白饮食，保持足量水分；适当体育锻炼，增强体质，当剧烈运动时肾血流量、细胞外液减少可使尿酸清除率下降，故应尽力避免；防范风寒、潮湿；防治感染，不滥用药物；保持精神愉快。

三诊：2014年5月26日。

药后肿痛缓解，舌红，苔白腻，脉弦滑。激素已撤除，原法出入。

主方：自拟方。

处方：穿山龙50 g，鸡血藤30 g，土茯苓30 g，威灵仙30 g，金荞麦30 g，徐长卿15 g，制川乌10 g，酒乌梢蛇10 g，酒蜂房10 g，土鳖虫10 g，地龙10 g，炙僵蚕10 g，当归10 g，凤凰衣8 g。14剂，水煎服，日1剂。

痛风丸10瓶，每次15丸，每日3次，饭后服。

痛痹颗粒10 g×30包，每次10 g，每日3次，饭后服。

治疗结果：随访已趋缓解。嘱戒酒，低嘌呤、低盐、低脂肪、优质蛋白饮食，保持足量水分；适当体育锻炼，增强体质，当剧烈运动时肾血流量、细胞外液减少可使尿酸清除率下降，故应尽力避免；防范风寒、潮湿；防治感染，不滥用药物；保持精神愉快。仍每日服痛风丸、痛痹颗粒方法同前，以期巩固。

按：长期使用激素者，在改服中药的过程中均需递减，不可骤停。方中穿山龙所用剂量较大，据高社光教授使用体会，似有替代激素的作用，而无激素的不良反应。金荞麦则为良好的祛痰化瘀、清热消炎药。

**医案十一**

刘某，女性，25岁，教师。邯郸市邯郸县南吕固乡人。

初诊：2013年12月20日。

主诉：反复双上肢多关节肿痛1年余。

现病史：患者于2012年无明显诱因出现双手多关节肿痛，就诊于社区门诊检查血沉66 mm/h，类风湿因子60 U/mL，C-反应蛋白53 mg/L，X线片所示双腕、近端指间关节类风湿样改变，确诊为类风湿关节炎。给予消炎镇痛中西药治疗，病情改善不明显，故来就诊。现主症：双腕、近端指间关节肿胀、疼痛、活动不利，晨僵大于1小时，受寒后或阴雨天关节肿痛加重，平素畏寒肢冷，神疲乏力，面色少华，舌淡暗，苔薄白，脉细、尺脉沉。

中医诊断：尪痹——脾肾亏虚，风寒湿邪入络。

治法：温补脾肾，散寒祛风除湿，活血通络。

主方：黄芪党参汤加减。

处方：黄芪 20 g，党参 20 g，杜仲 20 g，烫狗脊 20 g，鸡血藤 20 g，当归 10 g，羌活 10 g，细辛 5 g，威灵仙 20 g，桂枝 6 g，甘草 10 g。15 剂，水煎服，日 1 剂。

痛痹颗粒，20 g，3 次/日，饭后服。

医嘱：加强体育锻炼，增强体质；劳逸适度；防范风寒、潮湿；保持精神愉快；防治感染，不滥用药物。

二诊：2014 年 1 月 3 日。

药后关节肿痛稍有减轻，其余诸症同前，舌苔薄白，脉细。

主方：黄芪党参汤加减。

处方：黄芪 20 g，党参 20 g，杜仲 20 g，烫狗脊 20 g，鸡血藤 20 g，当归 10 g，羌活 10 g，细辛 5 g，威灵仙 20 g，桂枝 6 g，酒乌梢蛇 15 g，白花蛇 10 g，甘草 10 g。15 剂，水煎服，日 1 剂。

痛痹颗粒，20 g，3 次/日，饭后服。

三诊：2014 年 1 月 17 日。

双手关节肿痛明显减轻，活动改善，晨僵小于 30 分钟，精神食欲佳，舌苔薄白，脉细。继服上方 15 剂。痛痹颗粒，20 g，3 次/日，饭后服。

四诊：2014 年 1 月 31 日。

双手关节肿痛基本消失，但阴雨天关节疼痛又有所反复，余无特殊不适。继服上方 15 剂。痛痹颗粒，20 g，3 次/日，饭后服。

五诊：2014 年 2 月 14 日。

药后诸症消失，无特殊不适，复查血沉 22 mm/h，类风湿因子 20 U/mL，C-反应蛋白 6 mg/L。痛痹颗粒，20 g/次，3 次/日，饭后服。以二诊方，2~3 日 1 剂，煎服，间歇服用半年。病情稳定，仅气候变化时，偶有隐痛，已停药 1 年，随访未见复发。

按：痛痹颗粒是以黄芪、麸炒白术、防风、木瓜、透骨草、薏苡仁、川牛膝、片姜黄、海桐皮、黑顺片、桂枝、赤芍为主的复方制剂，具有滋补肝肾、养血散寒、活血通络的作用。现代医学研究表明，痛痹颗粒具有消炎、镇痛作用，并能改善微循环，增强肾上腺皮质功能，且能抑制体液免疫，调整及增强细胞免疫功能。本方为高社光教授经验方，诸药物合用，治疗此类患者有效。此类患者若病情重者，可加用泼尼松片，10~20 mg，1 次/日（早上服用），口服；甲氨蝶呤片 15 mg，1 次/周，口服，中西医结合能有效控制病情。

## 医案十二

贺某，女，80 岁，农民，邯郸魏县人。

初诊：2013 年 4 月 12 日。

主诉：四肢多关节肿痛 3 年经久不愈，致关节畸形，活动受限。

现病史：患者于 3 年前无明显诱因出现四肢多关节肿痛，涉及双手近端关节、腕关节肿痛，就诊于当地门诊，经多方治疗后症状时轻时重，效果不佳，现主症：双手 2～5 近端指间关节肿胀、疼痛，晨僵约 3 小时，伸直受限，双腕关节肿痛，活动受限，双肘关节肿痛，伸直受限，双肩关节肿痛，活动不利，双踝、双膝、双足肿胀疼痛，伴口眼干燥、口苦，全身怕风怕冷，手足不温，遇热症状减轻，纳可，小便可，偶有大便不成形，睡眠欠佳，舌质暗苔黄腻，脉沉细。查：①风湿四项：类风湿因子 80 U/mL、血沉 62 mm/h、C‑反应蛋白 6 mg/mL，CCP(＋)；②血常规：中性粒细胞百分比 76.7%、淋巴细胞百分比 17.1%、血细胞比容 33.9%；③抗核抗体 9 项：ANA 1∶320，余(－)。

中医诊断：尪痹——痰瘀痹阻。

治法：益气温阳、化痰行瘀、蠲痹通络。

处方：黄芪 30 g，麸炒白术 12 g，防风 10 g，珍珠母 15 g，川牛膝 15 g，木瓜 12 g，透骨草 15 g，徐长卿 15 g，羌活 8 g，独活 10 g，茯苓 15 g，山药 15 g，薏苡仁 30 g，白芍 12 g，酒乌梢蛇 5 g，炙甘草 8 g，黑顺片(先煎)10 g。7 剂，日 1 剂，水煎服，早晚分服。

二诊：2013 年 4 月 19 日。

服用前方后双手 2～5 近端关节肿胀、疼痛减轻，晨僵约 3 小时左右，伸直受限，双腕、双肘、双肩关节肿痛减轻，仍活动不利、伸直受限，双踝、双膝、双足肿胀疼痛减轻，双膝关节被动活动时可触及骨摩擦感，趾跖关节肿痛减轻，舌质暗苔黄腻，脉沉细，上方加全蝎 5 g，鹿衔草 15 g，以加强祛风活络止痛作用，7 剂，水煎服，日 1 剂。

三诊：2013 年 4 月 26 日。

左手中指近端关节肿痛，晨僵约 1 小时，双腕关节肿痛明显减轻，双肘、双肩关节肿痛缓解，活动较前灵活，双踝、双膝、双足肿胀疼痛明显减轻，双膝关节被动活动时可触及骨摩擦感，趾跖关节无肿痛及压痛，舌质暗，苔薄黄，脉沉细，复查血常规未见异常，风湿四项：类风湿因子 20 U/mL、血沉 32 mm/h、C‑反应蛋白 6 mg/mL，抗 CCP 抗体(＋)，肝肾功能未见异常，患者病情暂趋稳定，带上方 14 剂继服。

经随访 5 个月，患者病情稳定，上述诸症未复发。

按：类风湿关节炎属于中医"痹证"范畴，根据该病临床症状和性质，以及多关节损害，上、下、左、右移动，交替发作的特点，属于《灵枢》所描述的"周痹"。本病就其在症状上遍历肢节，在病机上与肝肾亏虚有密切关系而言，则符合《金匮要略》中的"历节"病；唐代医家因其疼痛彻骨，状如虎咬，昼轻夜重，又冠以"白虎"二字，称之为"白虎历节"；朱丹溪等根据其掣痛走注如风状，又称之谓"痛风"；有的医家据其病程长、缠绵难愈而命名谓"顽痹"；上海沈丕安氏认为，急性发作阶段为风热内盛或湿热内蕴，属"热痹""历节"范围；晚期为寒湿入络、肝肾不足，属"骨痹"范围；北京焦树德把痹病中表现为久久不愈，发生关节肿大、僵硬、畸形、骨质改变、筋缩肉蜷、肢体不能屈伸等症状者，统称之谓"尪痹"。根据本患者的临床表现和特点，结合前贤论述，本患者予益气温阳、化痰行瘀、蠲痹通络之法。方中黄芪、麸炒白术、防风、黑顺片益气温阳，扶助正气，祛邪外出；茯苓、山药、薏苡仁、白芍、炙甘草健脾化湿、缓急止痛；川牛膝、木瓜、透骨草、徐长卿、羌活、独活、酒乌梢蛇、全蝎、鹿衔草祛风除湿活络止痛；珍珠母镇心安神治失眠。全方扶正祛邪，标本兼治。

**医案十三**

王某某，女，67 岁，农民，邯郸魏县人。

*初诊*：2012 年 12 月 6 日。

*主诉*：四肢多关节肿痛 10 年余，加重 2 个月。

*现病史*：患者 10 年前开始出现四肢多关节肿痛，在外院诊为"类风湿关节炎"，曾服用多种抗风湿药物治疗，效果不佳，现已出现双手关节的畸形，活动受限，近 2 个月病情加重来院就诊。刻见：周身关节疼痛，肌肉瘦削不能行走，双手关节尺偏畸形，双腕关节僵直畸形，活动受限，晨僵 3 ~ 4 小时，恶寒发热，口苦口渴，纳减难寐，大便燥结，小便短少，察其舌红苔薄白，诊其脉浮缓。

*中医诊断*：此为尪痹之证，乃病久正虚，风寒湿侵入筋骨关节，营卫不利，气血凝涩所致，以身体瘦弱，关节肿大、变形、剧烈疼痛，头晕气短为特征。因风寒湿侵入日久，有渐次化热之象。

*治法*：祛风除湿，温经散寒，滋阴清热。

*主方*：桂枝芍药知母汤。

*处方*：桂枝 12 g，白芍 15 g，知母 12 g，黑顺片（先煎）10 g，麸炒白术 15 g，防己 10 g，防风 8 g，麻黄 6 g，徐长卿 15 g，片姜黄 20 g，海桐皮 15 g，木瓜 15 g，透骨草 30 g，烫狗脊 15 g，川牛膝 12 g，山药 15 g，酒乌梢蛇 12 g，甘草 6 g。7 剂，水煎服，日 1 剂。

上方加减服用 2 个月余症状好转，后予尪痹冲剂及六味地黄丸维持，病情稳定。

*按*：本案患者为尪痹之证，乃病久正虚，风寒湿侵入筋骨关节，营卫不利，气血凝涩所致，以身体瘦弱，关节肿大、变形、剧烈疼痛，头晕气短为特征。因风寒湿侵入日久，有渐次化热之象，故用桂枝芍药知母汤祛风除湿、温经散寒、滋阴清热而取效。

桂枝芍药知母汤系《金匮要略·中风历节病脉证并治》主要方剂之一，主治"诸肢节疼痛，身体尪羸，脚肿如脱，头眩短气，温温欲吐"。喻昌认为："桂枝芍药知母汤是治三焦痹之法，而误编历节黄汗之一。短气，中焦胸痹之候也。属连头眩，即为上焦痹矣。温温欲吐，中焦痹也。脚肿如脱，下焦痹也。肢节疼痛，身体羸，筋骨痹也。"临床可治疗多种病症。桂枝芍药知母汤以桂枝为主药，善于温经通脉，调和营卫；芍药、知母、甘草养阴清热，和血脉，利湿消肿，白术助脾补虚，燥湿除痹；麻黄、附子温阳散寒，防风渗湿祛风；全方寒热辛苦并用，各有所宜，合为清热、散寒、祛湿、祛风、通络、活血、补虚之方。再配伍徐长卿、片姜黄、海桐皮、木瓜、透骨草、烫狗脊、川牛膝、山药、酒乌梢蛇补肾祛风散寒通络之剂，直中病机，故取得较好疗效。

**医案十四**

刘某某，女，43 岁。

*初诊*：2013 年 6 月 25 日。

*主诉*：四肢关节肿痛 6 年。

*现病史*：患者 2007 年患类风湿关节炎，现主症：关节肿痛缓，时有关节红肿痛，服止痛药可缓解，无关节活动受限，腰酸腿软，恶风寒，后半夜盗汗，手足心热，心烦，阴天关节痛加重，胃胀，呃逆，反酸，大便黏，尿黄浊，头晕，经常服用白芍总苷片。月经

量多，夜半咽干。诊其苔薄白，脉沉弦细。

查体：血常规：血红蛋白 96 g/L，血小板 $309 \times 10^9$/L；尿常规阴性；血沉：21 mm/h；类风湿因子：188 U/mL，补体 $C_3$、$C_4$、IgA GM 均阴性。CH50：58，C－反应蛋白：2.37 mg/L。

既往史：既往白癜风病史。

中医诊断：尪痹——肝肾阴虚，风湿蕴痰。

治法：滋补肝肾，和血疏风，温经通络。

基本处方：黄芪 30 g，当归 30 g，川芎 30 g，白芍 15 g，熟地黄 30 g，细辛 10 g，龟板 20 g，锁阳 30 g，金银花 20 g，补骨脂 30 g，陈皮 10 g，穿山龙 15 g，石见穿 15 g，水蛭 6 g，炙甘草 10 g。7 剂，水煎服，每日 1 剂，分两次服用。

二诊：2013 年 7 月 2 日。

服药后，腰痛明显减轻，周身乏力减，恶风寒，汗出明显减少，胃胀减轻，烧心反酸，呃逆消失，尿灼热感消失，大便仍黏滞不爽，五心烦热减，下腹、小腿发凉。舌苔薄白，脉沉细。检查：抗核抗体谱均阴性。抗角蛋白抗体（＋），抗核周因子（＋），抗环瓜氨酸肽抗体 >3200 U/mL。

基本处方：黄芪 60 g，熟地黄 40 g，黑顺片（先煎）12 g，地龙 12 g，当归 30 g，川芎 30 g，金银花 20 g，细辛 10 g，龟板 20 g，锁阳 30 g，白芍 15 g，补骨脂 30 g，陈皮 10 g，穿山龙 15 g，水蛭 6 g，炙甘草 20 g。7 剂，水煎服，每日 1 剂，分两次服用。

随诊病情好转，继续服药治疗。

按：明·李中梓《医宗必读·卷十·痹》云："治行痹者，散风为主，御寒利湿仍不可废，大抵参以补血之剂，盖治风先治血，血行风自灭也。"高社光教授治疗痹证注重人体的正气，善于益气养血、补益肝肾，兼活血通络而取效。

高社光教授辨治痹证有三大要点：①认为病证多由机体正气先虚，营卫不调，经络空虚，气血运行不畅，风寒湿热邪乘虚而入所致；②治痹证要辨寒热、调气血、分上下，在调气血的基础上，要辨偏盛、分部位；③痹证的病变关键在于气血凝滞，故调理气血是痹证的治本大法。盖气为血帅，气行则血行，气虚则血行不畅而凝滞，因此调气当以补气，调血当以和血。高社光教授重用黄芪为主药，效仿王清任补阳还五汤之意，益气生血，升阳通阳，走而不守，通达卫阳而固表，兼散寒止痛、利水消肿；当归、川芎养血活血，正如明代李中梓《医宗必读·卷十·痹》云："治行痹者，散风为主，御寒利湿仍不可废，大抵参以补血之剂，盖治风先治血，血行风自灭也。"风寒湿三气杂至合而为痹，其中对风性行痹的治疗，除了祛风辅佐散寒除湿外，应适当配合运用补血药，这样更有利于风邪的祛除，使痹病的治疗效果更好。患者腰酸腿软，后半夜盗汗，手足心热，心烦为肝肾阴虚内热，故予熟地黄、白芍、龟板滋阴养血、补肝肾之阴，锁阳、补骨脂温阳益精，配陈皮温中健脾、理气和胃，使滋而不腻、补而不滞；仿丹溪虎潜丸之意，方中用细辛、穿山龙、石见穿，祛风除湿、活血化瘀、清热利湿、散结消肿；水蛭，咸，苦，平，有毒，张锡纯赞此药："存瘀血而不伤新血，纯系水之精华生成，于气分丝毫无损，而血瘀默然于无形，真良药也"。患者咽干，加金银花清热利咽，炙甘草调和诸药。二诊时病情稳定，故加入黑顺片、地龙增加温阳活络之力。

# 第五章　湿热痹

## 第一节　疾病概述

### 一、病因病机

1. 感受风湿热邪，流注经络关节，痹阻不通发为热痹。《金匮翼·热痹》说："热痹者，闭热于内也。"

2. 素体阳气偏盛、内有蕴热，或阴虚有热之体，感受风寒湿邪，易从热化，流注经络成为热痹。《症因脉治·痹证论·热痹》曰："热痹之因，阴血不足，阳气偏旺，偶因热极风寒，风寒外束。"《金匮翼·热痹》曰："脏腑经络，先有蓄热，而复遇风寒湿气客之，热为寒郁。气不得通，久之寒亦化热，则痹痹愉然而闷也。"

3. 风寒湿痹日久不愈，郁而化热而生热痹。

总之，风湿热痹的主要病因病机为风湿热邪痹阻经络关节。热痹不已化火伤津，或正虚邪恋，瘀阻于络，津凝成痰，痰瘀痹阻，或邪热伤阴，阴虚有热，或损伤肝肾，气血不足，或内舍于心，气阴亏虚，阳气不足。

### 二、辨证论治

1. 风湿热痹证

（1）主症：关节疼痛，灼热红肿，发热，口渴，烦闷不安，汗出恶风。舌红，苔黄腻，脉滑数。

（2）治法：清热通络，祛风除湿。

（3）主方：白虎加桂枝汤。

（4）处方：石膏、知母、甘草、粳米、桂枝。

（5）加减：发热、口渴甚者加银花藤、连翘、牡丹皮、黄柏以清热解毒；邪阻经络关节痛甚者加海桐皮、姜黄、威灵仙、防己、桑枝以活血通络，祛风除湿；血热、皮肤出现红斑者加牡丹皮、生地黄、地肤子、赤芍以凉血息风。

2. 湿热蕴蒸证

（1）主症：身热不扬，关节红肿疼痛，头胀痛如裹，口渴不欲饮，多汗。舌苔黄腻，脉濡数。

（2）治法：祛湿清热。

（3）主方：宣痹汤加减。

（4）处方：防己、杏仁、连翘、滑石、薏苡仁、半夏、蚕砂、赤小豆皮、栀子。

（5）加减：热邪偏重则大便秘结，口渴欲饮，加大黄以通腑泄热；湿邪偏盛则身困头重，胸满纳呆，加苍术、茯苓以燥湿。

3. 化火伤津证

（1）主症：关节红肿，疼痛剧烈，入夜尤甚，壮热烦渴。舌红少津，脉弦数。

（2）治法：清热解毒，滋阴凉血。

（3）主方：犀角散加味。

（4）处方：犀角（水牛角代）、黄连、升麻、山栀子、茵陈。

（5）加减：口渴等伤阴症状明显者加生地黄、玄参、麦冬以滋阴养液；邪阻经络疼痛较甚者加防己、姜黄、秦艽、海桐皮以清热除湿，通络止痛。

4. 痰瘀阻络证

（1）主症：肢体关节疼痛时轻时重，关节肿大，屈伸不利，皮下结节。舌质紫或有瘀点瘀斑，苔白腻，脉细涩。

（2）治法：化痰祛瘀，搜风通络。

（3）主方：桃红饮。

（4）处方：桃仁、红花、川芎、当归尾、威灵仙。

（5）加减：瘀甚者可加穿山甲、鸡血藤、土鳖虫以养血活血化瘀通络。痰湿甚者加白芥子、胆南星以祛痰散结。

5. 阴虚有热证

（1）主症：关节疼痛，低热不退或午后潮热。舌质红，少苔，脉细数。

（2）治法：养阴清热，舒筋通络。

（3）主方：虎潜丸。

（4）处方：龟板、黄柏、知母、熟地黄、白芍药、锁阳、陈皮、虎骨、干姜。

（5）加减：夜间疼痛较剧者可加羚羊角以止痛。

6. 气血亏虚证

（1）主症：关节疼痛反复发作，日久不愈，肢体倦怠，腰脊冷痛，肢体屈伸不利，面色少华。舌淡，苔白，脉细弱。

（2）治法：祛风散寒，补益气血。

（3）主方：独活寄生汤。

（4）处方：独活、桑寄生、秦艽、防风、细辛、川芎、当归、干地黄、芍药、桂心、茯苓、人参、甘草、杜仲、牛膝。

（5）加减：腰膝酸软乏力较甚者加黄芪、续断以增强益气养血补益肝肾之功，畏寒肢冷、关节冷痛者加附子、干姜、巴戟天以温阳散寒；肌肤麻木、肢体重着者加海桐皮、苍术、防己以祛风除湿。

# 第二节 医话医案

## 热痹医案

**医案一**

刘某某,男,46 岁,无业。

*初诊*:2014 年 3 月 4 日。

*主诉*:双肩、肘部关节红肿、疼痛半个月。

*现病史*:患者于半个月前因着凉出现双肩、肘部关节红肿、疼痛,伴间断发热,体温最高达 39 ℃,排尿浑浊,偶发眼炎、大便带血,到广平县某医院诊治,具体检查结果不详,自服布洛芬缓释片,症状缓解不明显,今为求系统治疗就诊于本院,门诊以"类风湿关节炎"收治入院。发病以来无口眼干燥,无头晕胸闷,无脱发及光过敏,无反复口腔及阴部溃疡,无双手雷诺现象,无反复腮腺肿胀,无皮疹、皮下结节、双手足小关节畸形等症。现主症:双肩、肘部关节红肿、疼痛,活动困难,左膝关节红肿,左踝关节肿胀,纳可,夜寐欠安,大便偶有带血,小便调。自发病以来时有发热。舌苔黄燥,脉滑数。

*中医诊断*:热痹——风湿热邪,痹阻关节。

*治法*:清热通络,疏风胜湿。

*主方*:白虎加桂枝汤。

*处方*:知母15 g,生石膏20 g,桂枝12 g,苍术15 g,炙甘草6 g,粳米18 g。7 剂,水煎服,日 1 剂,分 2 次服用。

*医嘱*:防范风寒、潮湿;防治感染,不滥用药物;保持精神愉快。

*二诊*:2014 年 3 月 12 日。

上方服 7 剂,疼痛减轻,窜痛消失,已能行走,但双肩关节仍疼痛。舌、脉无明显变化。上方加桑枝 15 g、秦艽 12 g,再进 7 剂,日 1 剂,分 2 次服用。

*三诊*:2014 年 3 月 20 日。

上方服 7 剂,疼痛减轻,窜痛消失,已能行走,舌、脉无明显变化。上方再进 7 剂,1剂分 2 次服用,以巩固疗效。1 个月后随访,病已痊愈。

*按*:本病起病多急,关节红肿疼痛、活动受限等表现多属于中医"热痹"范畴。《内经》中记载"风寒湿三气杂至合而为痹",明确指出风寒湿之邪侵袭人体是痹病的主要外因,而正气不足当为风湿痹症之内因,此即所谓"风雨寒热不得虚,邪不能独伤人"。因此,反应性关节炎起因应为风寒湿之邪所致,而感染、过劳后正虚不足以御邪,继则外邪内侵,感邪经久不去,郁而化热,而表现红肿。本方由知母、生石膏、桂枝、苍术、炙甘草、粳米等六味药组成。方中生石膏清解阳明气分之热而除烦,知母助石膏清肺胃之

热且润燥以滋阴，桂枝、苍术温阳通络，祛风湿，利关节以止痛，炙甘草、粳米益胃护津，并防大寒伤中之弊。六药共用，同奏清热通络、祛风除湿、消肿止痛之效。

**医案二**

张某，男，13岁，学生。

初诊：2014年7月21日。

主诉：多关节肿痛半个月。

现病史：患者于半个月前无明确诱因出现双膝关节疼痛，伴发热38℃，就诊于当地医疗机构，给予输液药物治疗（自述为消炎药，可疑激素），症状未见明显改变，现为求进一步诊治，来我院治疗，门诊以"类风湿关节炎"收治入院。现主症：双膝关节肿痛，右肘关节肿痛，骶髂关节疼痛，双踝关节压痛，恶心，乏力，纳差，夜寐差，尿急、尿频、尿痛，大便自调。舌暗红苔厚腻，脉涩。

中医诊断：热痹——痰瘀互结，络阻成痹。

治法：化瘀祛痰。

主方：身痛逐瘀汤。

处方：秦艽3 g，川芎6 g，桃仁9 g，红花9 g，甘草6 g，羌活3 g，没药6 g，当归9 g，五灵脂（炒）6 g，香附3 g，牛膝9 g，地龙6 g。7剂，水煎服，日1剂，分2次服用。

医嘱：防范风寒、潮湿；防治感染，不滥用药物；保持精神愉快。

二诊：2014年7月29日。

上方服7剂，诉疼痛大减，唯觉夜间入睡困难，一诊方加柏子仁10 g、酸枣仁10 g。6剂，水煎服，日1剂。

三诊：2014年8月6日。

上方服6剂，诸症消失，唯觉腰部稍有不适。效不更方，原方6剂以固疗效。随访1年未复发。

按：自秦汉以来，历代医家多遵循《内经》外感风寒湿之邪致病之说，至今对痹证病因的认识仍未冲破外感风寒湿学说之藩篱。热痹之名最早出自《内经》。《素问·四时刺逆从论》云："厥阴有余病阴痹，不足病生热痹。"张仲景用麻黄杏仁薏苡甘草汤治疗风湿化热之"一身尽疼发热日晡所剧者"，首创了热邪致痹的治疗大法。华佗在《中藏经》中首次提出"热痹"病名。可见，当时部分医家已对热痹有所了解，但受《素问·痹论》及当时历史条件所限，仍多从风、寒、湿邪论痹。结合临床痹证特点，参考名家论述，我们认为机体正气不足、内有蕴热是热痹发生的内在基础，感受各种外邪是诱发条件。形成热痹的主要病因病机为：①风湿热邪直中肌肤，关节肿痛而发为热痹；②风寒湿郁久化热，变生热毒致痹；③阳盛阴衰，阴虚生热瘀滞痹阻关节而成热痹；④痰浊瘀血，痹阻经络，血脉滞涩不畅，瘀热致痹。痰浊、瘀血阻闭经络，多见于病程长、发作反复、经久不愈之痹证，多为邪热伤及津液，灼津成痰，津伤脉涩而成瘀。主要表现为关节肌肉疼痛、肿胀，缠绵不愈，甚则关节变形，或见皮下结节、皮肤红斑，肢体痛处固定，如针刺状，伴僵硬、麻木不仁等。血瘀发生在不同的部位，可有不同的临床表现，瘀于皮肤可见皮肤色暗，肌肤甲错，甚则溃疡；瘀于脉可见肢端青紫，或苍白，甚则指端坏疽；瘀于关节可见关节刺痛，夜间痛甚；瘀于心可见心悸、胸痛等。痰浊停聚的部位不同，其临床表现也各有特征。如痰浊停聚皮肤则见皮肤肿胀、皮下结节；停聚肌肉可见肢体麻木或不红；停聚关节可见关节肿胀，按之如泥；停聚于肺则咳嗽吐痰，胸闷憋气。本方以川芎、当归、桃仁、红花活血化瘀，牛膝、五灵脂、地龙行血舒络、通痹止痛，秦艽、羌活祛风除湿，香附行气活血，甘草调和诸药。共奏活血化瘀、祛风除湿、蠲痹止痛之功。

**医案三**

张某，女，34岁，邯郸市人。

初诊：2015年8月19日。

主诉：双眼肿胀痒、胀疼2年。

现病史：患者双眼肿胀痒、胀疼，服泼尼松片2年，1年前因发热、皮疹住邯郸市某医院诊断为"成人斯蒂尔病"。现口服泼尼松12.5 mg/d；羟氯喹0.1 g/次，2次/日，氢氯噻嗪片25 mg/d，奥美拉唑20 mg/d。现主症：眼睑水肿伴烧灼感，偶疼痛、眼睑皮疹，间断发热，右手第四、五手指麻木，晨起口干，全身恶寒轻微，纳可，二便可，夜寐一般，舌红有齿痕，苔黄腻，脉沉细。望诊：形体稍胖，面色潮红。

中医诊断：痹病——湿热蕴结，阻滞经络。

治法：益气活血，祛湿解毒。

处方：黄芪30 g，桂枝10 g，赤芍15 g，白术12 g，防风12 g，防己15 g，土茯苓30 g，薏苡仁30 g，徐长卿15 g，首乌藤20 g，地肤子15 g，白鲜皮15 g，炙甘草10 g，荷梗12 g，白蒺藜15 g，忍冬藤30 g。7剂，水煎服，日1剂。

二诊：2015年8月26日。

仍有面部皮疹，肢体关节疼痛好转。舌红，苔薄黄腻，脉沉细。上方去忍冬藤，加生石膏30 g、大青叶30 g。7剂，水煎服，日1剂。

三诊：2015年9月2日。

皮疹稍减，仍有肢体关节疼痛，舌脉如前。上方去桂枝，加豨莶草15 g。14剂，水煎服，日1剂。

四诊：2015年9月16日。

仍有眼睑皮疹，舌红苔白，脉弦。上方去生石膏、大青叶，加白茅根30 g、肉桂5 g。7剂，水煎服，日1剂。

五诊：2015年9月23日。

眼肿痛，全身关节怕风怕冷，面部皮疹已减。舌红，苔薄黄腻，脉沉细。

基本处方：黄芪30 g，赤芍15 g，防风12 g，苍术12 g，黄柏15 g，薏苡仁30 g，虎杖15 g，忍冬藤15 g，荷梗12 g，苏梗12 g，土茯苓30 g，地肤子15 g，白蒺藜15 g，紫草15 g，炙甘草6 g。7剂，水煎服，日1剂。

六诊：2015年9月30日。

自诉症状稍减，仍有双侧眼睑红肿疼痛，纳可寐安，二便调，舌暗红齿痕，苔白厚，脉沉细。上方加牡丹皮12 g、大青叶30 g、白鲜皮15 g，14剂，水煎服，日1剂。

七诊：2015年10月14日。

病史同前，现主症眼睑红肿，皮疹（大腿两侧）偶发，眼睑烧灼感，疼痛减轻，右手第4、5指麻木已无，恶寒症状减轻，纳可，寐差，小便可，大便稍干，舌红苔薄黄腻伴齿痕，脉沉细。测血压 110/85 mmHg。即见效机，继予上方加合欢皮 10 g、炒莱菔子 10 g，14 剂，水煎服，日 1 剂。病情稳定，停药观察 2 个月，病情未复发。

按：成人斯蒂尔病本是指幼年型慢性关节炎的全身型，但相似的疾病也可发生于成年人，称为成人斯蒂尔病。临床特征为发热、关节痛和(或)关节炎、皮疹、肌痛、咽痛、淋巴结肿大、白细胞总数增多及血小板增多，严重者可伴有其他组织系统的损害。本病属于中医学"热痹""暑瘟""湿温"范畴，临床表现有风热犯卫、气营两燔、湿热蕴毒和阴虚内热等证候。高社光教授从卫气营血论治本病，认为外感风热或时行疫毒之邪，极易致脏腑热毒炽盛，攻注骨节，滞着经络，留滞骨节，或感受风寒湿邪，痹阻经络，郁而化热，亦可形成热痹，循卫气营血，犯及经络、关节、皮肉和筋脉，使血脉痹阻，津液凝聚，表现为关节肿大、发热、局部煽肿、屈伸不利，伴皮疹斑块、瘰疬肿大和结节等症状。《类证治裁》曰："风寒湿合而成痹，蕴邪化热，蒸于经络，四肢痹痛。"又说："风热攻注，筋弛脉缓。"本患者间断发热、有皮疹、关节痛，舌红有齿痕，苔黄腻，脉沉细。考虑正虚邪恋，予扶正祛邪法，以益气活血，祛湿解毒。予黄芪桂枝五物汤、玉屏风散合清热祛湿、解毒止痒、活血通络之剂。方中防己、土茯苓、薏苡仁、徐长卿、首乌藤、忍冬藤祛风除湿通络，地肤子、白鲜皮、荷梗、白蒺藜祛风止痒，炙甘草调和诸药。二至四诊随症加减。五诊全身怕风怕冷，苔黄腻，考虑气虚湿热内盛，予黄芪赤风汤加三妙丸，益气固表，祛风清热除湿通络。六、七诊随症加减，病情渐愈。

# 湿热痹医案

### 医案一

吴某某，男，45 岁，农民，邯郸市肥乡县人。

初诊：2013 年 3 月 22 日。

主诉：因腰痛及踝关节肿痛 4 个月余。

现病史：4 个月前患者无明显诱因出现腰部及右踝肿痛，伴低热，最高体温 38 ℃，活动受限。曾先后在本地医院就诊，诊断不明确，采用中西药治疗，体温虽稍退，但关节肿痛依然，故来我院门诊治疗。现患者腰腿酸痛，右踝关节红肿，疼痛部位不固定，窜及两胁，伴自汗出，体倦乏力，夜间低热，纳食可，大便溏薄，日 2~3 次，小便微黄。望诊：形体肥胖。

实验室检查：血常规：白细胞 $11.6 \times 10^9$/L；血沉 40 mm/h；ASO 500 U/L；类风湿因子(－)。腰椎 CT 未见异常。

中医诊断：湿热痹。

治法：清热除湿，祛风通络。

主方：四妙散合独活寄生汤加减。

基本处方：独活 10 g，桑寄生 15 g，川断 12 g，防己 12 g，桂枝 10 g，炒苦杏仁 12 g，薏苡仁 30 g，海桐皮 12 g，青风藤 15 g，忍冬藤 15 g，麸炒苍术 12 g，黄柏 12 g，川牛膝

12 g。7 剂，水煎服，日 1 剂。

二诊：2013 年 3 月 29 日。

药后腰部酸痛沉重减轻，四肢关节酸楚，全身汗出，怕风，二便调畅，舌红苔薄黄，脉沉弦数。风属阳邪，易随汗出而解，而湿性重浊黏滞，不易速去，故仲景有湿病忌汗之戒。证属湿热蕴结、阳明热盛，拟清泄阳明之法，则痹阻渐通，原方去独活、金钱草，加生石膏 40 g（研、先煎），晚蚕砂 20 g（布包），防己加至 15 g，忍冬藤加至 30 g，以加重清热除湿之力。10 剂，水煎服，日 1 剂。

三诊：2013 年 4 月 7 日。

进上方 10 剂，诸症减轻，偶有踝关节烧灼感，舌暗、边尖红、苔中根黄厚，脉弦数。方以吴鞠通之宣痹汤合二妙散加减，处方如下：独活 10 g，桑寄生 15 g，川断 10 g，烫狗脊 10 g，防风 10 g，防己 15 g，生石膏（先煎）60 g，晚蚕砂（布包）15 g，炒苦杏仁 12 g，薏苡仁 30 g，姜半夏 9 g，麸炒苍术 12 g，黄柏 10 g。12 剂，水煎服，日 1 剂。

四诊：2013 年 4 月 20 日。

腰腿酸痛、右踝关节及左足背红肿热痛明显减轻，已无烧灼感，舌边红、苔薄黄，脉沉滑。查体：右踝内侧青紫，无红肿，湿热之邪虽蠲，而病久入络，筋脉失养。上方去二妙散，加全蝎 5 g、地龙 6 g、片姜黄 12 g。以活血通络。进 15 剂后，复查血常规：白细胞 $5.6 \times 10^9$/L；抗链球菌溶血素 O（ASO）：1：500；类风湿因子（－）；血沉（ESR）11 mm/h。生化全项正常。此后在上方基础上加减服药 36 剂，诸症消失，行走自如。恢复正常工作，随访半年，未见复发。

按：湿热痹多由暑湿浸淫或素体湿热较甚，或寒湿不解，郁久化热，湿热交蒸，阻于筋脉关节而成，其特点为关节红肿热痛，或见发热，口渴不欲饮，舌红，脉数。一般治以清热利湿、宣痹止痛法，用四妙散或宣痹汤化裁。痹病病机为"痹"，治疗主要在通，即使湿热痹亦不避温通，所谓"热则流通，寒则凝塞""通则不痛，痛则不通"是也。

湿热痹表现为湿热痹阻，经脉关节不利，不通则痛，步履维艰。随着人们生活条件的改善和饮食结构的变化，湿热痹发病有增多的趋势。湿热久羁于经脉关节，阳气不能宣散，湿热与阳气相抟，痹阻不通，发为湿热痹。单纯清热利湿，痹阻不能宣达，必借辛温宣散则热邪能透，湿邪蠲除，痹病易愈。本例湿热痹病，在清热利湿的基础上，借桂枝为反佐，桂枝本为辛温之品，原非湿热所宜，但湿为阴邪，非温不解，且有通血脉、调营卫之功，可化血脉中阴浊之气，血气和则痹邪宣散、发越。因全身汗出溱溱，虽有恶风，与卫虚不固不同，重用生石膏，石膏是清解气分之要药，与桂枝合用，内清外疏，湿去热孤，邪热自解。所以说，湿热痹不避温通。

**医案二**

成某某，女，57 岁，邯郸县人。

初诊：2014 年 7 月 14 日。

主诉：反复多关节肿痛 6 年余，加重 10 余日。

现病史：患者反复多关节肿痛 6 年余，加重 10 余日而就诊，现主症：四肢多关节肿痛，晨僵约 3 小时，双下肢肌肉酸痛沉重感，屈伸不利，麻木不仁，沉重无力，肌肉萎软无力，面色淡而无华，短气乏力，下蹲困难，纳差、小便黄、大便黏滞不爽，2 次／日，精神欠佳,反应迟钝,夜寐差,舌淡红、苔黄腻、脉濡细。既往有煤气中毒病史,曾用高压氧舱治疗,遗留反应稍迟钝。

实验室检查:血常规:中性粒细胞百分比73.9%,淋巴细胞百分比19.4%,嗜酸性粒细胞百分比0.4%,血小板数目$339 \times 10^9$/L,大血小板数目$26 \times 10^9$/L,大血小板比率7.8%。肝功能:直接胆红素7.3 μmol/L,余( − );肾功能:$\beta_2$ − 微球蛋白:6.2 mg/L,余( − );风湿四项:类风湿因子 >700 U/mL、C − 反应蛋白:12.16 mg/L、血沉:75 mm/h,抗环瓜氨酸肽抗体( + )。

诊断:

中医诊断:痹病——湿热痹。

西医诊断:①类风湿关节炎;②双膝骨关节炎;③一氧化碳中毒迟发性脑病。

辨证分析:考虑患者患病日久,四肢关节肿痛、肌肉酸痛沉重感均为湿热痹阻经络气血、脉道不通、经脉失养所致;湿热流注关节,故见关节肿大,屈伸不利,麻木不仁,下蹲困难;纳差、大便黏滞不爽为湿热内蕴气机阻滞、脾胃升降失常所致;小便黄为膀胱气化不利所致;湿热蒙蔽清窍则精神欠佳,反应迟钝;患者肌肉萎软无力,面色淡而无华,短气乏力为气血虚弱之症,苔黄腻、脉濡细为湿热阻滞之症。考虑患者为湿热痹,湿热兼虚型。

治法:化湿清热,兼以补益气血。

主方:当归拈痛汤加减。

基本处方:当归10 g,羌活10 g,防风8 g,升麻10 g,猪苓12 g,麸炒泽泻10 g,茵陈15 g,黄芩10 g,葛根30 g,党参15 g,白术15 g,苍术15 g,知母10 g,甘草10 g,炒神曲10 g,炙远志10 g。7剂,水煎服,日1剂。

予甲氨蝶呤片10 mg,1次/周;叶酸片10 mg,1次/周,口服。

二诊:2014年7月21日。

服上药后患者诉双手掌指关节、右腕关节肿痛减轻,活动可,双肩关节疼痛减轻,双下肢沉重感,双膝关节肿痛明显减轻,活动可,下蹲困难,右踝关节肿痛,纳差,恶心,夜寐欠安,小便黄、大便黏滞好转;舌淡红、苔黄腻、脉濡细。既见效机,继以前法治之,纳差、恶心上方加紫苏叶4 g,黄连6 g以理气和胃,降逆止呕。

三诊:2014年7月28日。

病情好转,多关节肿痛减轻,晨僵小于1小时,现症见:全身肌肉关节酸痛,全身怕风怕冷,肌肉萎软无力,面色淡而无华,短气乏力,已无恶心,仍食欲缺乏,睡眠可,二便正常,舌淡红、苔薄黄腻、脉濡细。复查血常规:血小板$307 \times 10^9$/L。余( − );风湿四项:血沉16 mm/h,ASO <45 U/mL,类风湿因子309.1 U/mL,C − 反应蛋白 <1.5 mg/L,抗环瓜氨酸肽抗体( + );肝功能( − ),肾功能( − )。

患者湿热之邪渐去,阳虚之症渐显,诊断为湿热痹,证属营卫不和、湿热内蕴。治以调和营卫,清热化湿。方选桂枝汤合当归拈痛汤加减。7月14日方加桂枝10 g,白芍10 g,牡蛎30 g,生姜12 g。7剂,水煎服,日1剂。

四诊:2014年8月5日。

患者诉四肢多关节肿痛减轻,全身怕风怕冷及双下肢沉重感明显好转,乏力减,活动可，纳可，夜寐欠安，二便自调；舌淡红、苔薄黄腻，脉濡细。患者病情好转，继服上药维持，定期复诊 2 个月，病情稳定。

按：后世医家认为《素问·痹论》中"风寒湿三气杂至合而为痹"之论不能完全阐释类风湿关节炎病因病机，脏腑积热与感邪后转化的作用逐渐受到重视。《素问·痹论》曰："其热者，阳气多，阴气少，病气胜，阳遭阴，故为痹热。"尤在泾言："热痹者，痹热于内也……脏腑经络先有蓄热，而复遇风寒湿气客之，热为寒郁，气不得通，久之寒亦化热。"表明类风湿关节炎活动期患者多素体阳盛，或为阴虚内热。内有蕴热，感受外邪，风寒湿邪郁而化火，化生热毒，血脉阻滞，流注关节发为热痹。说明风湿热邪直袭肌肉筋骨关节，痹阻经络，气血不通，致关节疼痛肿胀而成湿热痹。湿热痹阻经脉，湿邪是风湿病发生发展的重要致病因素，"无湿不成痹"。湿邪阻滞经络，阳气被郁，肢体不得伸展，则见晨僵，湿为阴邪，其性重着黏腻，趋于下肢，所以易致足跟疼痛，踝膝关节肿胀，湿性困着，侵入人体见乏力懒动，身体困重。由于湿性重着黏腻，湿热毒交结，着于筋脉，流注骨节，是类风湿关节炎活动期难以根治，反复发作的重要原因。

本患者一诊予当归拈痛汤减苦参，加炒神曲、炙远志。方中以茵陈、苍术、猪苓、泽泻、白术健脾利湿，羌活、防风祛风胜湿，黄芩、知母清热燥湿，党参、当归、炙甘草补益气血，升麻、葛根升提清阳以止泻痢。加炒神曲健脾和胃，炙远志安神益智、祛痰解郁。全方宣痹通滞，培补正气，消补两顾。二诊既见效机，继以前法治之，纳差，恶心，上方加紫苏叶 4 g、黄连 6 g 以理气和胃，降逆止呕。三诊患者患病日久，药后湿热之邪渐去，阳虚之症渐显，湿热久遏于筋脉关节，阳气不能宣散，出现全身怕风怕冷，为湿热与阳气相搏，闭阻不通，单纯清热利湿，痹阻不能宣达，必借辛温宣散，则热邪能透，湿邪蠲除，痹病自愈。故加桂枝汤减大枣调和营卫，宣通血脉，令痹邪宣散、发越，使邪有出路。桂枝为辛温之品，原非湿热所宜，但湿为阴邪，非温不解，且有通血脉、调营卫之功，以化血脉中阴浊之气，血气和则痹除，牡蛎软坚散结、镇心安神。四诊病情好转继服药维持。当归拈痛汤出自《兰室秘藏》，为李东垣所创制，用以治疗湿热脚气病。后人用此方治疗外科疮疡甚验。今仿东垣治疗湿热脚气之意，用以治疗湿热痹证，竟获卓效，整个病程体现了湿热痹为虚实夹杂之证，治疗扶正祛邪、攻补兼施，及湿热痹不避温通、时时顾护脾胃的思想，从而疗效显著。

**医案三**

张某某，男性，18 岁，汉族，学生。

初诊：2014 年 9 月 20 日。

主诉：多关节肿痛 5 日。

现病史：患者 5 日前出现全身发热，膝、肘、腕、指、趾诸关节红肿热痛，活动受限，不能步履，疼痛处拒触按，得凉则舒，兼有头晕，心烦不安，口渴引饮，大便秘结，小便短赤。舌尖红、苔黄，脉滑数。

实验室检查：血红蛋白 74 g/L，红细胞 $3.2 \times 10^{12}$/L，白细胞 $15 \times 10^9$/L，嗜中性粒细胞百分比 85%，淋巴细胞百分比 13%，嗜酸性粒细胞百分比 20%，血沉 51 mm/h。

中医诊断：热痹——湿热闭阻，血瘀阻络证。

治法：清热疏风利湿，活血通络。

主方：自拟方。

处方：生石膏 30 g，知母 21 g，忍冬藤 90 g，土茯苓 30 g，萆薢 30 g，生地黄 30 g，香附 18 g，败酱草 30 g，络石藤 24 g，丹参 30 g。日 1 剂，水煎服，服药 9 剂，分 2 次服用。

医嘱：①心理调护：给患者详细地解释病情，以消除紧张情绪，积极坚持治疗；②生活调护：饮食应清淡，避免进食葱蒜、辣椒等刺激性食物，少进食羊肉、狗肉等温性食物，忌服补药；③治疗调护：鼓励患者适当参加活动，随着病情缓解逐渐加大运动量。

二诊：2014 年 9 月 29 日。

上方服 9 剂，热象基本消失，肿痛好转，能走路来诊，伴有头晕乏力。另拟清热益气育阴为主，兼祛风湿通络之剂。

主方：自拟方。

处方：黄芪 30 g，忍冬藤 60 g，生地黄 30 g，络石藤 24 g，青风藤 21 g，萆薢 15 g，木瓜 18 g，陈皮 9 g，桑枝 30 g。水煎服，服药 6 剂，日 1 剂，分 2 次服用。

三诊：2014 年 10 月 4 日。

上方服 6 剂，肿痛全消，行走自如，但仍稍有低热，自汗。舌质红、苔根黄腻，脉正常。血沉 30 mm/h。证属湿热未尽，正气待复。拟以益气健脾利湿为主，佐以养血清热。

主方：自拟方。

处方：黄芪 30 g，土茯苓 21 g，白术 18 g，薏苡仁 30 g，萆薢 18 g，老鹳草 30 g，忍冬藤 60 g，木瓜 18 g，白芍 12 g，丹参 21 g，生地黄 18 g。水煎服，服药 6 剂，日 1 剂分 2 次服用。

四诊：2014 年 10 月 10 日。

服上药 6 剂，热退，自汗止，诸症悉除。依上方继服 6 剂，巩固疗效。

按：此证为热痹。西医学称急性风湿性关节炎。因其病势急，热象重，治疗上必须以清热解毒为主，不宜妄投辛燥通络之品，以防助热耗阴。热证除大半后，当益气育阴，扶助正气，但必须注意清除余热，不然可死灰复燃，使病反复难愈。本证在症状消失后坚持服一定时间的扶正药，多可根治。

### 医案四

平某，女性，26 岁，已婚，汉族，学生。

初诊：2013 年 8 月 23 日。

主诉：多关节疼痛 11 个月，发热 4 天。

现病史：患者于 2012 年 10 月因产后开始出现多关节疼痛，就诊于当地门诊，给予中药汤剂口服（具体药物不详），好转后停药；4 天前开始发热，最高体温 39 ℃，给予阿莫西林口服，服药后仍有低热，今为求中医治疗就诊于本院。现主症：双手掌指关节疼痛，双腕关节肿痛，双乳胀痛，可触及多个结节；双膝关节疼痛，双膝关节触之不热，双膝关节压痛，发热，体温 38 ℃。病程中伴有发热，乏力，胃脘部不适，无口干、眼干，无怕冷，无口腔溃疡，无皮疹、皮下结节、双足小关节肿胀畸形等症，无咽痛、腹痛、腹泻，纳差，夜寐差，小便自调，大便干。

中医诊断：热痹——气血两虚。

治法：益气养血，疏风祛湿。

主方：解毒四物汤加味。

处方：金银花 15 g，野菊花 15 g，蒲公英 20 g，紫花地丁 15 g，益母草 20 g，皂角刺 15 g，炒麦芽 60 g，蝉蜕 5 g，炒山楂 20 g，陈皮 10 g，熟地黄 15 g，当归 15 g，白芍 10 g，川芎 10 g，浙贝母 15 g。日 1 剂，水煎服，服药 7 剂，分 2 次服用。

医嘱：①心理调护：给患者详细地解释病情，以消除紧张情绪，积极坚持治疗；②生活调护：饮食应清淡，避免进食葱蒜、辣椒等刺激性食物，少进食羊肉、狗肉等温性食物，忌服补药；③治疗调护：鼓励患者适当参加活动，随着病情缓解逐渐加大运动量。

二诊：2013 年 8 月 30 日。

复诊患者诉左手示指掌指关节无疼痛，右手中指近端关节无疼痛，双腕关节无肿痛，双乳胀痛缓解，纳可，寐安，大小便如常。本患者为产后特殊时期，但较大多数反应性关节炎患者的预后较好，经及时治疗，患者一般可完全恢复正常，但是，本病有复发的倾向，肠道、泌尿生殖道及呼吸道感染是复发的直接诱因。

主方：自拟方。

处方：瓜蒌 20 g，牛蒡子 12 g，天花粉 15 g，柴胡 12 g，黄芩 15 g，炒栀子 8 g，金银花 20 g，连翘 12 g，浙贝母 15 g，陈皮 12 g，石膏 30 g，知母 12 g，山药 15 g，白鲜皮 12 g，地肤子 12 g，炙甘草 10 g，角刺 12 g，炒麦芽 15 g。7 剂，水煎服，日 1 剂，分 2 次服用。

三诊：2013 年 9 月 6 日。

复诊患者诉发热、乏力，面部发红渐退，前胸、后背及腹部皮疹减轻，无关节疼痛，纳可，寐欠安，大小便如常，上方 15 剂继服后愈。

按：高社光教授指出，叶天士说："从来痹证，每以风寒湿三气杂感主治。召恙之不同，由暑暍外加之湿热。水谷内蕴之湿热，外来之邪，著于经络，内受之邪、著于腑络，故辛解汗出，热痹不减，余以急清阳明而治小愈。"本例原为阴血亏虚后致湿热之邪闭阻经络，流注关节，证属热痹，由于湿热之邪蕴结，闭阻经络，流注关节，故症见肢体灼热疼痛，痛不可忍，难以屈伸，不能活动。方中知母、石膏、金银花、栀子清火散热，牛蒡子、黄芩燥湿清热，角刺、白鲜皮、连翘通络活血祛风，陈皮、瓜蒌、炒麦芽健脾渗湿，共奏清热通络、祛风利湿作用。

**医案五**

秦某，女性，11 岁，未婚，汉族，学生。

初诊：2015 年 7 月 1 日。

主诉：多关节肿痛 2 个月，加重 2 日。

现病史：患者于 2014 年 11 月份因鼻炎手术后出现右膝关节疼痛，未予重视，12 月份多个关节疼痛逐渐加重伴双下肢红斑，就诊于当地门诊，给予口服药物，服药后疼痛略有好转，2 日前无明确诱因下多关节肿痛加重，伴行走不利，今为求中医治疗就诊于本院。现主症：双腕关节疼痛，双膝关节疼痛，触之发热；浮髌征（±）；双踝关节肿痛，胸闷、心悸、咳嗽、痰黏、乏力、怕冷；病程中伴有全身酸痛，胃脘部不适，发热，汗出，易怒，无口干、眼干，无口腔溃疡，无皮疹、双足小关节肿胀畸形等症，偶有腹痛、腹泻，纳食一般，夜寐差，小便自调，大便干。

中医诊断：热痹——气血两虚。

治法：益气养血，疏风通络。

主方：黄芪桂枝五物汤加味。

处方：黄芪 30 g，桂枝 10 g，桑枝 12 g，白芍 15 g，茯苓 15 g，麸炒泽泻 10 g，陈皮 15 g，鸡血藤 15 g，徐长卿 15 g，酒乌梢蛇 10 g，透骨草 15 g，仙鹤草 15 g，生姜 10 g，大枣 10 g。7 剂，水煎服，日 1 剂，分 2 次服用。

医嘱：①心理调护：给患者详细地解释病情，以消除紧张情绪，积极坚持治疗；②生活调护：饮食应清淡，避免进食葱蒜、辣椒等刺激性食物，少进食羊肉、狗肉等温性食物，忌服补药；③治疗调护：鼓励患者适当参加活动，随着病情缓解逐渐加大运动量。

二诊：2015 年 7 月 8 日。

患者诉双腕关节游走性疼痛，双膝关节疼痛减轻，双踝关节肿痛缓解，胸闷、心悸缓解，无咳嗽，乏力，怕冷，纳食一般，夜寐差，二便自调。

主方：自拟方。

处方：黄芪 30 g，桑枝 15 g，白芍 15 g，茯苓 20 g，麸炒泽泻 12 g，透骨草 15 g，陈皮 15 g，鸡血藤 15 g，徐长卿 15 g，酒乌梢蛇 10 g，仙鹤草 15 g，白术 12 g，山药 12 g，炒麦芽 12 g，炒谷芽 12 g。水煎服，服药 7 剂，日 1 剂分 2 次服用。

三诊：2015 年 7 月 15 日。

患者诉双膝关节游走性疼痛，胸闷、心悸缓解，无咳嗽，头闷痛略减，乏力，怕冷，纳食一般，夜寐差，二便自调。

按：临床上本病并不罕见，如一些强直性脊柱炎患者，就是发生于肠病之后或伴有肠病的。本病的临床治疗，有其自身的特殊规律，故应重视对本病的诊治。高教授认为，临床应根据病邪偏盛之不同选用相应之药物，风性关节游走疼痛者，宜透骨草、鸡血藤、黄芪、陈皮之类，湿性关节沉重麻木肿胀者，宜泽泻、白术、山药、白芍等，兼虚弱者，宜仙鹤草、黄芪、炒谷芽等。

# 瓜藤缠医案

## 医案一

费某某，女，67 岁，衡水市人。

初诊：2015 年 3 月 27 日。

主诉：双侧小腿结节红斑反复发作 3 个月。

现病史：患者 3 个月前无明显诱因开始出现双侧小腿结节红斑，多发，色暗，局部压痛，在当地县医院考虑"血管炎？"，给予青霉素、清开灵等药物静脉滴注 1 周，症状缓解后 4～5 日病情复发。后辗转至沙河市、邯郸市、石家庄市多家医院诊治，考虑"淋巴管炎？"仍给予抗生素药物、清开灵及地塞米松等药物治疗，结节红斑减轻后又复发。1 周前开始出现口腔溃疡，即来我院诊治。刻见：双下肢结节红斑，压痛，口腔溃疡，纳差，小便黄、五更泻，无恶寒及发热，舌红，苔黄腻，脉滑数。

辅助检查：门诊查风湿四项(－)、抗环瓜氨酸肽抗体(－)。血常规：嗜中性粒细胞百分比77.6%↑、淋巴细胞百分数18.6%↓，余(－)。尿常规：BLD弱阳性。肝功能：总胆红素28.8 μmol/L↑，直接胆红素10.8 μmol/L↑，余(－)。胸片正侧位：两肺纹理强，余未见异常。测血压：120/90 mmHg。

既往史：既往有五更泻病史30年。

诊断：

中医诊断：瓜藤缠——湿热毒瘀化热，瘀阻营血。

西医诊断：结节性红斑。

治法：清热解毒，活血散瘀，清泄相火，健脾祛湿。

主方：四妙勇安汤合封髓丹加味。

基本处方：金银花15 g，玄参12 g，当归10 g，甘草10 g，黄柏10 g，砂仁8 g，赤芍10 g，木瓜10 g，炒苦杏仁10 g，薏苡仁30 g，山药30 g，鸡内金10 g。5剂，水煎服，日1剂。

二诊：2015年3月30日。

结节红斑明显好转，口腔溃疡减轻，双膝关节仍疼痛，舌红，苔黄腻，脉滑数。查抗核抗体9项：(－)，结核菌素试验(－)。上方加桑寄生10 g、牛膝10 g、土鳖虫10 g。7剂，水煎服，日1剂。

三诊：2015年4月8日。

结节红斑、口腔溃疡未作，双膝关节仍疼痛，五更泻仍作，舌红、苔黄腻、脉滑数。新病已瘥，旧病未愈，上方减四妙勇安汤、金银花15 g、玄参12 g、当归10 g，加四神丸、盐补骨脂10 g、吴茱萸10 g、麸煨肉豆蔻10 g、醋五味子10 g，以补肾止泻。14剂，水煎服，日1剂。

四诊：2015年4月22日。

病史同前，服药后症状减轻，左侧小腿前侧偶发小结节，2日即愈，口干，胃脘怕冷，仍有五更泻，大便稀薄，3~4次/日，小便正常，舌红，苔薄黄，脉弦。处方如下：盐补骨脂10 g，吴茱萸10 g，麸煨肉豆蔻10 g，醋五味子10 g，山药30 g，鸡内金10 g，党参15 g，茯苓30 g，白术15 g，薏苡仁30 g，炒白扁豆15 g，高良姜10 g，醋香附10 g，海螵蛸10 g，牡蛎30 g，桑寄生10 g，牛膝10 g，生甘草10 g。14剂，水煎服，日1剂。

五诊：2015年5月4日。

病情好转。左侧小腿内侧小结节已无，胃脘怕凉、五更泻均减轻。小便正常，大便1~2次/日，舌红，苔薄黄，脉缓。测血压：130/90 mmHg。处方如下：盐补骨脂10 g，吴茱萸10 g，麸煨肉豆蔻10 g，醋五味子10 g，山药30 g，鸡内金10 g，党参15 g，茯苓30 g，白术15 g，薏苡仁30 g，炒白扁豆15 g，高良姜10 g，醋香附10 g，海螵蛸10 g，牡蛎30 g，桑寄生10 g，牛膝10 g，土鳖虫10 g，丹参10 g，鸡血藤30 g，生甘草10 g。14剂，水煎服，日1剂。

后随访2个月未发。

按：瓜藤缠(结节性红斑)，是一种发生于小腿的急性炎性皮下结节。本病好发于青年女性，以春秋季多见。其病因尚未明确。患者多伴有风湿病、结核病或贝赫切特综合征等病，病情反复发作，缠绵难愈，现代西医学尚无特效疗法。中医多从湿热或寒湿阻于血脉而辨证论治，本患者从清热解毒、活血止痛，清泻相火而治，取得较好疗效。

中医文献中无"结节性红斑"这一病名，从临床审证求因，一般归属于中医"风湿热痹"之范畴，对本病的专门名词，因其结节如梅核，色红漫肿，有诊断为"梅核丹""梅核火丹"者，有名"三里发""肾气游风""湿毒流注"者，也有诊为"瓜藤缠"者。如《证治准绳·疡医》云："或问：足股生核数枚，肿痛久之，溃烂不已何如？曰：此名瓜藤缠……"《医宗金鉴·外科心法要诀》云："绕胫而发，结核数枚，日久肿溃腐烂不已者，名瓜藤缠"。中医认为本病的形成，是因为素有蕴湿，郁久化热，湿热蕴结于血脉肌肤，致使经络阻隔，气血凝滞而发病；或因脾虚蕴湿不化，兼感寒邪，寒湿凝结，阻滞血脉而致。病初湿热之邪，蕴结于血脉，致气血凝滞则见肌肤起红色结节，局部灼热，肿胀；病久反复发作，脾虚蕴湿不化，寒湿阻于经脉则反复缠绵不愈。总之，辨证属湿热或寒湿阻于血脉而发。

中医对本病的治疗，在古医案中虽有类似的记载，但因病名不统一，尚难断言。自20世纪70年代以后，中医对本病的认识逐渐深化，在以往单纯外感湿热的基础上提出了血瘀凝滞观点。治疗强调清热利湿与活血化瘀并重，有的医者还提出"结节红斑汤"的相对固定处方。自20世纪80年代迄今，中医治疗本病侧重在活血化瘀，有用《医林改错》黄芪赤风汤主治的，结合西医对本病病理组织的认识，即主要是血管炎性改变，尤以深层静脉血管管壁变厚、肿胀、变硬，甚至完全闭塞的改变，活血化瘀、软坚散结的治则已基本成为本病的主要治则，取得了较好的效果。

本患者考虑多由湿热之毒，瘀而化热，瘀阻营血，热腐肌肉所致，治疗以清热解毒、活血止痛为主。方中金银花甘寒入心，善于清热解毒，故重用为主药，当归活血散瘀，玄参泻火解毒，甘草清解百毒，配金银花以加强清热解毒之力，用量亦不轻，共为辅佐。四药合用，既能清热解毒，又能活血散瘀。再加封髓丹以清泄相火。《医宗金鉴》有"封髓丹为固精之要药"赞语。清代医家郑钦安在临证中体会到："此一方不可轻视，余常亲身阅历，能治一切虚火上冲，牙疼、咳嗽、喘促、面肿、喉痹、耳肿、面赤、鼻塞、遗尿、滑精诸症，屡获奇效，实有出人意外、令人不解者。余仔细揣摩，而始知其制方之意重在调和水火也。至平至常，至神至妙，余经试之，愿诸公亦试之。"（《医理真传》）炒苦杏仁、薏苡仁、山药、鸡内金清热化湿，健脾和胃。二诊既见效机，又见双膝关节疼痛加桑寄生、牛膝、土鳖虫补肝肾、活血通络。三诊以后新病已瘥，旧病未愈，五更泻仍作，予四神丸加参苓白术散、良附丸合方脾肾同治，调治月余病情痊愈，随访2个月未发。

**医案二**

范某，女性，51岁，退休。

初诊：2014年4月10日。

主诉：双下肢多发结节性红斑1个月余。

现病史：患者于1个月前无明显诱因右下肢出现多个结节性红斑，就诊于当地门诊给予药物外敷，敷药后红斑略有消减，随即左下肢出现多个结节性红斑，随即就诊于邯郸某医院再次给予药物外敷，敷药后红斑消退不理想，今为求中医治疗就诊于本院。现主症：口眼干燥，眼花，头晕，颈项疼痛，双下肢多发疼痛性结节，直径 2~5 cm，结节略高于皮面，皮肤紧张，周围水肿，表面灼热，伴压痛，皮损颜色暗红，双膝关节疼痛，下蹲困难，双踝关节肿痛，发病以来伴颈项疼痛，怕冷，头晕，胸闷，口干渴，无脱发及光过敏，无反复口腔及阴部溃疡，无低热、盗汗，无双手雷诺现象，无反复腮腺肿胀；饮食可，小便数，大便干，夜寐欠佳。

中医诊断：瓜藤缠——热毒炽盛，痰瘀阻络。

治法：清热活血通络。

主方：仙方活命饮加味。

处方：金银花 30 g，蒲公英 20 g，当归 20 g，赤芍 20 g，陈皮 12 g，白芷 10 g，防风 10 g，皂角刺 10 g，炒桃仁 12 g，红花 10 g，紫花地丁 25 g，甘草 6 g，姜半夏 9 g，茯苓 12 g，川贝母 7 g，酒乌梢蛇 10 g。7 剂，水煎服，日 1 剂，分 2 次服用。

医嘱：①适当体育锻炼，增强体质；②劳逸适度；③防范风寒、潮湿；④保持精神愉快；⑤防治感染，不可滥用药物。

二诊：2014 年 4 月 17 日。

患者诉口眼干燥减轻，无眼花，无头晕，颈项疼痛明显缓解，双下肢多发性结节疼痛减轻，表面无灼热，双膝关节略疼痛，可缓慢下蹲，双踝关节肿痛减轻，纳可，寐欠安，小便可，大便调。

主方：仙方活命饮加味。

处方：金银花 30 g，蒲公英 20 g，当归 20 g，赤芍 20 g，陈皮 12 g，白芷 10 g，防风 10 g，皂角刺 10 g，炒桃仁 10 g，红花 10 g，紫花地丁 25 g，甘草 6 g，姜半夏 9 g，茯苓 12 g，酒乌梢蛇 10 g，徐长卿 15 g，鸡血藤 15 g，川贝母 5 g。7 剂，水煎服，日 1 剂，分 2 次服用。

本患者内有蕴热，毒热之邪客于肌肤，湿热之邪下注于血脉经络之中，致气血运行不周，气滞则血瘀，瘀阻经络，不通则痛，瘀乃有形之物，因此结节如梅核，瘀久则结节趋于暗紫，因脾气虚寒，阳气不足，腠理不固，以致风湿寒邪乘虚而入，流于经络，致使气血运行不畅而发病。

三诊：2014 年 4 月 24 日。

患者诉无口眼干燥，颈项无疼痛，双下肢多发性结节无疼痛，表面无灼热，纳可，寐安，二便自调；上方继服 15 剂，诸症皆消。

按：我国古代医籍类似本病的记载最早见于隋代《诸病源候论·室火丹候》，曰："室火丹初发时必在腓肠如指大 ……色赤而热。"其症状与本病相类似。在清代《医宗金鉴·外科心法要诀》记载："此证生于腿胫，流行不定，或发一二处，疮顶形似牛眼，根脚漫肿 ……若绕胫而发即名瓜藤缠，结核数枚，日久肿痛。"根据本患者的临床表现和特点，结合前贤论述，本患者的病因病机为温热内蕴，下注而蕴蒸肌肤致经络阻隔，气血运行不畅，瘀血阻滞而发为本病。

# 第六章　痛风

## 第一节　疾病概述

### 一、源流

中医学中亦有"痛风"病名，且历代医家有所论述。元·朱丹溪《格致余论》就曾列《痛风专篇》，云："痛风者，大率因血受热已自沸腾，其后或涉水或立湿地……寒凉外搏，热血得寒，汗浊凝滞，所以作痛，夜则痛甚，行于阳也。"明·张景岳《景岳全书·脚气》中认为："外是阴寒水湿，今湿邪袭人皮肉筋脉；内由平素肥甘过度，湿壅下焦；寒与湿邪相结郁而化热，停留肌肤……病变部位红肿潮热，久则骨蚀。"清·林佩琴《类证治裁》曰："痛风，痛痹之一症也……初因风寒湿郁痹阴分，久则化热致痛，至夜更剧。"现代医学所讲的痛风还相当于中医的"痛痹""历节""脚气"等症。

### 二、病因病机

1. 素体阳盛，脏腑蕴毒　脏腑积热是形成毒邪攻入骨节的先决条件，积热日久，热郁为毒是发生本病的根本原因。

2. 湿热浊毒，流注关节　湿热浊毒，根于脾胃，留滞经脉，壅闭经络，流注关节，若正虚邪恋，湿毒不去，循经窜络，附于骨节，形成痰核，坚硬如石。所以湿热浊毒是形成痛风石的主要原因。

3. 脾虚为本，湿浊为标　素体脾虚加之饮食不节，损伤脾胃，运化失调，酿生湿浊，外注皮肉关节，内留脏腑，发为本病。

4. 外邪侵袭　外邪留滞肌肉关节致气血不畅，经络不通，不通则痛，久则可致气血亏损，血热致瘀，络道阻塞，引起关节肿大、畸形及僵硬。

### 三、辨证论治

（一）治疗原则

中医治疗痛风，急性发作期以祛邪为主，治法有除湿泄浊、祛风散寒、清热解毒、活血通络等，常用方药如四妙散、白虎加桂枝汤、当归拈痛汤、宣痹汤、上中下痛风方等。缓解期以扶正祛邪为主，用健脾益气、补益肝肾等法，常用方药如正肾丸等。

（二）辨证论治

1. 湿热蕴结证

（1）主症：局部红肿灼热，疼痛较剧，伴有发热、畏寒、头痛、口干烦躁，舌红苔黄腻，脉数。属急性期。

（2）治法：清热化湿，祛风通络。

（3）主方：白虎三妙汤。

（4）处方：苍术9 g，生石膏（先下）30 g，知母9 g，鸭跖草30 g，赤芍30 g，防己9 g，猪苓12 g，茯苓12 g，黄柏9 g，川牛膝9 g，生甘草6 g，赤小豆30 g。

2. 痰浊寒凝证

（1）主症：关节剧痛，肿大畸形，屈伸不利，形寒畏冷，得暖则舒，舌淡苔白腻，脉沉滑。属慢性期。

（2）治法：温经通络，化痰散结。

（3）主方：阳和汤加减。

（4）处方：熟地黄24 g，白芥子9 g，鹿角霜15 g，肉桂3 g，炮姜3 g，炙麻黄3 g，威灵仙15 g，制草乌9 g，川牛膝9 g，当归9 g，车前子（包煎）30 g。

3. 肝肾阴亏证

（1）主症：关节肿胀、僵硬，活动不利，形体消瘦，面色无华，口干便秘，神疲乏力，舌淡苔薄，脉细无力。属慢性期。

（2）治法：滋阴生津，软坚化痰。

（3）主方：增液汤加味。

（4）处方：生地黄24 g，玄参12 g，麦冬12 g，熟地黄9 g，补骨脂12 g，肉苁蓉12 g，知母9 g，山慈菇9 g，生甘草6 g，皂角刺9 g，穿山甲9 g，威灵仙9 g，川牛膝9 g，泽兰9 g，泽泻9 g。

# 第二节　医话医案

**医案一**

谢某某，男，46岁，农民。邯郸人。

初诊：2014年5月2日。

主诉：间断双足跖趾关节肿痛10余年，加重1周。

现病史：患者于10余年前因暴饮暴食后出现双足跖趾关节肿痛，未予重视及治疗；之后反复出现双足跖趾关节肿痛，于当地门诊给予碳酸氢钠片、醋氯芬酸片等药物口服，症状控制尚可。2个月前患者因暴饮暴食及饮酒后出现双足跖趾关节肿痛，就诊于湖南长沙某医院诊断为"痛风性关节炎"，给予碳酸氢钠片、苯溴马隆、别嘌醇等药物口服，服药后肿痛症状缓解,1周前因劳累再次出现双足跖趾关节肿痛,现求中医诊治来我院。现主症:双足跖趾关节红肿、疼痛,皮温较高,行走不利,第一趾跗关节肿胀侧偏,痛风石大小不一,疼痛剧烈,双侧外耳耳轮痛风石,口干,纳差,夜寐欠安,大便干,小便黄。舌红,苔黄腻,脉滑数。

中医诊断:痛风——湿热蕴结证。

治法:清热利湿。

主方:四妙散加减。

处方:苍术 12 g,白术 12 g,薏苡仁 15 g,黄柏 12 g,牛膝 15 g,白豆蔻 15 g,金钱草 15 g,萆薢 15 g,山慈菇 15 g,徐长卿 15 g,土茯苓 30 g,蒲公英 15 g,青风藤 15 g。7 剂,水煎服,日 1 剂。

医嘱:戒酒,低嘌呤、低盐、低脂肪饮食,保持足量水分;尽量避免剧烈运动,因当剧烈运动时肾血流量、细胞外液减少可使尿酸清除率下降;积极防治肥胖,因肥胖与高尿酸血症和痛风发病的关系十分密切。

二诊:2014 年 5 月 10 日。

服上药 7 剂,关节肿胀疼痛较前好转,苔薄,脉滑数。

主方:四妙散加减。

处方:苍术 12 g,白术 12 g,薏苡仁 15 g,黄柏 12 g,牛膝 15 g,白豆蔻 15 g,金钱草 15 g,萆薢 15 g,山慈菇 15 g,徐长卿 15 g,土茯苓 30 g。7 剂,水煎服,日 1 剂。

三诊:2014 年 5 月 17 日。

复查血尿酸已降至 360 μmol/L,未再发痛风。

主方:四妙散加减。

处方:苍术 12 g,白术 12 g,薏苡仁 15 g,黄柏 12 g,牛膝 15 g,白豆蔻 15 g,金钱草 15 g,萆薢 15 g,山慈菇 15 g,徐长卿 15 g,土茯苓 30 g。14 剂,水煎服,日 1 剂。

治疗结果:上方继续加减服用近 1 个月,虽饮食有时放松控制,也未再发痛风,血尿酸多次复查均在正常范围内,遂嘱饮食控制为主。

按:痛风虽属于中医"痹证"范畴,但应与一般意义上的痹证有所区别。普通痹证的发病往往是感受风寒湿邪而起,痛风则不同,其与外感六淫的关系并不密切,每次发作均与饮食不节密切相关,主要表现为"湿热痹症"。四妙散中白术味苦甘,性微温,苍术辛苦而温,两者均入脾胃二经,共为君药,既可补气健脾,又能燥湿利水。薏苡仁性凉,味甘淡,有健脾渗湿,除痹止泻,清热排毒之功效;黄柏药性苦寒,善清下焦湿热,具有清热燥湿,泻火解毒之功;牛膝可补肝肾,强筋骨,活血化瘀,利尿通淋,引药下行;白豆蔻味辛,性温,可化湿行气,醒脾去浊。以上四药共为臣药,辅助二术健脾化湿,使湿邪自下焦而去。金钱草加强利水通淋、清热解毒、散瘀消肿之功;车前草有清热解毒,利尿的功效;土茯苓味甘淡性平,归肝胃经,能祛风胜湿;萆薢味苦性平,归肝胃经,主泌清别浊,渗利湿热,祛风除湿;徐长卿、清风藤祛风止痛,活血解毒;重楼、蒲公英清热解毒,消肿止痛,利尿通淋,山慈菇清热解毒利湿。全方诸药合用,共奏健脾益气、清热化湿之功,可明显降低血尿酸水平,消除关节红肿热痛。

**医案二**

张某某，男，56 岁，已婚，汉族。

初诊：2013 年 8 月 27 日。

主诉：反复多关节肿痛 2 年余，再发 1 周。

现病史：患者于 2011 年前某日饮酒后夜间突发左足背、足趾关节红肿疼痛，局部灼热，活动不利，休息 1 周后症状缓解，后上症每于饮酒、高嘌呤饮食后诱发，累及双足跖趾关节、双踝及双手小关节，呈游走交替性发作，每发疼痛则自服止痛药物以缓解疼痛。2013 年 6 月 28 日又发双足趾关节红肿疼痛，就诊于邯郸市某医院，查血常规示：白细胞计数 $10.78 \times 10^9$/L，血小板计数 $324 \times 10^9$/L，中性粒细胞计数 $8.11 \times 10^9$/L；尿酸 550 μmol/L，给予药物治疗（具体不详），服药后症状缓解，2013 年 7 月 24 日在邯郸某医院复查血常规未见异常，尿酸 569 μmol/L，给予苯溴马隆口服，1 周前因饮酒、高嘌呤饮食再发多关节红肿疼痛，今为求中医治疗就诊于我院。现主症：双手掌指关节红肿、疼痛，压痛（+），双腕关节红肿、疼痛，左腕背伸 30°，屈伸 40°，右腕背伸 30°，屈伸 40°，双踝、双膝肿痛，压痛（+），双膝关节被动活动时可触及骨擦感，趾跖关节红肿、疼痛，压痛（+）。病程中伴多汗，怕冷，无口干，无口腔溃疡，无发热、皮疹、皮下结节等症，无咽痛、腹痛、腹泻。纳可，夜寐差，小便黄，大便干。

中医诊断：痛风——湿热蕴结证。

治法：清热祛湿，活血通络。

主方：四妙散加味。

处方：黄柏 15 g，麸炒苍术 12 g，薏苡仁 30 g，山药 15 g，车前子 12 g，土茯苓 30 g，山慈菇 12 g，炒苦杏仁 12 g，豆蔻 15 g，川牛膝 12 g，金银花 20 g，白茅根 30 g，麸炒泽泻 12 g，地龙 12 g，甘草 10 g。水煎服，服药 7 剂，日 1 剂，分 2 次服用。

医嘱：①饮食控制：戒酒，低嘌呤、低蛋白、低脂肪饮食，保持足量水分；②防治肾脏疾病，减少尿酸排泄障碍：当大量饮酒、剧烈运动时、肾血流量、细胞外液减少均可使尿酸清除率下降，故应尽量避免；③防治并发症：肥胖、糖尿病、高脂血症、高血压、动脉硬化等合并症与高尿酸血症和痛风发病的关系十分密切，故须积极防治；④预防痛风石的形成：增强肾脏排尿酸作用，减低血尿酸浓度，预防痛风石形成；⑤预防尿酸性肾病的形成：尿酸排出增加易产生急性尿酸肾病，用别嘌醇能否防止原发性痛风患者的肾功能恶化，需要密切观察肾功能，因该类药本身对肾有损伤作用。

二诊：2013 年 9 月 5 日。

患者诉双手掌指关节无红肿、疼痛，右腕关节略疼痛，趾跖关节无红肿、疼痛，纳可，夜寐可，二便如常。

按：元代朱丹溪明确提出"痛风"的病名。现代中医内科著作多将"痛风"纳入痹证或历节病中论述，不复有中医"痛风"的病名，其实中医的"痛风"病自有其特点。本患者脾运不健，水湿内聚，酿生湿热。湿热是导致本病的重要因素，湿为阴邪，其为病多发于下肢，湿与热合，黏滞缠绵，流聚无常，故痛点常不固定，局部肿胀灼热；湿热为有形之邪，阻遏经隧，气血不得流通，故疼痛剧烈，活动多严重受限。经休息和治疗后虽可获得好转，但时息时发，日久可致受损部位出现肿胀，畸形，恢复较为困难。

### 医案三

岳某，女性，79 岁，丧偶，汉族。

*初诊*：2015 年 6 月 2 日。

*主诉*：间断右趾跖关节红肿疼痛 4 年余，再发加重 2 日。

*现病史*：患者于 2011 年无明显诱因出现右趾跖关节红肿疼痛，局部灼热，活动不利，在某医院检查尿酸升高，给予药物口服，服用后症状缓解，随后未坚持服药。2 日前因劳累后再发右趾跖关节红肿疼痛，并加重无法行走，自行服用药物后症状未见缓解，并伴口干，心悸，今为求系统诊疗就诊于本院，门诊以"痛风性关节炎"收治入院。现主症：右趾跖关节红肿疼痛，口干，心悸，胸闷，明显乏力，病程中伴倦怠，无口腔溃疡，无皮疹、皮下结节等症，无咽痛，纳差，夜寐差，小便频数，大便干。

*中医诊断*：痛风——肝肾亏虚证。

*治法*：补益肝肾，强壮筋骨。

*主方*：圣愈汤加味。

*处方*：黄芪 30 g，党参 15 g，熟地黄 12 g，当归 10 g，山药 15 g，白术 10 g，川芎 10 g，白芍 12 g。水煎服，服药 7 剂，日 1 剂，分 2 次服用。

痛风丸，15 粒/次，3 次/日，口服。

*医嘱*：①饮食控制：低嘌呤、优质蛋白、低脂肪糖尿病饮食，保持足量水分；②防治肾脏疾病，减少尿酸排泄障碍：当剧烈运动时、肾血流量、细胞外液减少均可使尿酸清除率下降，故应尽量避免；③防治并发症：肥胖、糖尿病、高脂血症、高血压、动脉硬化等合并症与高尿酸血症和痛风发病的关系十分密切，故须积极防治；④预防痛风石的形成：增强肾脏排尿酸作用，减低血尿酸浓度，预防痛风石形成；⑤预防尿酸性肾病的形成。

*二诊*：2015 年 6 月 9 日。

患者诉右趾跖关节红肿疼痛减轻，口干，心悸缓解，胸闷减轻，乏力，纳差，夜寐差，小便频数，大便干。

*主方*：圣愈汤加味。

*处方*：黄芪 30 g，党参 15 g，熟地黄 12 g，当归 10 g，山药 15 g，白术 10 g，川芎 10 g，白芍 12 g。水煎服，服药 7 剂，日 1 剂，分 2 次服用。

痛风丸，15 粒/次，3 次/日，口服。

*三诊*：2015 年 6 月 16 日。

患者诉右趾跖关节无红肿疼痛，口干缓解，心悸缓解，胸闷减轻，乏力，纳差，夜寐差，小便频数，大便干。上方继服 15 剂。

*按*：高社光教授指出：该患者痛风反复发作，日久气血两虚，故见上述脾肺气虚、肝血不足见证。脾主运化，其职不行，则蕴湿酿痰，食后腹胀，甚则胸闷短气，舌根部主下焦，黄腻之苔见于此处，乃下焦湿热之征。故方用党参、黄芪补气，熟地黄、当归、川芎、白芍养血活血，山药、白术健脾。脾气壮血活，经脉调畅，酸软疼痛自已。夹风湿者，酌加羌活、防风、豨莶草、桑枝之类，但不可纯作风治，否则反燥其血，终不能愈；挟湿热者，加酒炒黄柏；挟痰浊者加制南星、姜汁；病久肾阴不足加龟板、肉苁蓉、怀牛膝。

**医案四**

薛某，男，51 岁，退休工人，邯郸市人。

初诊：2012 年 9 月 3 日。

主诉：左足第一跖趾关节红肿疼痛半年。

初诊：患者半年前开始出现左足第一跖趾关节处红肿热痛，曾服西药解热镇痛剂，并注意饮食、饮水，后症状好转。近期比较劳累，因食海鲜后出现左踝关节处隐痛，双目干涩，乏力，易疲劳，口气重，纳可，易早醒，大便日行一次，略黏腻，有不尽感，察其舌体略胖，有齿痕，质淡紫，苔白略腻，诊其脉浮数。查血尿酸 487 μmol/L。

诊断：

中医诊断：痛风——湿热内蕴、三焦气化不利证。

西医诊断：痛风性关节炎。

治法：健脾益气，清热利湿。

主方：三仁汤加减。

处方：炒苦杏仁 10 g，炒薏苡仁 30 g，泽泻 12 g，土茯苓 30 g，厚朴 12 g，竹半夏 12 g，草薢 15 g，晚蚕砂（包煎）18 g，白蔻仁 12 g，砂仁（后下）10 g，炒三仙各 12 g，山慈菇 10 g，山药 15 g，甘草 6 g。7 剂，水煎服，日 1 剂。嘱多饮水，忌肉食、海鲜、动物内脏等物，戒烟酒。

二诊：2012 年 9 月 10 日。

服用前方后，已无左踝关节处隐痛，乏力、易疲劳好转，复查血尿酸 434 μmol/L。既见效机，上方继服 7 剂。

三诊：2013 年 9 月 17 日。

诸症已愈，复查血尿酸 359 μmol/L。停服中药，注意控制饮食，多饮水，忌肉食、海鲜、动物内脏等物，戒烟酒。

按：痛风性关节炎是嘌呤代谢障碍、血尿酸增高所致反复发作的关节炎症。属中医"痛风""痹病"范畴，中医认为本病多由于饮食不节，过食肥甘厚味，化湿生热，湿热内蕴，流注四肢，经络痹阻而成，且病情反复发作，病程较长，多有兼疾。故急性期抓住湿热阻滞、经络不通这一病机，以清利湿热为法，本案以三仁汤加味治之亦获良效。

三仁汤来源于清代吴鞠通《温病条辨》，三仁汤方：杏仁五钱，飞滑石六钱，白通草二钱，白蔻仁二钱，竹叶二钱，厚朴二钱，生薏苡仁六钱，半夏五钱。甘澜水八碗，煮取三碗，每服一碗，日三服。功效：清利湿热，宣畅气机。方中杏仁苦辛开上以通利上焦肺气，肺气宣通，则在肌表部分之湿邪可去，白蔻仁辛苦芳香以化湿疏脾，去中焦湿邪，薏苡仁甘淡寒以渗利湿热于下焦，使湿从小便而出，三药合用，宣上、畅中、渗下以解三焦之湿热，均为主药；厚朴、半夏运脾除湿，行气散满以加强白蔻仁运中化湿之力，为臣药；滑石、通草、竹叶清热利湿，以增强薏苡仁渗下清热之功，为佐药。各药合用，则辛开肺气于上，芳香化浊于中，甘淡渗湿于下，故能宣畅三焦，疏利气机，上下分消，湿化而热清。治疗上治以宣肺健脾、行气祛湿、升清降浊为主，温肾化气为辅，标本兼治，上下分消，给邪以出路，使痰湿瘀血得除，预防痛风的发生。

**医案五**

赵某，男，45 岁，干部，邯郸市人。

初诊：2012 年 8 月 22 日。

主诉：双足第一跖趾关节红肿热痛反复发作 1 年，现加重 2 日。

现病史：患者 1 年前因饮酒后开始出现双足第一跖趾关节红肿热痛，在外院诊治后好转，后病情反复发作，每因饮酒或进食海鲜类食物即发，并累及足踝、足背和其他趾间关节，2 日前因工作劳累后又饮啤酒，昨晚出现双足第一跖趾关节疼痛剧烈，红肿明显，有重着感，行走活动不便，以右足跖趾、外踝关节为甚，稍活动或轻触患处，即引发难以忍受的疼痛，关节周围皮肤触之有灼热感，小便黄，大便软，日行 2 次，睡眠欠安，饮食尚可，察其舌暗红，苔黄腻，诊其脉弦小数。

辅助检查：血常规：白细胞 $9.2 \times 10^9/L$，中性粒细胞百分比 85.6%；尿常规：(−)，肾功能：血尿酸 674 μmol/L，血肌酐 77 μmol/L，血沉 46 mm/h；C - 反应蛋白：12 μg/L；双足 X 线片正斜位示：双足第一跖趾关节有虫蚀样改变。

中医诊断：痛风——湿热阻滞，痰瘀浊毒蕴结。

西医诊断：痛风性关节炎急性期。

治法：清利湿热，化瘀排毒。

主方：四妙散加味。

处方：黄柏 15 g，苍术 10 g，生薏苡仁 30 g，川牛膝 15 g，地龙 12 g，金钱草 30 g，土茯苓 30 g，山慈菇 15 g，车前子(另包)15 g，萆薢 20 g，泽泻 12 g，滑石 20 g。7 剂，水煎服，日 1 剂。嘱患者忌酒、忌海鲜及动物内脏等食物，多饮水。

二诊：2012 年 8 月 29 日。

服用前方 3 剂后，关节疼痛明显减轻，7 剂药服完，现有轻微关节疼痛、红肿，右足跖趾关节、外踝关节仍有重着感，皮肤灼热感消失，二便基本正常，舌红，苔薄腻，脉弦。患者热毒之象已明显改善，转以养血活血、化湿行瘀法，处方：当归 10 g，赤芍 10 g，白芍 10 g，黄柏 10 g，苍术 10 g，生薏苡仁 30 g，川牛膝 10 g，地龙 12 g，萆薢 10 g，泽泻 12 g，干地黄 12 g，甘草 6 g。7 剂，水煎服，日 1 剂。

三诊：2012 年 9 月 5 日。

患者服上药 7 剂后，自觉症状明显好转，又自服 7 剂，病情未再发作，活动明显改善，仅有右踝关节稍胀，现伴腰膝酸软、活动后乏力，饮食二便调，舌红，苔薄腻，脉弦。患者形体肥胖，检查示血尿酸 357 μmol/L，血肌酐 65 μmol/L，血沉 20 mm/h，C - 反应蛋白 6 μg/L。治疗转以健脾补肾、养血活血为主。处方：淫羊藿 12 g，巴戟天 12 g，肉苁蓉 10 g，熟地黄 20 g，炒白术 15 g，山药 15 g，当归 12 g，白芍 30 g，川牛膝 12 g，生薏苡仁 30 g，炒苦杏仁 10 g，白蔻仁 12 g。14 剂，水煎服，日 1 剂。药后症状消失，随访半年未再发作。

按：痛风多反复发作，分急性期及缓解期治疗，本案为痛风急性发作期，以清利湿热、化瘀排毒为法，方拟四妙散加味，遵循"急则治标，缓则治本"的基本大法，效如桴鼓。

本证患者开始表现局部关节红肿热痛，中医诊断为"痛风"，西医诊断为"痛风性关节炎急性期",治疗以清利湿热、化瘀排毒为法,用四妙散加味,3 剂后症状减轻。二诊后,热毒已清,虚证显现,以健脾补肾、养血活血为法取效。方中黄柏苦寒清除湿热为君药,因寒能清热,苦以燥湿,且偏走下焦,尤对骨节走痛,足膝酸痛无力为妙,其散阴分之火,清下部之热,除足膝之湿,为治下焦湿热要药。苍术苦温,善能燥湿为臣,因"诸湿肿满,皆属于脾",湿邪为患,健脾即所以祛湿,苍术苦温香燥,燥湿健脾,使脾之健运功能恢复,则湿无由生,湿去则热无所附,热易消除,此治本之图。张秉成云:"湿热之邪,虽盛于下,其始未尝不从脾胃而起,故治病者,必求其本,清流者,必洁其源。"(《成方便读》卷 3)正此意也。用苦寒之黄柏清热燥,以避免过燥损液,使清热而无寒凝之弊;以苦温之苍术燥湿运脾,健运而无克伐肠胃之害,苦温无动火之虞。二药配伍,阴阳相济,寒温协调,合成清热燥湿,标本兼顾,使热祛湿除,诸症自愈。再配以牛膝、薏苡仁加强清热利湿之功为佐,以"邪之所凑,其气必虚,若肝肾不虚,湿热决不流入筋骨"。牛膝补肝肾强筋骨,领苍术、黄柏,入下焦而祛湿热也。薏苡仁独入阳明,清利湿热而利筋骨,使湿热之邪从小便而出。地龙性寒,味咸,清热利尿,通经活络,因痛风性关节炎由脾失健运,肝失疏泄,聚湿生痰,血滞为瘀,久蕴不解,酿生浊毒,湿热瘀毒流注经络骨节所致,地龙其性寒能清热,长于通行经络为使,用于多种原因引起的经络阻滞,血脉不畅,肢节不利之证。五药配合,共成清利湿热、化瘀排毒之剂。方中加入金钱草、山慈菇、川草薢、土茯苓清热除湿、消肿止痛,同时促进尿酸排泄,其中土茯苓甘淡平、利水渗湿,利尿不伤正。车前子、泽泻、滑石清利湿热,使湿热浊毒之邪从二便而出给邪以出路,可以加强五妙散清利湿热、化瘀排毒之功。

**医案六**

张某某,男,53 岁,干部。

*初诊*:2004 年 3 月 25 日。

*主诉*:右侧第一跖趾关节、踝关节肿痛反复发作 2 年余。

*现病史*:患者素喜食膏粱厚味,嗜食烟酒,于 2002 年春节,突然发生右侧第一跖趾关节红肿疼痛剧烈,伴右侧踝关节轻度肿痛。在某医院检查示血尿酸 832 μmol/L、白细胞 $16 \times 10^9$/L,血沉 28 mm/h,诊断为"急性痛风性关节炎"。经用秋水仙碱、吲哚美辛等药物治疗肿痛缓解。每因劳累、饮酒等病可复发,病情逐渐加重,现已波及踝关节和膝关节,痛剧时关节功能活动受限,不能行走,近半年发作次数增多,服用西药及中药汤剂数十剂未见好转求治于余。刻诊见:右侧第一跖趾关节、踝关节、肿痛剧烈,局部皮肤成暗红色而热,膝关节轻度疼痛。伴见头痛头晕,心胸烦闷,时有汗出,口渴喜冷饮,小便短黄,舌红暗苔黄腻,脉弦滑小数。

*诊断*:痛风——风湿痹阻,郁久化热。

*治法*:清热通络,祛风除湿。

*主方*:白虎加桂枝汤加味。

*处方*:生石膏 30 g,知母 12 g,桂枝 10 g,粳米 15 g,防己 12 g,生薏苡仁 30 g,土茯苓 20 g,晚蚕砂(包煎)15 g,制乳香、制没药各 10 g,乌梢蛇 12 g,全蝎 5 g,忍冬藤 30 g,甘草 10 g。7 剂,水煎服,日 1 剂,嘱患者注意休息、多饮水、清淡饮食,忌酒等。

*二诊*:药后诸症明显减轻,舌偏红暗苔薄黄微腻,脉弦细小滑。既见效机,宗法不

更，原方去全蝎、忍冬藤、制乳香、制没药，加五爪龙 20 g，生黄芪 15 g，赤芍 15 g，萆薢 12 g，生谷芽、麦芽各 20 g。再进 14 剂诸症基本消失。再以上方 10 剂配制蜜丸，每次 20 g，2 次/日，以善其后。

随访一年病未复发。

按：本痛风患者，既有风湿痹阻之骨节肿痛剧烈为主症，又有热盛内壅之心胸烦闷、汗出渴饮、尿黄等兼症，舌脉也为风湿痹阻、久郁化热之热痹证。本案诸症与《金匮要略·疟病脉证治第四》中："温疟者，其脉如平，身无寒但热，骨节痛烦，时呕，白虎加桂枝汤主之"相符。故治疗选白虎加桂枝汤以清热通络除痹，加防己 12 g，生薏苡仁 30 g，土茯苓 20 g，制乳香、制没药各 10 g，乌梢蛇 12 g，全蝎 5 g，忍冬藤 30 g 以祛风清热利湿、活血通络除痹。二诊时诸症有减，方中去全蝎、忍冬藤，加五爪龙、黄芪、萆薢等以助健脾祛湿通络之功。本案如此顽症痛风，用白虎加桂枝汤收功。

### 医案七

周某某，男，50 岁，邯郸市人。

初诊：2015 年 3 月 26 日。

主诉：双踝关节、右腕关节红肿疼痛反复发作 4 年，加重 1 周。

现病史：患者 4 年前无明显诱因开始出现四肢多关节红肿热痛反复发作，每于饮酒及进食海鲜、肉食后症状发作，曾在外院查肾功能：血尿酸 720 μmol/L，余（－），未规范使用降尿酸药物，口服秋水仙碱片可缓解症状，饮食控制欠佳，小便黄，大便正常，寐可，舌暗红、苔薄黄、脉沉细。

中医诊断：湿热痹——湿热内蕴。

治法：清利湿热。

主方：加味苍白散加减。

处方：羌活 10 g，独活 10 g，苍术 12 g，白术 15 g，生地黄 15 g，当归 12 g，木瓜 15 g，槟榔 10 g，防己 10 g，通草 10 g，知母 10 g，黄柏 10 g，牛膝 10 g，薏苡仁 30 g，地龙 10 g，土茯苓 20 g，山慈菇 10 g，甘草 10 g。7 剂，水煎服，日 1 剂。

医嘱：多饮水，1 日可达 2000 mL，戒烟酒，低嘌呤饮食。

二诊：2015 年 4 月 7 日。

服上药后症状缓解，双踝关节、右腕关节红肿疼痛明显减轻，未出现口腔溃疡，大便稍干，小便仍黄，纳可，寐安，舌暗红、苔薄黄、脉沉细。既见效机，上方减地龙、防己，加片姜黄 20 g、炒莱菔子 15 g，以活血通络、行气通便。

三诊：2015 年 4 月 15 日。

服上药后症状缓解，双踝关节、右腕关节红肿，疼痛已无，未出现口腔溃疡，大便不干，小便稍黄，纳可，寐安，舌暗红、苔薄黄、脉沉细。上方减山慈菇、通草，继服 7 剂，巩固疗效，复查血尿酸 346 μmol/L。

按：湿热痹证是急性痛风性关节炎的常见证型，其形成原因为平素过食肥甘厚味及温补之药造成素体阳气偏盛，内有蕴热，故感受风寒湿邪后易从热化或外感风寒湿之邪郁久化热，湿热痹阻关节经脉而发诸症。本证的突出表现为关节肿痛，扪之发热，舌红苔黄或腻，脉滑或数，故辨证为湿热痹，因全身无明显全身发热症状，故诊断为湿重型，故用加味苍白散加减化湿清热，兼以活血通络。加味苍柏散方用苍术、白术、黄柏、木通、防己、槟榔以清热利湿；当归、牛膝、木瓜活血通经；生地黄、知母、白芍清热养阴；羌活、独活祛风胜湿，使邪从表散。本方清热而不碍湿，祛湿而不伤阴，服之即湿热去、经脉通、气血和，而痹证自除。

**医案八**

付某，男，64 岁。

初诊：2015 年 10 月 2 日。

主诉：间断左足跖趾及膝关节肿痛 7 年余，再发加重 10 日。

现病史：患者于 7 年前因胃部手术时发现尿酸升高，偶有膝关节肿痛，未予重视，2 年前始多关节游走性肿痛，以下肢关节显著，当地医院检查示尿酸升高，遂控制饮食，未规律服用药物，10 日前无明显诱因下出现左足跖趾关节及双膝关节红肿疼痛，行走困难，自行服药后肿痛仍不缓解，今为求系统诊疗就诊于本院门诊。现主症：左足跖趾关节红肿疼痛，皮温较高，行走困难，双膝关节红肿疼痛，伴腰酸痛，头晕，胸闷，病程中偶有口干渴，尿等待，反酸，舌淡红，苔白腻，脉弦滑。

中医诊断：痛风——湿热蕴结，阻滞经络证。

治法：益气活血，祛湿解毒。

主方：黄芪桂枝五物汤加减。

处方：黄芪 30 g，桂枝 10 g，白术 15 g，赤芍 15 g，防风 12 g，防己 15 g，苍术（麸炒）10 g，黄柏 15 g，薏苡仁 30 g，土茯苓 40 g，川牛膝 15 g，楤木 12 g，草薢 15 g，马鞭草 15 g，醋没药 10 g，炙甘草 10 g。水煎服，日 1 剂。

二诊：2015 年 10 月 9 日。

用药后病情缓解，足趾疼痛减轻，去桂枝、白术，加忍冬藤 30 g、刘寄奴 15 g、泽泻 15 g。

三诊：2015 年 11 月 6 日。

患者病情好转，偶有咳嗽，咳痰，余症不著。上方加杏仁 10 g、紫菀 12 g，以宣肺化痰止咳。

四诊：2015 年 12 月 4 日。

患者病情稳定，嘱其继服上方，并注意控制嘌呤饮食摄入，戒烟酒，多饮水，适当活动。随访病情未复发。

按：患者以关节红肿热痛为主症，舌质红，苔黄腻，脉濡数，中医四诊合参，辨病为"痛风"范畴，证属湿热蕴结证，系因患者饮食不节，嗜食肥甘厚味，损伤脾胃，脾失健运，水湿内生，湿邪郁久化热，痹阻筋骨、肌肉，致气血运行失畅，不通则痛，发为关节红肿疼痛，治以清热祛湿、活血通络为法进行辨证治疗。方中黄芪、桂枝、白术、赤芍、防风、防己取黄芪赤风汤合防己黄芪汤之意，以益气活血祛湿；加麸炒苍术、黄柏、薏苡仁、草薢、楤木、马鞭草以加强祛湿之力；土茯苓解毒；川牛膝强腰肾；醋没药活血止痛；炙甘草健补后天。痛风病是嘌呤代谢紊乱或尿酸排泄减少所引起的一种晶体性关节炎，属内分泌代谢性疾病。临床表现为高尿酸血症、特征性急性关节炎、痛风石、痛风石性慢性关节炎，并可发生尿酸盐肾病、尿酸性尿路结石等，严重者可出现关节致残、肾功能不全。高社光教授认为，认识痛风首先要明确痛风的中医病名。根据本病临床表现，以急慢性关节炎为主要表现时，应属中医学"痹证""痛风""白虎历节"范畴；以尿路结石、肾结石为主要表现时，属"淋病""腰痛"范畴；以肾脏病变、肾功能不全为主要表现时，当属"腰痛""水肿""关格"范畴。高社光教授特别提出，中医所称之痛风，仅包括现代医学中的痛风性关节炎，历代医家所论述的痛风不能等同于现代医学的痛风病。

**医案九**

孔某某，男，35 岁，干部，邯郸人。

初诊：2015 年 6 月 19 日。

主诉：间断双侧足踝关节红肿热痛 5 年，加重半个月。

现病史：患者缘于 5 年前吃海鲜、肉食等高嘌呤饮食，而出现双侧足踝关节红肿热痛，于当地医疗机构诊断"痛风性关节炎"，口服秋水仙碱片治疗，症状控制尚可。随后 5 年间断复发，均在门诊予口服用药治疗，症状均有所减轻。半个月前患者饮酒后于当晚出现双侧足踝关节红肿热痛，给予苯溴马隆、尼美舒利分散片等药治疗，症状有所缓解。一周前无明显诱因出现发热 38.4 ℃，咳嗽，咳黄痰，双侧足踝关节仍红肿热痛，在社区予抗生素口服治疗（具体不详），治疗一周后，症状未见好转，仍发热，双侧足踝关节仍红肿热痛，现求中医诊治。现主症：双侧足踝关节红肿热痛，压痛（＋），皮温较高，发热 38.6 ℃，关节疼痛反复发作，日久不愈，时轻时重，或呈刺痛，固定不移，关节肿大，甚至强直畸形，屈伸不利，皮下结节，舌淡胖，苔白腻脉弦或沉涩。

诊断及辨证：痛风——痰瘀痹阻证。

治法：活血化瘀，化痰通络。

主方：桃仁饮合二陈汤加减。

处方：桃仁 15 g，红花 15 g，当归 15 g，茯苓 15 g，陈皮 6 g，甘草 6 g，威灵仙 15 g，制半夏 12 g，土茯苓 12 g，鸡血藤 15 g。7 剂，水煎服，日 1 剂。

医嘱：戒酒，低嘌呤、低盐、低脂肪饮食，保持足量水分；尽量避免剧烈运动，因剧烈运动时肾血流量、细胞外液减少可使尿酸清除率下降；积极防治肥胖，因肥胖与高尿酸血症和痛风发病的关系十分密切。

二诊：2015 年 6 月 27 日。

服上药 7 剂，关节肿胀较前好转，但患者仍疼痛。桃仁饮合二陈汤加减，处方：桃仁 15 g，红花 15 g，当归 15 g，茯苓 15 g，陈皮 6 g，甘草 6 g，威灵仙 15 g，制半夏 12 g，土茯苓 12 g，全蝎 6 g，酒乌梢蛇 20 g，延胡索 15 g，丹参 12 g。7 剂，水煎服，日 1 剂。

三诊：2015 年 7 月 5 日。

上方服用 1 周，虽工作疲劳，也未再发痛风，复查血尿酸已降至 360 μmol/L，继服上方。处方：桃仁 15 g，红花 15 g，当归 15 g，茯苓 15 g，陈皮 6 g，甘草 6 g，威灵仙 15 g，制半夏 12 g，土茯苓 12 g，全蝎 6 g，酒乌梢蛇 20 g。14 剂，水煎服，日 1 剂。

治疗结果：上方继续加减服用近 1 个月，虽饮食有时放松控制，也未再发痛风，血尿酸多次复查均在正常范围内，遂嘱饮食控制为主。

按：痛风首见于元代名医朱丹溪《丹溪心法》，书中记载："痛风者，四肢百节走痛，方书谓之白虎历节风证是也。"通过对痛风源流的探讨，古之痛风证又有"痹证""历节"

"白虎历节风"和"痛痹"等称谓。《金匮要略》中记载:"盛人脉涩小,短气,自汗出,历节痛,不可屈伸,此皆饮酒汗出当风所致。"《诸病源候论》亦言:"历节风之状……此由饮酒后腠理开,汗出当风之所致。亦有血气虚,受风邪而得之者;风历关节与血气相搏交击,故疼痛也。"朱丹溪《格致余论·痛风》记载:"彼痛风者,大率因血受热,已自沸腾,其后或涉冷水,或立湿地,或扇取凉,或卧当风,寒凉外搏,热血得寒,污浊凝涩,所以作痛,夜则痛甚,行于阴也"。而现代医家根据对本病的不同认识,对其病因病机也提出了新的看法。路志正教授创见性地提出本病"源之中焦,流阻下焦,病于下肢""起于脾胃,终于肝肾"的观点。韦绪性明确提出"浊毒入络"的病机观,认为脾肾亏虚为本,湿热、浊毒、瘀血痹阻为标,属本虚标实之证,以脾肾亏虚、浊毒入络为病机特点。王海东认为痛风多为脾肾亏虚,热毒与痰湿、血瘀等浊邪蕴结形成,而肾虚、热毒尤为根本。本案患者经久不愈,治疗时可重用虫类药物,如全蝎、酒乌梢蛇、地龙、土鳖虫等以活血化瘀、消肿止痛。杨锡燕认为久病入络,气血不通,筋脉痹阻,提倡活血化瘀,所选经验方中以鸡血藤、丹参活血化瘀通络;延胡索活血行气,专治一身上下诸痛;地龙善走窜,可活血通络除痹。

### 医案十

孙某某,男,42岁,干部,邯郸人。

初诊:2014年11月21日。

主诉:间断双足跖趾关节红肿热痛3年,加重1周。

现病史:患者缘于3年前吃海鲜、肉食等高嘌呤饮食,出现双足跖趾关节红肿热痛,于当地医疗机构给予口服药物(疑似激素),症状随即消失。随后曾多次出现双足跖趾关节红肿热痛,均在当地口服上述药物,症状时轻时重。1个月前,无明显出现双足跖趾关节红肿热痛,就诊于我院门诊,查肝肾功能示:UA 496 μmol/L,诊断"痛风性关节炎",口服别嘌醇、苯溴马隆抑制尿酸生成、促尿酸排泄、碳酸氢钠碱化尿液等药物治疗;症状消失后,患者自行停药。1周前患者饮酒后于当晚出现双足跖趾关节红肿热痛,未予重视及治疗,今日疼痛加重,现求中医诊治。现主症:双足跖趾关节肿痛,皮温较高,趾跖关节疼痛剧烈,关节疼痛,反复发作,日久不愈,时轻时重,或游走不定,甚或关节变形,屈伸不利,腰膝酸痛或足跟疼痛,神疲乏力,心悸,气短,面色少华,无力,舌淡,苔白,脉沉细。

中医诊断:痛风——气血不足,肝肾亏虚证。

治法:补益气血,调补肝肾,祛风胜湿,活络止痛。

主方:独活寄生汤。

处方:党参20 g,茯苓15 g,当归15 g,白芍15 g,熟地黄15 g,川芎15 g,杜仲15 g,牛膝15 g,肉桂6 g,细辛3 g,独活15 g,桑寄生15 g,防风15 g,秦艽15 g,甘草6 g。7剂,水煎服,日1剂。

医嘱:戒酒,低嘌呤、低盐、低脂肪饮食,保持足量水分;尽量避免剧烈运动,因剧烈运动时肾血流量、细胞外液减少可使尿酸清除率下降;积极防治肥胖,因肥胖与高尿酸血症和痛风发病的关系十分密切。

二诊:2014年11月28日。

服上药 7 剂，关节肿胀疼痛较前好转，但患者腰膝酸痛，较明显者。

主方：独活寄生汤加减。

处方：党参 20 g，茯苓 15 g，当归 15 g，白芍 15 g，熟地黄 15 g，川芎 15 g，杜仲 15 g，牛膝 15 g，肉桂 6 g，细辛 3 g，独活 15 g，桑寄生 15 g，防风 15 g，秦艽 15 g，黄芪 15 g，鹿角霜 12 g，续断 15 g，甘草 6 g。7 剂，水煎服，日 1 剂。

三诊：2014 年 12 月 6 日。

上方加减服用 1 周，未再发痛风，无腰膝酸痛。

主方：独活寄生汤加减。

处方：党参 20 g，茯苓 15 g，当归 15 g，白芍 15 g，熟地黄 15 g，川芎 15 g，杜仲 15 g，牛膝 15 g，肉桂 6 g，细辛 3 g，独活 15 g，桑寄生 15 g，防风 15 g，秦艽 15 g，黄芪 15 g，鹿角霜 12 g，续断 15 g，甘草 6 g。14 剂，水煎服，日 1 剂。

治疗结果：上方继续加减服用近 1 个月，虽饮食有时放松控制，也未再发痛风，血尿酸多次复查均在正常范围内，遂嘱饮食控制为主。

按：痛风之辨证，主要是辨兼夹，次辨虚实。风寒湿热之邪为主因，兼夹者，多责之痰浊瘀血。本病早期以实证为主，中晚期虚实夹杂，甚至以虚证为主。痛风之"热毒气从脏腑中出，攻于手足，则赤热肿痛"，然多从肝脾肾论治。

### 医案十一

韩某，男，28 岁，经理，邯郸市永年县。

初诊：2015 年 7 月 9 日。

主诉：发作性踝关节红肿热痛 1 年，再发肿痛 1 周。

现病史：患者右踝关节红肿热痛 1 周。患者于 1 周前疲劳后突然出现右踝关节红肿热痛，持续 1 周，后经外院诊治及休息后症状减轻，但病变部位肿胀不退，皮色变暗，压痛。1 年前曾有类似发作史。有烟酒嗜好，无家族史。舌淡红，苔黄腻，脉细。

中医诊断：痛风——湿热蕴结，兼有血瘀。

治法：清化湿热，活血通络。

主方：四妙散加味。

处方：苍术 12 g，白术 12 g，薏苡仁 15 g，知母 12 g，黄柏 12 g，莪术 30 g，川芎 30 g，山慈菇 15 g，泽兰 15 g，泽泻 15 g，土茯苓 30 g，蚕砂（包煎）30 g，牛膝 15 g。7 剂，水煎服，日 1 剂。

医嘱：戒酒，低嘌呤、低盐、低脂肪饮食，保持足量水分；尽量避免剧烈运动，因剧烈运动时肾血流量、细胞外液减少可使尿酸清除率下降；积极防治肥胖，因肥胖与高尿酸血症和痛风发病的关系十分密切。

二诊：2015 年 7 月 15 日。

查血尿酸为 450 μmol/L，服上药 7 剂，关节肿胀疼痛较前好转，苔薄，脉滑数。药已中病，守法再进。四妙散加味。处方：白术 15 g，薏苡仁 15 g，知母 12 g，黄柏 12 g，土茯苓 30 g，莪术 30 g，山慈菇 15 g，蚕砂（包煎）30 g，金蝉花 15 g，莱菔子 30 g，山楂 15 g，鸡血藤 30 g，接骨木 30 g。30 剂，水煎服，日 1 剂。

三诊：2015 年 8 月 14 日。

上方加减服用 1 个月余，虽工作疲劳，也未再发痛风，复查血尿酸已降至 365 μmol/L，皮肤干燥而痒，苔薄黄，脉细。思湿邪渐化，需防阴液不足，当另予益气养阴，兼通经络。自拟芪术汤加味。处方：黄芪 30 g，白术 10 g，薏苡仁 15 g，莱菔子 30 g，山楂 15 g，山慈菇 15 g，蚕砂（包煎）30 g，金蝉花 15 g，玉竹 12 g，黄精 15 g，赤芍 15 g，白芍 15 g。30 剂，水煎服，日 1 剂。

治疗结果：上方继续加减服用近 1 个月，虽饮食有时放松控制，也未再发痛风，血尿酸多次复查均在正常范围内，遂嘱饮食控制为主。

按：金蝉花一药又名虫花，为麦角菌科真菌大蝉草的分生孢子阶段及其寄生的蝉幼虫的干燥体，主产于苏州一带，性甘寒无毒，功效与冬虫夏草近似，具疏散风热、定惊解痉功效。近代药理研究证实其具有提高免疫功能、滋补强壮、抗疲劳、改善肾功能、降压、减慢心率、抗肿瘤等多种功效。高社光教授使用此药治疗肾损害或肾功能不全之患者，以清热滋肾，保护肾功能，且其价格较冬虫夏草便宜，而功效不逊于冬虫夏草。高社光教授多在辨证论治的基础上加入金蝉花一药起，往往可起到画龙点睛之效。

# 第七章　肢体痹

## 第一节　颈痹

### 一、定义及病名演变

颈痹是指颈部疼痛、麻木、僵硬甚则转侧不利，或连及肩臂为主要表现的一类病证。中医古代医籍中无"颈痹"之名，多以"项痛""颈项痛"等作为描述。《灵枢·五邪》曰："肩背颈项痛，时眩。"《针灸甲乙经》曰："肩痛不能自举，汗不出，颈痛。"《世医得效方》曰："风寒湿气交互为病，颈项强直，或半身偏疼，或复麻痹。"颈痛是本病最主要的症状，也是近现代对颈痹最常用的称呼。

### 二、病因病机

本病早期以实证为主，主要是因感受风寒湿邪，劳倦过度，外伤所致气滞、血瘀、痰凝等，阻滞颈部经络，不通则痛；或病久入里，损及肝肾，肝肾亏虚，经脉失养，不荣则痛，多为虚证。其病位在颈部，可连及肩、臂，与肝、脾、肾等脏腑密切相关。

### 三、辨证论治

1. 风寒痹阻证

（1）主症：颈、肩、上肢窜痛麻木，以痛为主，头沉重感，颈部僵硬，活动不利，恶寒畏风，舌淡红，苔薄白，脉弦紧。

（2）治法：祛风散寒，祛湿通络。

（3）方药：羌活胜湿汤加减。

2. 血瘀气滞证

（1）主症：颈肩部、上肢刺痛，痛处固定，手指麻木，伴蚁行感，舌质暗，脉弦涩。

（2）治法：行气活血，通络止痛。

（3）方药：桃红四物汤加减。

3. 痰湿阻络证

（1）主症：颈臂酸痛重着，伸展不利，头晕目眩，头重如裹，四肢麻木，恶心、纳呆，舌暗红，苔厚腻，脉弦滑。

（2）治法：祛湿化痰，通络止痛。

(3)方药：半夏白术天麻汤加减。

4. 肝肾不足证

(1)主症：颈肩隐隐酸痛，动则甚之，头晕耳鸣，腿软乏力，失眠多梦，肢体麻木，舌红少苔，脉弦。

(2)治法：补益肝肾，通络止痛。

(3)方药：肾气丸加减。

5. 气血亏虚证

(1)主症：颈项酸楚，转侧不利，肢体麻木，活动无力，神疲乏力，面色苍白，心悸气短，舌淡苔少，脉细弱。

(2)治法：补养气血，活血通络。

(3)方药：黄芪桂枝五物汤加减。

**四、颈痹医案**

杨某某，男，62 岁，已婚，汉族。

初诊：2014 年 2 月 23 日。

主诉：发作性颈肩痛 3 年，加重伴右臂麻木 10 日。

现病史：患者于 3 年前因摔伤后出现颈肩部疼痛，颈部无法活动，就诊于当地门诊给予制动、针灸及火罐治疗，治疗后症状缓解。随后每因受寒后出现颈肩部酸痛，均采用针灸及火罐等治疗方法，治疗后症状缓解。10 日前无明显诱因出现颈肩部酸痛，并伴右臂麻木，再次使用针灸及火罐，治疗后症状未见缓解，再予中药口服，服药后症状仍未缓解，就诊于高社光教授。现主症：颈部僵硬，颈肩部酸痛，右臂麻木，尺侧明显，双肘伸直受限，双手胀痛，右手明显，双膝关节疼痛，伴多汗，怕冷，纳食一般，夜寐差，小便自调，大便如常。舌质紫暗，苔薄白腻，脉细涩。本院查：风湿四项：血沉 79 mm/h，CCP（-）；颈椎 X 线：颈 5、颈 6 椎体缘呈唇样改变，椎体间隙变窄，生理曲度直伴项韧带钙化。根据本患者的临床表现和特点，认为本患者患病日久，正气易虚，则风寒湿邪侵袭筋脉肢节，邪气久羁，留滞经脉，耗伤气血，痹阻血脉而发病。

诊断：

中医诊断：颈痹——风寒痹阻证。

西医诊断：颈椎病。

治法：益气血，补肝肾，祛风湿。

处方：黄芪 30 g，白术 12 g，防风 10 g，山药 20 g，茯苓 20 g，菟丝子 25 g，酒黄精 20 g，山茱萸 15 g，生地黄 15 g，桂枝 12 g，白芍 12 g，炙甘草 10 g，葛根 20 g，地龙 15 g，片姜黄 15 g，海桐皮 15 g。7 剂，水煎服，日 1 剂。

二诊：2014 年 3 月 1 日。

患者诉颈肩部酸痛减轻，僵硬缓解，活动受限，右臂麻木减轻，双肘伸直受限，双手胀痛减轻，双膝关节疼痛减轻，纳食一般，夜寐差，二便如常。舌质紫暗，苔薄白腻，脉细涩。上方减地龙，加全蝎 6 g。7 剂，水煎服，日 1 剂。

三诊：2014 年 3 月 8 日。

患者诉颈肩部酸痛减轻，僵硬缓解，活动可，右臂麻木减轻，双肘伸直受限，双手胀痛并麻木，双膝关节疼痛减轻，纳食一般，夜寐差，二便如常。舌质紫暗，苔薄白腻，脉细涩。继服上方14剂后诸症若失。

按：中医学中并无"颈椎病"的病名，但其症状近似于中医的"痹证""痿症""头痛""眩晕""项强"等，中医书籍也有所谓"骨错缝，筋出槽"等描述，早在两千年前的《黄帝内经·素问》中，对痹症就做过如下描述："风寒湿三气杂至，合而为痹也；其风气胜者为行痹，寒气胜者为痛痹，湿气胜者为著痹也。"还根据症状和部位，将痹症分为筋痹、骨痹、脉痹、肌痹和皮痹。这些描述中包括了对颈椎病的描述，这样看来，颈椎病多见于外感风寒湿邪伤及经络，或长期劳损，肝肾亏虚，或痰瘀交阻，气滞血瘀等原因所引起。《杂病源流犀烛》中："凡颈项强痛，肝肾膀胱病也，三经受风寒湿邪。"高社光教授认为气血营卫内虚是致痹的内在条件，风寒湿热外袭是致痹的外在因素，经络气血阻滞则是颈痹证的主要病机。且患者已近老年，肾精已渐亏虚，肾髓失其充养渐致筋骨衰退。

《伤寒论》曰："太阳病项背强几几，反汗出恶风者，桂枝加葛根汤主之。"该方是仲景为风寒之邪客于太阳经所设。其中桂枝汤解肌发表，调和营卫。方中重用葛根，能升阳，生津润燥，缓解经脉的拘急，解除颈项强痛及头晕症状。芍药甘草汤二药酸甘化阴，调和肝脾，有柔筋止痛之效。黄芪、白术、防风组成玉屏风散可益气固表止汗，《古今名医方论》曰："防风遍行周身，称治风之仙药，上清头面七窍，内除骨节疼痛、四肢挛急，为风药中之润剂，治风独取此味，任重功专矣。然卫气者，所以温分肉而充皮肤，肥腠理而司开阖。唯黄芪能补三焦而实卫，为玄府御风之关键，且无汗能发，有汗能止，功同桂枝，故又能治头目风热、大风癞疾、肠风下血、妇人子脏风，是补剂中之风药也。所以防风得黄芪，其功愈大耳。白术健脾胃，温分肉，培土即以宁风也。夫以防风之善驱风，得黄芪以固表，则外有所卫，得白术以固里，则内有所据，风邪去而不复来，当倚如屏，珍如玉也。"山药、茯苓、菟丝子、酒黄精、山茱萸、生地黄补肝肾、强筋骨，片姜黄、海桐皮祛风除湿，全蝎、地龙熄风镇痉、通络止痛。诸药合用，共奏解肌祛风、养血通络、解痉止痛之功。

# 第二节　肩凝症

## 一、定义及病名演变

肩凝症俗称漏肩风，以肩部疼痛、活动受限甚至僵硬为主要表现。《临证指南医案》称"肩臂背痛"。肩凝症见于《中医伤科学》，简称"肩凝"，又称"肩凝风"，是肩痹的别称，《中医症状鉴别诊断学》称为"肩凝"，《痹证论》则称"肩凝风"。《三因方》曰："三气侵入经络……在骨重而不举，在脉则血凝不流，在筋则屈而不伸，在肉则不仁，在皮则寒，逢寒则急。"

## 二、病因病机

1. 感受外邪　本病多由风寒之邪，乘人劳倦、睡眠、外伤、体虚时侵入肩部，致经络阻滞，气血不畅，经筋运动关节的功能失司，不通则痛，而致痹。《灵枢·经脉》曰："气盛有余，则肩背痛，风寒汗出中风。"隋·巢元方《诸病源候论》曰："邪客于足太阳之络，令人肩背拘急也。"《素问·举痛论》云："寒则气收"。寒客经络关节，经脉拘急，可使肢体屈伸不利或冷厥不仁。

2. 正气亏虚　仅有外邪的侵袭而没有内因的变化，仍不能发病。先天禀赋不足，或年老体虚，或劳损过度，或房事不节，肾气衰弱，久而及肝，肝藏血主筋，肾藏精主骨生髓，肝肾亏虚，骨弱髓空，肩部筋骨失于濡养，不荣则痛；或素乏锻炼，肺气不足，身体衰弱，复受外邪，致经络不舒，气血凝滞而致本病。如《灵枢·经脉》曰："气虚则肩背痛寒，少气不足以息，溺色变。"唐·孙思邈《备急千金要方》曰："虚则肩背寒栗，气不足以息。"《针灸资生经》曰："劳气失精，肩臂痛不得上头。"

## 三、辨证论治

1. 寒湿痹痛证

（1）主症：肩臂酸痛沉重，活动受限，遇阴冷疼痛加重，患肢发凉，舌质淡红、苔薄白、脉沉紧。

（2）主方：独活寄生汤加减。

（3）处方：独活、羌活、当归、白芍、杜仲、牛膝、秦艽、防风、川芎、桂枝各10 g，党参、茯苓、地黄各12 g，桑寄生15 g，细辛3 g，甘草6 g。

（4）加减：病程较长，疼痛较重者加白花蛇、蜈蚣、甲珠、红花以搜风通络、活血止痛；寒邪偏盛者，加制川乌、附子、干姜以温阳散寒；湿邪偏盛者，加防己、苍术以除湿止痛。

2. 阳气内虚证

（1）主症：肩臂冷痛无力，不能外展，肌肉萎缩，夜间痛甚，并伴腰膝酸软，头晕目眩，舌淡白胖嫩，脉细弱。

（2）主方：当归四逆汤加味。

（3）处方：当归、桂枝、芍药、制附片各10 g，山茱萸、黄芪各15 g，细辛、炙甘草、通草各6 g，大枣15枚。

（4）加减：若患者内有寒邪久郁，寒滞肝胃者，以当归四逆汤加吴茱萸生姜汤加味治疗；若年老体弱，真阳虚衰，待四肢渐温，肩痛减轻，去附片，减细辛剂量，加鹿角胶6 g（烊化），巴戟天10 g，川断12 g。

## 四、肩凝症医案（肩周炎）

李某某，女，71岁，磁县人，汉族。

初诊：2015年11月18日。

主诉：双肩关节、左腕关节疼痛10余年，加重1年。

现病史：患者10年前无明显诱因开始出现双肩关节、左腕关节疼痛，活动受限，正常生活不能自理，全身怕风怕冷，受热后缓解，汗出，纳可，夜间口干，小便可，大便干燥，3～4日一行，寐差，舌红、苔薄黄，脉弦细。患者形体较胖，既往患高血压病30年，长期口服降血压药物。风湿四项：血沉10 mm/h，类风湿因子46.2 U/mL，ASO 59.6 U/mL，C－反应蛋白2.5 mg/L。

中医诊断：肩凝症——痰瘀阻络。

治法：化痰祛瘀。

主方：指迷茯苓丸加减。

处方：清半夏30 g，茯苓30 g，麸炒枳壳15 g，玄明粉10 g，片姜黄15 g，海桐皮10 g，桑枝10 g，石斛10 g，酒苁蓉10 g，火麻仁10 g，炒莱菔子12 g，地龙10 g，山药30 g，薏苡仁30 g，木瓜15 g，生姜15 g。5剂，水煎服，日1剂。

二诊：2015年11月23日。

服上药后双肩关节、左腕关节疼痛及活动受限明显好转，仍有汗出怕风怕冷，小便可，睡眠转佳，偶多梦，大便干燥缓解，每日1～2次，舌红、苔薄黄，脉弦细。上方玄明粉减量至6 g，去火麻仁、炒莱菔子，加浮小麦30 g、合欢皮15 g。5剂，水煎服，日1剂。

三诊：2015年11月28日。

服上药后诸症缓解，关节疼痛轻微，活动受限好转，汗出、睡眠均好转，舌红、苔薄黄，脉弦细。继服上方5剂。未再服药。

按：肩周炎又称为粘连性肩关节炎、凝肩、冻结肩、漏肩风、五十肩、肩凝症，属中医学"痹证"范畴。肩凝症是临床上一种常见的较为顽固性疾病，以肩部疼痛、活动受限甚至僵硬为其表现。中医学认为，本病多发于50岁左右，此时已年高气血不足，抗邪力弱，若遇外伤、劳损或感受风寒，可使局部气血不畅，筋脉失养，肌肉拘急不舒，甚至凝滞僵直而发病。本患者老年女性，患病日久，痛处固定，久病多痰多瘀，故从痰瘀论治，予指迷茯苓丸加味。

"指迷茯苓丸"源于明·王肯堂《证治准绳·类方》的茯苓丸。药物组成：枳壳、芒硝、茯苓、生姜、半夏。功效：燥湿和中，化痰通络。用于痰饮留伏，筋络挛急，臂痛难举。《医学心悟·肩背臂膊痛》云："肩臂痛，古方以茯苓丸，谓痰饮为患也，而亦有不尽然者。"《方剂学》中"两臂疼痛，手不得上举，或左右时复转移，或两手疲软，或四肢水肿，舌苔白腻，脉沉细或弦滑"乃是"痰停中脘证"。故以执迷茯苓丸燥湿和中，化痰通络，加片姜黄、海桐皮、桑枝引诸药达肩部，地龙活血通络；因老年女性，脏腑虚弱，防玄明粉泻下伤阴，予石斛、酒苁蓉、火麻仁、炒莱菔子润肠通便；山药、薏苡仁、木瓜、生姜健脾和胃化湿。诸药合用，效果显著。《景岳全书·古方八阵之和阵》有以下内容："（指迷）茯苓丸：治人有臂痛，手足不能举，或时左右转移。此伏痰在内，中脘停滞，脾气不能流行，上与气搏，脾属四肢而气不下，故上行攻臂，其脉沉细者是也。但治其痰，则臂痛自止。及妇人产后发喘，四肢水肿者，用此则愈。此治痰第一方也。"

# 第三节 腰痹

## 一、定义及病名演变

腰痹是以腰部疼痛、重着、麻木，甚则屈伸不利，或连及一侧或双侧下肢为主要表现的风湿病，腰痹为肢体痹之一。《内经》最早提出"腰痛"病名，被后世所宗。汉·张仲景《金匮要略》提出"肾着"病名，成为"肾着腰痛"之名来源。隋·巢元方《诸病源候论》以"腰背病诸候"为专卷论述腰痛。《备急千金要方》《太平圣惠方》《圣济总录》《针灸资生经》等均专门列有腰痛进行论治。唐宋以后历代医家更是把腰痛单独成篇进行论述，明清医家对本病论述更为丰富。清·董西园《医级》最早提出"腰痹"之名，其曰："痹之为病随所着而命名，故有胸痹、腰痹之论。"

## 二、病因病机

导致腰痹的原因分内因和外因。正气虚弱、肾气不足是其内因，感受外邪、劳损外伤及产后是其外因。如宋代《圣济总录》曰："腰者一身之要，屈伸俯仰，无不由之；或风寒所客，或肾气伤损，使筋脉拘急，动摇转侧不得，故腰痛也。"

## 三、辨证论治

1. 寒湿闭阻证

（1）主症：腰部冷痛重着，转侧不利，逐渐加重，痛有定处，日轻夜重，遇寒痛甚，静卧痛不减，或伴周围关节肿胀，舌体胖质淡，舌苔白腻，脉沉而迟缓或沉紧。

（2）治法：散寒除湿，温经通络。

（3）方药：甘姜苓术汤加味。

2. 湿热痹阻证

（1）主症：腰部灼热胀痛、重着，口干渴不欲饮，夏季或阴雨天加重，活动后减轻，小便短赤，舌质红，苔黄腻，脉濡数或滑数。

（2）治法：清热利湿，通络止痛。

（3）方药：四妙丸加味。

3. 气滞血瘀证

（1）主症：腰部刺痛，痛有定处，或向下肢窜痛，时轻时重，痛重时腰不能转侧，痛处拒按，局部肿胀或有硬结，舌质暗或有瘀斑，舌苔薄白或薄黄，脉沉涩或沉弦。

（2）治法：行气活血，化瘀通络。

（3）方药：身痛逐瘀汤加减。

4. 气血两虚、风寒痹阻证

（1）主症：腰背冷痛，伴四肢关节游走性疼痛，遇寒加重，或屈伸不利，恶风畏寒，神疲乏力，面白少华，劳累后疼痛加剧，舌淡嫩，舌苔薄白，脉沉缓或沉紧无力。

（2）治法：益气养血，祛风散寒。

（3）方药：独活寄生汤加减。

5. 肝肾阴虚、筋骨失养证

（1）主症：腰部酸软疼痛，痛处喜按，遇劳加剧，伴双下肢酸痛、拘急、屈伸不利，心烦失眠，手足心热，形体消瘦，或见男子遗精、女子月经量少，舌质红、体瘦或有裂纹，舌少苔，脉沉细或细数。

（2）治法：滋补肝肾，强壮筋骨。

（3）方药：左归丸加减。

6. 脾肾阳虚、寒凝经脉证

（1）主症：腰部隐痛，喜温喜按，伴四肢不温、畏寒怕冷，腰痛遇劳则甚，静卧则舒，或少腹拘急，腹胀便溏，面色㿠白，少气乏力，舌淡有齿痕，舌苔薄白，脉沉缓或沉迟弱。

（2）治法：温补脾肾，散寒止痛。

（3）方药：阳和汤加减。

7. 肾精不足、痰瘀内阻证

（1）主症：腰部疼痛经久不愈，伴筋脉拘急．屈伸不利，甚则出现强直或脊柱畸形，背偻弯曲，形体消瘦，腰膝酸软，步履艰难，畏寒怕冷，头晕耳鸣，潮热盗汗，舌嫩红或有齿痕，舌苔薄白或少苔，脉沉细无力或沉涩。

（2）治法：调补肾精，祛痰化瘀，通络止痛。

（3）方药：自拟方。

### 四、筋痹案（腰痹）

张某，男，45 岁。

初诊：2013 年 8 月 12 日。

主诉：右下肢麻木半年。

现病史：患者右下肢麻木，右侧膝关节及右侧胫外侧发凉，畏风寒，胃纳可，大便溏。诊其舌苔薄黄，中根厚，脉细滑。腰椎 CT 示：腰椎间盘突出症。

中医诊断：腰痹——气血两虚，络脉瘀阻。

治法：补气养血，通脉活络。

主方：当归补血汤加减。

处方：黄芪 30 g，当归 12 g，川芎 15 g，桂枝 12 g，白芍 20 g，麸炒白术 15 g，炙甘草 10 g，盐补骨脂 15 g，酒山萸肉 15 g，醋延胡索 15 g，忍冬藤 30 g，制马钱子（冲服）0.6 g，细辛 6 g，川木通 10 g，生蒲黄 12 g，五灵脂 10 g，桑寄生 30 g。7 剂，水煎服，每日 1 剂，分两次服用。

二诊：2013 年 8 月 19 日。

服上药后，畏风寒减轻，麻木减轻，现晨僵，右下肢外侧及足底麻木，自觉足底麻木点灼痛感，不对称出汗好转。大便不成形，日 1 次。舌苔薄白，脉沉弦细。继以上方加络石藤 15 g 煎服，每日 1 剂。

三诊：2013 年 9 月 22 日。

右下肢麻木凉，足凉痛，活动较前轻松。足趾晨起拘紧感减轻，右踝晨僵减轻，纳可，易醒，大便初头硬而后稍溏，恶寒减，舌苔薄黄，中根厚，脉沉细。上方去桂枝、细辛、木通，加全蝎6 g，继服。

四诊：2013年10月5日。

右下肢外侧麻木发凉感减轻，足凉，右足底痛如刀割，右髋痛减。足趾晨起拘紧感减轻，右踝晨僵减轻，大便软散，右胁胀痛，恶寒减。纳可，多梦，无乏力，汗减，头麻减轻，整体症状及走路较前改善。上方加赤芍15 g、穿山龙20 g、川椒6 g继服。

五诊：2013年11月30日。

病情稳定，嘱上方加减调服，每日1剂。

按：痹证多由机体正气先虚，营卫不调，经络空虚，气血运行不畅，风、寒、湿、热邪乘虚而入所致，故痹证的病机关键在气血不足、经脉痹阻，治当补气和血、疏散外邪。故以当归补血行血，川芎行血散血，忍冬藤通经脉调气血。高社光教授重用黄芪为主药，效仿王清任补阳还五汤之意，益气生血，升阳通阳，走而不守，通达卫阳而固表，兼散寒止痛、利水消肿。麻木之症多用马钱子0.3～0.6 g冲服，马钱子有剧毒，为诸医所畏，高社光教授使用本药，得心应手。辨证中加入补骨脂、桑寄生等，补肝肾、壮腰脊等药物，生蒲黄、五灵脂(失笑散)祛瘀止痛，当归、桂枝、白芍、木通、细辛、甘草，为当归四逆汤，可温经散寒，养血通脉。络石藤、穿山龙、醋延胡索活血通络、化瘀止痛。山茱萸补益肝肾、收敛固脱，治自汗、盗汗。全蝎通经活络、搜剔诸邪。

# 第四节　膝痹

## 一、定义及病名演变

膝痹是指以膝关节及肌肉酸痛、屈伸不利、麻木或关节肿大灼痛等症状为主的一类病症。《张氏医通》载："膝为筋之府，膝痛无有不因肝肾虚者，虚则风寒湿气袭之。"巢元方《诸病源候论》曰："劳伤肾气，经络既虚，或因卧湿当风，而风湿乘虚搏于肾经，与血气相击而痛。"

## 二、病因病机

膝痹病因是年老正虚，肝肾精血不足，筋脉失养，寒湿之邪侵于人体，流注关节，使气血受阻；或因过度劳伤，瘀血停滞，经脉瘀阻，发为本病。《素问·痹论》曰："风寒湿三气杂至，合而为痹也。"《灵枢·营卫篇》中云："老者之气血衰，其肌肉枯，气道涩。"《张氏医通》曰："膝为筋之府，膝痛无有不因肝肾虚者，虚者风寒湿气袭之"。本病为本虚标实之证，以肝肾不足、阳气亏虚为本，寒湿瘀夹杂为标。

## 三、辨证分型

1. 肝肾亏虚证　膝部隐痛，转动不利，肢体痿弱，肌肤枯泽，坐立时痛甚，卧则痛减，甚则肌肉萎缩，或头晕耳鸣目眩，舌质淡，脉沉细。

2. 寒湿痹阻证 久居寒冷潮湿之处，或裸露膝盖，或冒雨涉水，为风寒湿三气杂至，内客筋脉，脉络痹阻。症见膝部重着，冷痛不适，活动不利，遇阴雨或寒冷天加重，得温则舒，舌质淡、苔薄白或白腻，脉沉迟。

3. 风湿热痹证 起病较急，病变关节肿痛、局部发红发热，甚则痛不可触，得冷则痛减，同时可伴有全身发热、红斑，舌质红，苔黄腻，脉滑数。

4. 气滞血瘀证 有直接或间接膝部外伤史，跌仆闪挫损伤经脉，瘀血阻络，气机阻滞，不通则痛。症见膝部不能屈伸转，疼痛剧烈，或痛连大小腿、胀痛，或痛有定处，日轻夜重，痛如针刺，初期舌质正常或有瘀斑，脉弦紧或涩。

### 四、膝痹案

**医案一**

齐某，女，56 岁，农民。

初诊：2014 年 9 月 5 日。

主诉：双膝关节肿痛 1 年余。

现病史：患者双膝关节肿痛久治不愈，近日病情见加重，双膝关节肿大积水，右侧尤甚，局部微有发红热感，阴雨天加重，行走困难，伴有全身乏力、酸重，微恶风寒，时有汗出，纳眠二便尚可，舌偏红，苔黄腻，脉虚无力。

诊断：

中医诊断：骨痹——风湿痹阻，卫表不固，久郁化热。

西医诊断：关节滑膜炎、双膝关节积液。

治法：益气固表，清热利湿。

主方：防己黄芪汤加味。

处方：黄芪 30 g，苍术、白术各 12 g，防风、防己各 12 g，五爪龙 20 g，黄柏 15 g，薏苡仁 30 g，牛膝 15 g，制乳香、制没药各 10 g，炙甘草 10 g，生姜 3 片，大枣 3 枚。水煎服，日 1 剂。

二诊：2015 年 10 月 10 日。

服药后膝关节肿痛减轻，余症明显好转，舌淡红，苔白微腻，脉较前有力。上方加柏子仁 20 g、远志 15 g、炒酸枣仁 20 g 继服。又进 30 剂，诸症消失。随访半年，病情无复发。

按：本例患者关节肿痛，局部微有红肿灼热，阴雨天加重，舌偏红，苔黄腻，显现湿郁化热之象，兼有身重乏力、汗出恶风等风湿表虚证。防己黄芪汤是治疗风湿或风水身重的方剂。《金匮要略·痉湿暍病脉证治第二》曰："风湿脉浮，身重，汗出恶风者，防己黄芪汤主之。"《金匮要略·水气病脉症并治第十四》曰："风水，脉浮身重，汗出恶风者，防己黄芪汤主之，腹痛者加芍药。"故治宜选防己黄芪汤以益气除湿固表，方中防己祛风利水，黄芪益气固表，白术、甘草健脾和中。然而，此方后世更多用于脾气虚的水肿症，黄芪味甘，微温，在防己黄芪汤中虽解释为益气固表之用，而现代药理研究表明，黄芪对动物或人均可以产生显著的利尿作用，此外证实，防己黄芪汤也具有明显的利尿消肿功效，被广泛运用于心性、肾性、营养不良性、功能性水肿(《现代中药药理与临床》王本祥主编，天津科技翻译出版公司 2004 年出版)。五爪龙：甘，寒，无毒，入肝、肺、肾、膀胱四经，可清热，利水，解毒。加四妙散清热利湿，佐制乳没以活血消肿止痛。药证合拍，取效甚佳。

**医案二**

李某，女，45 岁，邯郸市魏县人。

初诊：2008 年 5 月 20 日。

主诉：双膝关节疼痛 3 年余，加重 1 个月。

现病史：患者 3 年前开始出现双膝关节疼痛发凉，未予治疗，近 1 个月病情加重，双膝关节疼痛、怕风怕凉，活动受限，上下楼疼痛明显，有打软现象，腰酸乏力，左肩酸痛，遇热则舒、遇寒加重，伴口干、纳可、二便正常，舌淡红，苔薄白，脉沉细。

中医诊断：骨痹——肝肾亏虚、络脉痹阻。

治法：补益肝肾，通筋活络。

主方：独活寄生汤加减。

处方：羌活 10 g，独活 10 g，桑寄生 18 g，杜仲 12 g，川续断 15 g，生地黄 10 g，川牛膝 12 g，当归 10 g，赤芍 15 g，白芍 15 g，川芎 10 g，桂枝 12 g，片姜黄 10 g，黄芪 18 g，白术 10 g，防风 10 g，全蝎 8 g，僵蚕 10 g，蜈蚣 2 条，甘草 10 g。7 剂，水煎服，日 1 剂。

二诊：2008 年 5 月 27 日。

患者病情明显好转，诸症减轻。既见效机，原方继服 14 剂，病情稳定。

按：本案患者中年女性，正值七七，天癸将竭，肝肾亏虚，气血不足，故见腰膝疼痛、痿软，肢节屈伸不利，或麻木不仁，畏寒喜温，舌淡苔白，脉细弱。独活寄生汤是治疗久痹肝肾两虚、气血不足证之常用方。其证乃因感受风寒湿邪而患痹证，日久不愈，累及肝肾，耗伤气血所致。风寒湿邪客于肢体关节，气血运行不畅，故见腰膝疼痛，久则肢节屈伸不利，或麻木不仁，正如《素问·痹论》所言："痹在于骨则重，在于脉则不仁。"肾主骨，肝主筋，邪客筋骨，日久必致损伤肝肾，耗伤气血。又腰为肾之府，膝为筋之府，肝肾不足，则见腰膝痿软。《素问·逆调论》云："营气虚则不仁，卫气虚则不用，营卫俱虚则不仁且不用。"其证属正虚邪实，治宜扶正与祛邪兼顾，既应祛散风寒湿邪，又当补益肝肾气血。独活寄生汤出自《备急千金要方》，本案化裁以独活为君，辛苦微温，善治伏风，除久痹，且性善下行，以祛下焦与筋骨间的风寒湿邪。臣以羌活、片姜黄祛风湿，舒筋络而利关节；桂枝温经散寒，通利血脉；防风祛一身之风而胜湿，君臣相伍，共祛风寒湿邪。因痹证日久而见肝肾两虚，气血不足，遂佐入桑寄生、杜仲、牛膝以补益肝肾而强壮筋骨，且桑寄生兼可祛风湿，牛膝尚能活血以通利肢节筋脉；当归、川芎、地黄、赤芍、白芍养血和血，加玉屏风散健脾益气固表。且白芍与甘草相合，尚能柔肝缓急，以助舒筋。当归、川芎、牛膝、桂枝活血，寓"治风先治血，血行风自灭"之意。加虫类药全蝎、僵蚕、蜈蚣，具有走窜之性，蠕动之力，血肉之质，体阴用阳，能深入髓络，攻剔痼结之瘀痰。甘草调和诸药，兼使药之用。以上诸药合用，具有补肝肾、益气血之功。

# 第五节 足痹

## 一、定义

足痹是因肾肝脾亏虚、风寒湿热之邪侵袭、跌仆积劳损伤等致足部肌肉、筋骨、关节失养，或气血凝滞、经脉闭阻而引起的以足部疼痛、重着、肿胀、麻木、活动功能障碍为特征的一种病证。

足痹一词，始见于《灵枢》。虽然未见古今文献中有将足痹作为病种者，但《灵枢》的"踵下痛""跟肿痛"、《素问》的"足下痛"，以及后世文献记载的"脚跟颓候""足跟痛""足心痛""脚痹""脚痛""脚垫"等，皆当属本病的范畴。

西医学的跟骨滑囊炎、跟骨脂肪垫炎、跟骨骨刺、跟骨骨软骨炎、跖痛症、跖骨头骨软骨病、跖管综合征、滑囊炎及足部畸形（平足症、拇外翻）等在表现以足痹为主要证候时，皆可参照本节治疗。

## 二、源流考略

有关足痹的记载肇始于《内经》。其中《素问》论述了属于足痹的脚下痛、足下痛为脾病，水湿盛伤肾，风寒湿侵袭所致。如《素问·玉机真脏论》谓："脾病者，身重 …… 行善瘈，脚下痛。"《素问·气交变大论》则谓："岁土太过，雨湿流行，肾水受邪 …… 脚下痛。"又说："岁水不及，湿乃大行 …… 足下痛。"《素问·通评虚实论》谓："跖跛，寒风湿之病也。"《灵枢》则阐明了足太阳、足太阴、足少阴、足厥阴等经筋病变可引起足痛和气血衰少则肌瘦跟空而产生踵下痛的机制，并提出了经筋之病可用针灸治疗。如《灵枢·经筋》云："足太阳之筋，…… 其病小指（趾）支，跟肿痛 …… 足少阴之筋 …… 其病足下转筋，及所过而结者皆痛。"并指明此经筋病之足痛属于"痹"。又如《灵枢·阴阳二十五人》谓："足阳明之下，…… 血气皆少则无毛，有则稀枯悴，善痿厥足痹 …… 足太阴之下，血气盛则跟肉满，踵坚，气少血多则瘦，跟空，血气皆少则喜转筋，踵下痛。"可见，《内经》为足痹的病因病机研究奠定了坚实的基础。

隋·巢元方《诸病源候论·四肢病诸候》也论及了属于足痹的证候："脚下有结物，牢硬如石，痛如刀锥所刺。"该书持"肾主腰脚"之说，认为足痹"由肾经虚，风毒之气伤之，与血气相击"所致。

元·朱丹溪《丹溪心法·脚气附足跟痛》认为该病病机则为痰和血热，并应用四物汤加黄柏、知母、牛膝治疗血热所引起的足跟痛，对后世颇有影响。

明代医家除进一步探讨足痹的病机外，更多的是着重于研究本病的临床治疗。《普济方·诸痹门》采用牛膝丸补肾壮骨、温经散寒治疗脚痹冷痛、不得屈伸。《简明医彀·脚气附足跟痛》在《丹溪心法》基础上补充了足跟痛的湿热病机，并应用除湿汤加薏苡仁除湿清热以治之。而《证治汇补·脚气附脚心痛》则从脚心痛多属虚劳的观点出发，用大圣散补益气血，另用川乌、川椒、白芷煎汤洗患处，开创了本病的内外同治之法。《外科真诠·足部》记载了由于跌仆损伤一类原因导致的脚垫一症："脚垫因走路紧急，被石块脚底垫肿，不能步行，痛不可忍。"并创用热敷法进行治疗。其后《医学见能·脚证》又补充了瘀血证的症状和治法，其曰："妇人脚心痛痛如刀针刺者，少阴经瘀血也，宜仲景温经汤。"从而使对本病的认识更加全面，治法更臻完善。

有关足痹的现代中医文献主要侧重在比较常见的足跟痛的辨证治疗。如有人将足跟痛分为虚损型、损伤型、骨质增生型、邪毒注骨型、风湿束骨型等5型进行论治；有人又将足跟痛分为肾阴虚、肾阳虚、寒湿、风湿、血瘀五型论治（《痛证鉴别诊断·足跟痛》）；还有人将其分为肾虚退行性变型、劳损寒湿型以及损伤瘀血型三型，以中药外敷和熏洗为主、内服药物为辅治疗本病，为足痹的辨证论治提供了新的经验。

**三、病因病机**

足部筋细骨小，肌肉菲薄，位于身体最下部，承受全身重量，是足三阳、足三阴经脉的交接处，又是阴跷脉、阳跷脉、足三阳、足三阴经筋的起点，故足部极易罹病。足痹的病因也很复杂。诸如素体亏虚，过劳伤正，年老体衰，风寒湿热诸邪的侵袭，跌打、积劳损伤，饮食不节及身体肥胖等内、外多种因素皆可成为足痹的原始病因。继则在这些因素作用下可引起肾肝脾亏虚，气血不足，足部肌肉、筋骨、关节失养，或邪气内阻，瘀血内停，痰湿下注，致足部气血凝滞，经脉闭阻，遂成足痹。足痹又常因遭受寒凉潮湿，饮酒嗜辛，久立远行，过度劳累，或不慎损伤等诱因而反复发作。

1. 肾亏骨虚 肾主骨生髓，髓充养于骨，髓充则骨健。若素禀不足，或年老体衰，或久病伤肾，或久立远行，负重过多，或形体肥胖，积劳损骨伤肾，以致肾之精气亏虚，精不生髓，则髓减骨虚，骨失所养而成足痹。

2. 肝脾亏虚 肝主藏血，脾主化生气血。若饮食劳倦伤脾，脾虚气血化生不足，或月经、胎产损血过多，久患失血，或跌打损伤于外而气血耗伤于内，则引起肝脾气血不足。肝主身之筋膜，脾主四肢肌肉。若肝脾气血不足，则筋脉、肌肉失养而痛，筋弛肉削而活动功能障碍，发为足痹。

3. 寒湿痹阻 寒从脚起，湿从下受。素虚之人，经脉空疏，若久居潮湿阴冷之地，或下肢汗出之后，骤用冷水洗脚，或严冬时节，鞋袜单薄，履冰踏雪，寒湿侵袭足部，稽留筋骨，痹阻经脉，则发为足痹。

4. 湿热蕴积 溽暑熏蒸，湿热侵袭，或素体阴虚，内热偏盛，寒湿之邪郁久化热，或嗜酒无度，过食乳酪肥甘，伤脾生湿蕴热，湿热下注蕴积于足，内舍筋骨，痹阻经脉，亦发为足痹。

5. 瘀血痹阻 遭受跌打、挤压，或强力扭转，或地面不平，跑跳失当（多与职业有关），致筋骨损伤，络破血瘀。或者鞋跟过高，鞋尖过窄，脚被长期挤压磨伤，或久病入络，或邪滞经络等，皆可使足部肌肉、筋骨、关节气血运行不畅，经脉瘀阻，渐成足痹。

6. 痰湿痹阻 邪滞经脉，津液停而为痰，或嗜食肥甘，伤脾生痰。痰湿之性重浊，下注于足，留于筋骨、关节，痹阻经脉，亦成足痹。

本病的病位主要在足部的肌肉、筋骨、关节，因肾主骨，肝主筋，脾主肌肉，故涉及的脏腑主要是肾肝脾。本病的基本病机是足部的肌肉、筋骨、关节失养，或气血凝滞，经脉痹阻。因此，本病的病性有虚有实。

本病初起或虚或实，随着疾病的发展，虚者易感外邪，实者久病伤正。无论是由虚致实，还是由实致虚，皆可导致虚实夹杂之证。故本病迁延较久者，往往成为以一种病因病机为主，伴有多种病因病机的一种复杂证候。

### 四、辨证论治

足痹的辨证要点主要是辨寒热虚实。症以足部关节冷痛、受凉加重、得热痛减、足凉、舌淡为特点者属寒证；以局部红肿、灼热疼痛、饮酒嗜辛则加重、舌质红、苔黄为特点者属热证；以起病缓慢、足部绵绵作痛、足跟空虚感、喜揉搓或提动、压痛不明显、不能久行久立、休息后减轻、脉虚，或有久病卧床、月经过多等病史者，多属虚证；以起病较急，足部刺痛、抽掣痛、热痛、胀痛、灼痛，痛势较剧，痛处拒按，伴有肿胀，脉实有力，或有激烈运动史者多，属实证。

足痹论治当分虚实。虚者补之，实者攻之。虚证根据脏腑亏虚的不同当分别施以补肾壮骨、养肝补脾、益气补血等法；实证则据邪气之异，分别采用温经散寒、健脾除湿、清热化瘀、燥湿涤痰、通经活络止痛诸法。若虚实并见则宜攻补兼施，痛势较剧，标实为主者，当先祛邪以治其标；痛势较缓，本虚为主者，当扶正以图其本。通经活络止痛法应贯彻本病治疗的始终。

本病常见的证候主要有肾阴亏虚证、肾阳虚衰证、肝脾亏虚证、寒湿痹阻证、湿热蕴积证、瘀血痹阻证和痰湿痹阻证等。

1. 肾阴亏虚证

(1)主症：足跟酸痛，或痛引足心，痛处不红不肿，腰酸膝软，不耐久立，足胫时热，头晕耳鸣，咽干，尿黄，舌质红，苔少，脉沉细无力或细数。

(2)治法：滋肾壮骨。

(3)方药：六味地黄丸加减。

(4)处方：熟地黄 30 g，山茱萸 10 g，山药 30 g，茯苓 15 g，枸杞 10 g，怀牛膝 20 g，菟丝子 30 g，当归 10 g，鸡血藤 30 g，制何首乌 20 g，寻骨风 15 g。

(5)方解：药用熟地黄、山茱萸、山药、枸杞、牛膝、菟丝子、制首乌滋肾填精壮骨；当归、鸡血藤补血生精；茯苓健脾渗湿，以防滋腻碍脾；寻骨风通络止痛。全方共奏滋肾填精、生髓壮骨止痛之功。

(6)加减：腰酸膝软较甚者，加川断 30 g、桑寄生 30 g；头晕者加菊花 10 g、耳鸣者加磁石 30 g；咽干者加生地黄 15 g；足胫时热，足心潮热者，加牡丹皮 10 g、知母 10 g、黄柏 10 g。

(7)中成药：知柏地黄丸。

2. 肾阳亏虚证

(1)主症：足部冷痛，或足跟隐痛，足跟有空虚感，不能久蹲久立，足部发凉，腰膝酸软无力，畏寒喜暖，面色㿠白，口淡不渴，舌质淡，苔薄白，脉沉细无力。

(2)治法：温补肾阳，生髓健骨。

(3)方药：金匮肾气丸加减。

(4)处方：熟地黄 30 g，山茱萸 10 g，山药 30 g，茯苓 15 g，肉桂 10 g，制附片 30 g，补骨脂 30 g，骨碎补 20 g，淫羊藿 15 g，怀牛膝 30 g，鹿角胶 10 g，当归 10 g。

(5)方解："阳生于阴"，故方用熟地黄、山茱萸、山药、牛膝补肾滋阴填精，以获补肾生阳之功；肉桂、附子、补骨脂、骨碎补、淫羊藿、鹿胶温补肾阳，当归补血生精，通经活络止痛；茯苓健脾除湿以为反佐。全方共奏温补肾阳、生髓健骨之功。

(6)加减：畏寒较甚者加干姜10 g，神倦乏力者为兼气虚，加黄芪30 g、党参15 g；足部沉重肿痛者为夹湿，加独活10 g。

(7)中成药：金匮肾气丸、右归丸、金鹿丸。

3. 肝脾亏虚证

(1)主症：足底皮肤松弛，弹力减弱，足跟踏地似无足垫，犹如跟骨直接踏于地面，或跟腱部肿胀，站立时痛剧，坐卧则痛减或消失，其痛常随体质强弱而增减。面色欠华，神倦乏力，舌质淡，苔薄白，脉细弱。

(2)治法：养肝补血，健脾益气。

(3)方药：八珍汤加减。

(4)处方：熟地黄20 g，白芍15 g，当归10 g，川芎10 g，党参30 g，白术15 g，茯苓15 g，鸡血藤30 g，黄芪30 g，炙甘草5 g。

(5)方解：熟地黄、白芍、当归、川芎即四物汤，滋养肝血，荣筋活络；党参、白术、茯苓、甘草即四君子汤，补脾益气，实四肢、养肌肉。原方加黄芪以增益气之力，加鸡血藤以增补血活络之功。

(6)加减：偏肝血不足者，加枸杞10 g、制首乌20 g、女贞子15 g；食少便溏者，加山药30 g、鸡血藤30 g；兼寒湿者加制附片20 g、苍术10 g。

(7)中成药：八珍丸。

4. 寒湿痹阻证

(1)主症：足部麻木冷痛，得温痛减，遇阴雨寒冷则痛增，疼痛剧烈时会出现跛行，或痛处肿胀，不红不热，下肢重着，足心酸胀，肌肤冷面色苍白，舌质淡，苔薄白，脉沉细或弦紧。

(2)治法：温经散寒，除湿通络。

(3)方药：乌附麻辛桂姜汤加味。

(4)处方：制川乌10 g，制附片30 g，麻黄10 g，辽细辛5 g，桂枝10 g，干姜10 g，威灵仙15 g，独活10 g，鸡血藤30 g，炙甘草10 g，蜂蜜30 g。

(5)方解：大辛大热的川乌、附子直入关节深处温经散寒；麻黄、细辛、桂枝既能引乌、附深入关节，又能导寒湿外出；附子无干姜不热，再以干姜温中使中阳振奋，并助附子以温肾阳；威灵仙、独活除湿止痛；鸡血藤补血通络；甘草、蜂蜜甘以缓急，并能解川乌、附子之毒。诸药合用则具温经散寒、除湿通络止痛之效。

(6)加减：若疼痛剧烈加乳香10 g、没药10 g，或加草乌5 g；苔白厚腻为湿偏重，加苍术15 g、独活10 g；脚转筋加木瓜15 g、白芍20 g；伴麻木加当归10 g，炙黄芪30 g。

5. 湿热蕴积证

(1)主症：足部肌肉、关节红肿，灼热疼痛，痛势较剧，痛不可近，着地即痛，甚至不能行走，或两足麻木灼热，得凉则舒，口干，小便黄赤，舌质偏红，苔黄，脉滑数或濡数。

（2）治法：清热除湿，通络止痛。

（3）方药：四妙丸加味。

（4）处方：苍术 10 g，黄柏 10 g，薏苡仁 30 g，川牛膝 30 g，海桐皮 20 g，防己 15 g，草薢 30 g，赤芍 15 g，木瓜 15 g，木通 10 g，栀子 10 g，生甘草 5 g。

（5）方解：苍术、薏苡仁健脾除湿；黄柏、栀子清热；防己、草薢、木通清热利湿；木瓜化湿通络；川牛膝、海桐皮、赤芍化瘀通络止痛。诸药合用，共奏清热除湿、通络止痛之功。

（6）加减：若局部红肿较甚者可加虎杖 15 g、银花藤 30 g；湿热伤阴而见舌红少苔者，加生地黄 20 g。

（7）中成药：四妙丸、湿热痹冲剂。

6. 瘀血痹阻证

（1）主症：足痛如刺，痛有定处而拒按，有时不能用脚踏地，稍一用劲，如踩刀锥，疼痛难忍，局部皮肤可见青紫，扪之可有灼热感，日轻夜重，肌肤麻木，舌质紫暗，或有瘀斑、瘀点，脉涩。多有跌打损伤史。

（2）治法：活血化瘀，通络止痛。

（3）方药：身痛逐瘀汤加减。

（4）处方：桃仁 15 g，红花 15 g，当归 10 g，川芎 20 g，没药 10 g，五灵脂 10 g，地龙 15 g，川牛膝 30 g，秦艽 15 g，䗪虫 10 g，延胡索 20 g，广木香 10 g，甘草 5 g。

（5）方解：药用桃仁、红花、川芎、地龙、牛膝、䗪虫、延胡索活血化瘀；没药、五灵脂通络止痛；当归活血补血；秦艽祛风湿；广木香行气止痛；甘草调和诸药。全方则有活血化瘀、通络止痛之效。

（6）加减：若扪之痛处发热，则加赤芍 15 g、黄柏 10 g 清热；兼寒湿者加桂枝 15 g、制附片 15 g、独活 10 g 温经散寒；局部肿胀者加泽兰 30 g 活血消肿。

7. 痰湿痹阻证

（1）主症：足部酸胀麻木，足心作痛，但久坐卧，起则痛甚，行动则痛缓，形体丰盛，舌质暗淡，苔薄腻，脉沉弦。

（2）治法：健脾燥湿，化痰通络。

（3）方药：导痰汤加味。

（4）处方：制南星 10 g，陈皮 10 g，法半夏 15 g，茯苓 30 g，枳实 5 g，白芥子 10 g，木瓜 15 g，草薢 15 g，防己 15 g，甘草 5 g。

（5）方解：药用南星、陈皮、法半夏、茯苓、白芥子健脾燥湿，理气化痰；气滞则津停，津停则痰生，故用枳实行气以消痰；痰由湿聚而成，故用木瓜、草薢、防己利湿以消痰，兼以活络。诸药合用标本兼治，使脾健津行，湿除痰化而络通痛止。

（6）加减：足心痛加干姜 10 g、白术 15 g；有化热倾向者加苍术 10 g、黄柏 10 g。

（7）中成药：指迷茯苓丸。

**五、足痹医案**

*严某，男，52 岁，工人，峰峰矿区。*

*初诊：2013 年 1 月 2 日。*

*主诉：左侧第一跖趾关节疼痛 1 日。*

现病史：刻诊见左侧第一跖趾关节红肿疼痛，双膝关节疼痛，双手指关节游走性疼痛，患者自述发病前曾有饮酒、食用海鲜史，疼痛难忍曾服用止痛药效果不显，无口干眼干，无头晕头痛，无心悸胸闷，自汗，纳差，寐差，二便调，察其舌红，苔黄腻，诊其脉弦。

辅助检查：检阅实验室报告：①血常规：白细胞 $12.7 \times 10^9$/L，红细胞 $4.38 \times 10^{12}$/L，血红蛋白 129 g/L，血小板 $321 \times 10^9$/L；②尿常规：阴性，血尿酸 513 μmol/L；③风湿四项：类风湿因子( - )，ASO 64 U/mL，C - 反应蛋白 10 μg/L，血沉 58 mm/h；④双足 X 片正斜位示：双足第一跖趾关节软组织肿胀，双足诸骨组成未见异常。

诊断：

中医诊断：痛风——湿热阻滞，痰瘀阻滞。

西医诊断：痛风性关节炎急性发作期。

治法：清热祛湿，通络止痛。

主方：五妙散加味。

处方：苍术 10 g，黄柏 10 g，川牛膝 15 g，炒薏苡仁 10 g，地龙 12 g，木瓜 20 g，忍冬藤 20 g，土茯苓 30 g，山慈菇 15 g，夜交藤 20 g，白术 10 g，秦艽 10 g，茯苓 10 g，浮小麦 30 g，威灵仙 15 g，甘草 6 g。7 剂，水煎服，日 1 剂。

医嘱：多饮水，忌海鲜、动物内脏等高嘌呤饮食，限酒。

二诊：服用前方后病情好转，关节红肿疼痛明显减轻，舌红，苔黄腻，脉弦。复查：①血常规：白细胞计数 $4.6 \times 10^9$/L，红细胞计数 $4.2 \times 10^{12}$/L，血红蛋白 132 g/L，血小板计数 $252 \times 10^9$/L；②尿常规：阴性，血尿酸 304 μmol/L。既见效机，再服上药 7 剂，水煎服，日 1 剂。

医嘱：多饮水，控制高嘌呤饮食，限酒。2 个月后随访，未再服药，病情未复发。

按：痛风多因饮食不节、形体肥胖、起居不慎为基本病因，脾肾亏虚、清浊不分、热毒为患是病机关键，热毒、痰浊、瘀血交相为患是主要病理产物。故以清热利湿，祛瘀止痛为法，自拟加味五妙散（四妙散加地龙）治疗痛风疗效可靠。

中医学早就有"痛风"之称，如朱丹溪《格致余论》中就曾撰"痛风论"专篇，《丹溪心法·痛风》描述痛风的症状为"四肢百节走通是也"，不过此言痛风，大抵指风寒湿邪乘虚侵袭，致肢体关节疼痛，酸楚，麻木，重着及活动障碍，实为"痹证"。痹的病名，最早见于《内经》。《张氏医通·痛风》指出："痛风一证，《灵枢》谓之贼风，《素问》谓之痹。"《金匮要略》曰："历节，多由风寒湿气，乘虚袭于经络，气血相凝滞所致。"从后世大量的中医典籍对"痛风"所下的定义、病因、病机及症状方面来看，中医痛风包括了现代医学的痛风性关节炎及其他一些疼痛性疾病。而现代医学痛风性关节炎属于中医学"痹证、痛风、历节"范畴，故单从痹证论治痛风有其局限性。

现代医家多数认为饮食不节、形体肥胖、起居不慎为基本病因，脾肾亏虚、清浊不分、热毒为患是病机关键，热毒、痰浊、瘀血交相为患是主要病理产物。认为痛风性关节炎形成的主要原因在于先天禀赋不足，后天嗜食膏粱厚味，日久伤脾，或年老脾肾功能失调，并与饮食、劳倦、外感、环境等诱因有关。内外相合，生湿化热，湿聚为痰，久病生瘀，即本病以脾肾亏虚为本，湿热痰瘀、浊毒痹阻经脉、骨节为标，属本虚标实证。而治疗急性痛风性关节炎分急性期、间歇期和慢性期分别立法。急性期以祛邪为主，治则以清热利湿、祛瘀止痛为大法，自拟加味五妙散（四妙散加地龙）治疗，使用黄柏、苍术、薏苡仁、川牛膝、地龙、萆薢、山慈菇、威灵仙、僵蚕等药物；间歇期及慢性期以健脾补肾为主，兼以清热利湿、活血通络法，随证治之。临床上，对无症状高尿酸血症也主张积极治疗，认为高尿酸血症乃湿浊之毒，用三仁汤加减治疗，体现了中医"治未病"的辨证理论。多年验之临床，疗效可靠，疗程较短，效果巩固。

# 第八章　产后痹

## 第一节　疾病概述

产后痹是指妇女在产褥期内出现肢体关节酸痛、重着麻木，亦称为产后关节痛、产后身痛，属于《经效产宝》一书中产后痛风一类，产后痹最早见于《诸病源候论》。

本病的发生机制主要是产后百节开张，血脉流散，营血亏虚，气虚弱则经络间血多阻滞累日不散，则筋牵脉引，骨节不利或产后卫阳不固，风寒湿邪乘虚袭侵经络使气血凝滞，经络阻滞，经脉失养，或产时耗伤肾气皆可致产后身痛。

治疗时应本着产后多虚的原则，宜扶正祛邪养血为主，挟有外感者，佐以祛风散寒，除湿通络切，不可重伤其阴。

### 一、病因病机

1. 血虚　素体血虚，或产时失血过多或产后虚损未复，四肢百骸空虚，筋脉关节失于濡养，以致肢体酸痛麻木甚或疼痛。

2. 风寒　产后气血俱虚，营卫失调，腠理不密，若起居不慎则风寒湿三邪乘虚而入，留著关节、经络，使气血运行不畅，瘀滞作痛。

3. 肾虚　素体肾虚，或因产后伤及脏腑，气血俱虚，胞脉失养。腰为肾之腑，胞脉所系，足跟是三阴经脉所过之处，失血过多，则胞脉虚肾气亦虚、失于濡养，故腰背痛、腿脚乏力、足跟痛。

4. 血瘀　产后余血未净，留滞经脉，或因难产手术伤气动血，或因感受寒热、寒凝，或热灼致瘀，瘀阻经络关节而疼痛。

### 二、诊断要点

本病特点是产后肢体关节酸痛活动不利、麻木重着、畏寒恶风而局部无发红灼热。

### 三、鉴别诊断

1. 痹证　本病外感风寒型与痹证的发病机制相近，临床表现也类似，两者病位均在肢体关节，但本病只发生在产褥期，痹证则任何时候都可发病。若产后身痛日久不愈，迁延致产褥期后，则当以痹证论治。

2. 痿证　两者症状均在肢体关节，产后身痛以肢体关节疼痛重着、屈伸不利、麻木不仁或肿胀为特点，但无瘫痪的表现，痿证则以肢体痿弱不用、肌肉消瘦萎缩为特点。

### 四、辨证论治

1. 血虚证

（1）主症：产后遍身关节疼痛，肢体酸楚，麻木，头晕，心悸，面色萎黄，舌淡微红、苔薄少苔，脉细弱无力。

（2）证候分析：产后血虚、筋脉失养，则全身关节酸楚麻木；血虚"不荣则痛"，则关节肢体疼痛、酸楚、麻木，不能上荣则头晕心悸；舌淡红少苔，脉细弱无力，均为血虚之征象。

（3）治法：养血益气，温经通络。

（4）方药：金匮黄芪桂枝五物汤加味。

（5）处方：当归、秦艽、丹参、鸡血藤、黄芪、桂枝、白芍、当归、丹参、秦艽、鸡血藤、炙甘草、生姜、大枣。

（6）方解：方中当归、白芍、鸡血藤、丹参养血活血通络，黄芪益气以助血之运行，桂枝温经通络，生姜、大枣调和营卫，炙甘草调和诸药，全方共奏养血益气、温经通络之效。

2. 风寒证

（1）主症：产后肢体关节不利，疼痛肿胀，屈伸不利或痛无定处，或冷痛剧烈，如针锥刺痛，麻木重者步履艰难，得热痛减伴恶寒怕风，舌淡苔薄白，脉细缓或濡。

（2）证候分析：产后体虚风寒湿邪乘虚而入，留滞经络，气血受阻，不通则痛，故关节疼痛、屈伸不利；风邪偏盛，性善走动，则痛无定处；寒邪独盛，寒性收引，固定不移，则疼痛剧烈如针锥刺痛；湿邪偏盛其性重着留滞、影响气血运行，则肢体肿胀，麻木重着，血得热则行，故喜热熨；舌淡、苔薄白，脉细缓或濡均为血虚有寒之象。

（3）治法：养血祛风，散寒除湿。

（4）方药：千金独活寄生汤或趁痛散、防风汤。

（5）处方：独活、桑寄生、秦艽、防风、细辛、生地黄、当归、川芎、白芍、桂心、茯苓、杜仲、牛膝、人参、甘草。

（6）方解：方中四物汤养血活血，人参、茯苓、甘草益气健脾，独活、桑寄生、秦艽、防风祛风胜湿，牛膝、杜仲合桑寄生补益肝肾，细辛搜风散寒，助防风、秦艽祛风更强，桂心温经止痛，合细辛温通十二经，诸药合为扶正除邪之剂。

3. 肾虚证

（1）主症：产后腰、背、膝、腿、足跟酸痛，乏力，艰于俯仰，头晕耳鸣，夜尿多，舌淡红或淡黯、苔薄白，脉沉细弦。

（2）证候分析：素体肾气亏损，因产后精血俱虚，胞脉失养，则腰背酸痛、腿脚乏力；足跟是三阴经脉所过之处，故肾虚则足跟痛；脑为髓海、肾主骨生髓通脑、开窍于耳、司小便，故头晕耳鸣、夜尿多；舌淡红或淡黯、苔薄白，脉沉细弦，均为肾虚之象。

（3）治法：补肾养血，强腰壮筋骨。

（4）方药：叶氏女科养荣壮肾汤加秦艽、熟地黄。

（5）处方：当归、川芎、独活、肉桂、防风、杜仲、川断、桑寄生、秦艽、熟地黄、生姜。

（6）方解：方中当归、川芎养血，生姜、肉桂温经散寒，防风、独活、秦艽祛风胜湿，川断、杜仲、桑寄生补肾强腰壮筋骨，加熟地黄滋肾填精补血。全方具有补肾养血、强腰壮筋骨的作用。

4. 血瘀证

（1）主症：产后身痛、尤见于下肢疼痛、麻木发硬、重着、肿胀明显、屈伸不利，小腿压痛、恶露量少，色紫黯夹血块，小腹疼痛、拒按，舌黯苔白，脉弦涩。

（2）证候分析：产后恶露量少、瘀血内停阻滞气血经络运行，经络筋骨不利"不通则痛"，故出现身痛、下肢疼痛、麻木发硬、重着、屈伸不利，恶露量少、色紫黯夹血块、小腹疼痛拒按、舌黯苔白、脉弦涩，均为血瘀的表现。

（3）治法：养血活血，化瘀祛湿。

（4）方药：身痛逐瘀汤（王清任《医林改错》）加味。

（5）处方：桃仁、红花、当归、川芎、地龙、牛膝、羌活、秦艽、香附、黄芪、炒五灵脂、没药、苍术、黄柏、毛冬青、忍冬藤、益母草、木瓜、甘草。

（6）方解：方中当归、川芎养血，桃仁、红花、当归、川芎、地龙、益母草活血化瘀，羌活、秦艽、苍术、木瓜、黄柏祛湿，毛冬青、忍冬藤、香附、牛膝引经通络，黄芪扶正，甘草调和诸药。全方具有养血活血、化瘀祛湿之效。

本病在各医疗书籍上虽分为血虚证、风寒证、肾虚证、血瘀证，在临床治疗的实际病例却是错综复杂、虚实夹杂，呈现虚中有实、实中加虚的证候，比如素体阳虚产时又失血过多致虚寒证的，临证时需详加辨证、四诊合参、审其原因辨其证候、找到根源，治疗时无不随手奏效。

# 第二节　医话医案

**医案一**

王某，女，37 岁，市民，石家庄人。

初诊：2011 年 3 月 2 日。

主诉：后背昼夜难受紧痛 14 年，右腿脚不能摆动、怕冷。

现病史：后背昼夜难受、紧、痛，对烫热不敏感，无汗，右脚脖不能左右摆动，右腿及全身乏力，全身怕冷，眼袋大，苔薄白，舌淡红偏黯，脉紧数。经多家医院诊所治疗无明显好转。

中医诊断：产后痹——寒痹证。

治法：活血化瘀，温阳祛寒。

主方：活络效灵丹合舒筋汤加减。

处方：黄芪 30 g，白术 12 g，乳香 15 g，没药 15 g，丹参 15 g，当归 15 g，白芍 12 g，防风 9 g，羌活 12 g，片姜黄 9 g，海桐皮 12 g，桂枝 12 g，土鳖虫 12 g，党参 15 g，甘草 10 g，木瓜 12 g，川牛膝 12 g。水煎服，20 剂。

医嘱：忌凉，多运动，结合按摩。

二诊：2011 年 3 月 22 日。

服药 20 剂症状无明显改善，仍乏力、怕冷、后背难受痛紧，上方黄芪改 60 g，加苍术 10 g，黑附子 10 g，干姜 10 g，细辛 3 g，水蛭 10 g。30 剂，水煎服。

三诊：2011 年 4 月 22 日。

药后腿脚有力，后背如故，上方去土鳖虫、木瓜、川牛膝，加赤芍 12 g、地龙 9 g，黑附子改 15 g，干姜改 15 g。30 剂，水煎服。

四诊：2011 年 5 月 23 日。

药后身上已有汗、后背痛紧明显减轻，又加生地黄 20 g、僵蚕 9 g，30 剂，水煎服。后临症加减，共服药一年、腿脚走路已看不出拐，后背已知烫热，自此体若常人。

按语：此病已十四五年，发病时间长，服两三个月药恐难见效，本不想治，因患者恳切要求才为其治疗，没想到有如此好的疗效。

**医案二**

江某某，女，31 岁，农民，成安县人。

初诊：2012 年 12 月 18 日。

主诉：全身关节疼痛不适、怕风怕冷 1 年半。

现病史：患者 1 年半前因产褥期感受风寒之邪，开始出现全身关节疼痛不适、怕风怕冷，手指及肩关节疼痛，头痛背沉，四肢不温，饮食二便可，察其舌质淡红，苔薄白，诊其脉沉细。患者就诊时仍在哺乳期。查风湿四项、抗环瓜氨酸肽抗体、甲功五项均在正常范围。

中医诊断：产后痹——营卫不和，风湿阻络证。

治法：调和营卫，祛风除湿。

主方：黄芪桂枝五物汤加味。

处方：黄芪 30 g，桂枝 12 g，白芍 15 g，麸炒白术 15 g，防风 8 g，当归 15 g，五指毛桃 12 g，麸炒山药 15 g，麸炒薏苡仁 30 g，酒乌梢蛇 10 g，鸡血藤 15 g，炙甘草 10 g。7 剂，水煎服，日 1 剂。

二诊：2012 年 12 月 25 日。

服用前药后全身关节疼痛不适、怕风怕冷减轻，伴头痛背痛，已断奶，舌质淡红，苔薄白，脉沉细。考虑患者已断奶故加黑顺片（先煎）10 g、葛根 30 g、全蝎 5 g、川芎 15 g，以温经散寒、舒经活血通络。7 剂，水煎服，日 1 剂。

三诊：2013 年 1 月 2 日。

服前方后患者症状减轻，已无头痛，全身怕风怕冷减轻，月经量稍多，舌质淡红，苔薄白，脉沉细。上方减全蝎、川芎，加仙鹤草 15 g、炒谷芽 30 g、穿山龙 15 g 以健脾和胃、止血通络。7 剂，水煎服，日 1 剂。

按：产后痹证是指产褥期间出现肢体、腰膝、关节疼痛、酸楚、麻木、重着者，又称产后关节痛，或产后遍身疼痛。多因产后气血大虚，血虚筋脉失养；或气虚卫阳不固，风寒湿邪乘虚袭入关节肌肉，痹阻经脉而致全身肢节酸痛；或瘀血阻滞脉络，气血运行受阻日久不愈所致。临床以痛痹、行痹较为多见。治宜扶正为主，佐以祛邪。高社光教授擅用玉屏风散、黄芪桂枝五物汤等治疗。方中黄芪益气固表止汗为君，白术补气健脾为臣，佐以防风走表而散风邪，合黄芪、白术以益气祛邪。黄芪得防风，固表而不致留邪；防风得黄芪，祛邪而不伤正，有补中寓疏，散中寓补之意。《古今名医方论》云："防风遍行周身，称治风之仙药，上清头面七窍，内除骨节疼痹、四肢挛急，为风药中之润剂，治风独取此味，任重功专矣。然卫气者，所以温分肉而充皮肤，肥腠理而司开阖。唯黄芪能补三焦而实卫，为玄府御风之关键，且无汗能发，有汗能止，功同桂枝，故又能治头目风热、大风癫疾、肠风下血、妇人子脏风，是补剂中之风药也。所以防风得黄芪，其功愈大耳。白术健脾胃，温分肉，培土即以宁风也。夫以防风之善驱风，得黄芪以固表，则外有所卫，得白术以固里，则内有所据，风邪去而不复来，当倚如屏，珍如玉也。"《金匮要略》"血痹阴阳俱微，寸口关上微，尺中小紧，外证身体不仁，如风痹状，黄芪桂枝五物汤主之。"黄芪桂枝五物汤调养荣卫，祛风散邪，益气温经，和血通痹。加入祛风除湿、活血通络之品鸡血藤、麸炒薏苡仁、酒乌梢蛇、黑顺片、麸炒山药、当归、五指毛桃温肾助阳、养血活血，扶助正气，祛邪外出。二诊头痛加入葛根、全蝎、川芎，以温经散寒、舒经活血通络，川芎为血中气药，走而不守，可上行巅顶，旁达四肢，是治头痛的圣药。三诊患者月经多，加仙鹤草、炒谷芽、穿山龙以健脾和胃、止血通络。全方标本兼治，疗效显著。

# 第九章　其他

## 第一节　历节

### 一、概述

历节又称历节风、白虎历节，因其表现周身关节皆痛，故名历节；言其白虎者，因其昼静而夜发，发则痛彻骨髓，酸楚疼痛不歇，其状如虎咬，故名白虎历节。本病是以关节剧烈疼痛，遍历多个关节，甚或骨节僵硬、变形、肿大、活动不利为特点的病证。

### 二、源流

《内经》无历节病名，但《素问·痹论》中所述痹病"尻以代踵，脊以代头"的临床表现类似历节。汉·张仲景《金匮要略·中风历节病脉证并治》描述本病症状曰："少阴脉浮而弱……即疼痛如掣。盛人脉涩小，短气，自汗出，历节疼，不可屈伸。"隋·巢元方在《诸病源候论·历节风候》中首提"历节风"病名，唐·孙思邈《千金要方·贼风》有"犀角汤，治热毒流入四肢历节肿痛方"的记载，强调了热毒致病，补充了前人治疗本病喜用温燥之不足。本病涉及西医学之类风湿关节炎、强直性脊柱炎、骨关节炎、痛风等。

### 三、病因病机

病因有外感、内伤两类。外感风、寒、湿、热，痹阻气血；内伤或饮食自倍，损伤脾胃，痰浊内生，附着肢节；或房事劳倦，肝肾耗损，筋骨失养；或久病大病，耗伤气血，血脉空虚，邪乘虚入，留滞经脉，发为历节风。病机关键为经络气血不通，筋骨关节失荣。病位在四肢关节，可累及筋骨、肌肉、皮肤，涉及肝、脾(胃)、肾等脏腑。病理因素以瘀为主。病性为本虚标实，气血不足，肝肾亏损为本，风寒湿热、痰浊、瘀血为标。

### 四、辨证论治

1. 湿热阻络证　治以清热化湿、宣痹通络，方以宣痹汤加减。
2. 寒湿阻络证　治以温经散寒、祛湿通络，方以乌头汤加减。
3. 热毒阻络证　治以清热解毒、凉血宣痹，方以清热地黄汤加减。
4. 风寒湿阻络证　治以祛风除湿、散寒通络，方以蠲痹汤加减。
5. 痰瘀阻络证　治以活血化瘀、祛痰通络，方以身痛逐瘀汤合二陈汤加减。

### 五、痹病(历节)医案

蔡某,女,38 岁,已婚,汉族,

初诊:2015 年 4 月 8 日。

主诉:多关节肿痛 10 余年,加重 1 个月。

现病史:患者于 10 年前无明确诱因出现肩、膝等关节肿胀、疼痛,就诊于当地医院给予口服药物(具体不详,可能有激素)及理疗,症状稍有缓解,随后自行停药。1 年前患者因劳累出现肩、膝等关节肿胀、疼痛,就诊于外院 X 线检查示:右膝退行性骨关节病。予布洛芬缓释胶囊口服治疗,症状控制后自行停药。1 个月前患者无明显诱因出现全身多关节肿痛、疼痛,在某市级医院查:血常规示:白细胞计数 $11.18 \times 10^9$/L、血小板计数 $450 \times 10^9$/L;风湿四项示:类风湿因子 34.1 U/mL、C - 反应蛋白 34.1 mg/L、血沉 87 mm/h、抗 CCP( - )。给予口服药物,症状改善不明显,故来我院就诊。现主症:双侧肩、肘关节疼痛肿胀,伸直受限,双腕关节肿痛,双侧膝关节疼痛肿胀,全身怕风怕冷,遇寒则重,遇热则舒,伴口干、眼干,气短,乏力,纳差,夜寐差,小便尿急、尿频,大便自调。舌淡红苔黄腻,脉细涩。

中医诊断:痹病(历节)——气血亏虚,风寒湿热痹阻,虚实寒热错杂。

治法:益气养血,祛风除湿,蠲痹清热。

主方:乌头汤加味。

处方:制川乌 10 g,制草乌 10 g,白芍 20 g,麻黄 10 g,生黄芪 30 g,生地黄 20 g,徐长卿 15 g,醋延胡索 15 g,麸炒苍术 12 g,黄柏 12 g,薏苡仁 30 g,川牛膝 15 g,防风 12 g,防己 15 g,炙甘草 10 g,酒乌梢蛇 12 g。7 剂(加蜜 50 mL 同煎),水煎服,日 1 剂。

二诊:2015 年 4 月 16 日。

患者诉双侧肩、肘关节疼痛肿痛减轻,双腕关节肿痛好转,双侧膝关节疼痛肿胀,面色萎黄,气短、乏力,口干、眼干,纳差,夜寐差,小便尿急、尿频减轻,大便自调。舌淡红苔黄腻,脉细涩。处方:制川乌 5 g,制草乌 5 g,白芍 20 g,陈皮 12 g,生黄芪 30 g,生地黄 20 g,徐长卿 15 g,醋延胡索 15 g,麸炒苍术 12 g,黄柏 12 g,薏苡仁 30 g,川牛膝 15 g,茯苓 30 g,白术 12 g,焦三仙各 10 g,酒乌梢蛇 10 g,炙甘草 10 g。7 剂,水煎服,日一剂。

三诊:2015 年 4 月 24 日。

患者诉双侧肩、肘关节疼痛肿痛减轻,伸直仍受限;双腕关节肿痛好转,双手第 2、3、4 近指关节肿痛减轻,双侧膝关节疼痛肿胀好转,趾跖关节疼痛,仍气短、乏力,口干、眼干,纳可,夜寐可,二便自调,舌淡红苔薄黄,脉细涩。处方:黄芪 30 g,五指毛桃 20 g,当归 12 g,徐长卿 15 g,桂枝 12 g,赤芍 15 g,防风 10 g,防己 12 g,酒乌梢蛇 12 g,川牛膝 15 g,木瓜 15 g,生石膏 20 g,炙甘草 10 g,白术 12 g。14 剂,水煎服,日一剂。

治疗结果:2015 年 5 月 10 日患者诉双侧肩、肘关节无肿痛,双腕关节肿痛基本缓解,双侧膝关节偶有疼痛,纳可,夜寐安,二便自调,舌淡红苔薄黄,脉细涩。未再服药。

按:《金匮要略·中风历节病脉证并治第五》曰:"病历节不可屈伸疼痛,乌头汤主之。"本方主治寒湿历节之证。寒湿留着关节,经脉痹阻不通,气血运行不畅,是以关节剧痛、不得屈伸为特征。寒湿之邪,非乌头、麻黄则不能去;而病在关节,则又非如皮毛之邪可一汗而解,故用黄芪之补托,既助乌头温经,又防麻黄过散;因本证为急,其痛为剧,故以芍药甘草汤佐之,以活血通经、缓急止痛;白蜜甘缓,可解乌头之毒也。诸药合用,为温经散寒、除湿止痛之良剂。凡寒湿凝滞,经脉闭阻之痹证、诸痛、脚气等病,皆可运用。关节肿痛,遇寒为甚,苔白厚腻,脉象浮紧,寒湿侵袭之象,宜乌头汤,加防风、防己、徐长卿、酒乌梢蛇以增祛风除湿、通经止痛之功。因患病日久,郁而化热而致寒湿夹杂之证,舌红苔黄腻为湿热之证,故加四妙散以清热化湿。生地黄补益肝肾,醋延胡索行气止痛。二诊药后症减,故减制川乌、制草乌量至 5 g,减麻黄、防风、防己;伴纳差,故加陈皮 12 g、茯苓 30 g、白术 12 g、焦三仙各 10 g 以健脾化湿和胃。三诊外邪已去,正虚显现,故予黄芪桂枝五物汤加味,以益气养血,祛风通络,佐以清热。诸药合用,顽症得解。

# 第二节　大偻

### 一、概述

大偻是由于风寒湿热等外邪入侵,闭阻经络关节,气血运行不畅,以全身关节呈游走性红、肿、重着、疼痛甚至关节畸形、强直为主要临床表现的病证,与西医学的强直性脊柱炎相类似。

### 二、源流

大偻之名首见于《黄帝内经》。《素问·生气通天论》曰:"阳气者,精则养神,柔则养筋,开阖不得,寒气从之,乃生大偻。"《脉要精微论》曰:"背者胸中之府,背曲肩随,府将坏矣。腰者肾之府也,转摇不能,行则偻附,肾将惫矣。"

### 三、病因病机

大偻的发病是因"阳气不得开阖,寒气从之"而形成。督脉为人身阳气之海,督一身之阳。腰为肾府,又与足太阳相表里,所以肾督两虚,寒邪入侵肾督,阳气不得开阖,寒气从之,乃生大偻。肾督阳虚是本病的内因,寒邪入侵是其外因,内外合邪,阳气不化,寒邪内盛,影响筋骨的荣养而致脊柱伛偻,形成大偻。

### 四、辨证论治

1. 肾虚督寒证　腰胯疼痛,喜暖畏寒,膝腿酸软或腰腿疼痛,腰部不能转摇,俯仰受限,见寒加重,得热则舒,或兼男子阴囊寒冷,女子白带寒滑,舌苔薄白或白厚,脉象多见沉弦或尺脉沉弦略细,或弱小。方用补肾强督治偻汤:骨碎补、补骨脂、熟地黄、淫羊藿、金狗脊、鹿角胶(或片、霜)、羌活、独活、川续断、杜仲、川牛膝、土鳖虫、桂枝、赤芍、白芍、知母、制附子、炙麻黄、干姜、白术、威灵仙、白僵蚕、炙穿山甲、防风。

2. 邪郁化热证　腰胯疼痛,性情急躁,五心烦热,膝腿乏力,腰脊僵困,午后或夜间低热,喜见凉爽,大便或干或欠爽,舌苔薄黄或少津口燥,脉象多见沉弦细数,或数大有力。方用补肾强督清化汤：骨碎补、生地黄、炒黄柏、川续断、杜仲、苍术、川牛膝、金狗脊、鹿角霜、羌活、秦艽、土鳖虫、桑枝、桂枝、赤芍、白芍、知母、制附子、白术、威灵仙、白僵蚕、生薏苡仁。

3. 痹阻肢节证 除腰胯尻疼痛外，兼见膝、踝、肩、肘等关节疼痛，或上下肢游走窜痛，一般痛处喜暖怕凉，女子或兼有痛经、乳少等症。但邪气久郁化热或从阳化热者，则痛处不怕寒反喜凉爽；不化热者舌苔多白，脉多沉弦或浮大兼弦，化热者脉象可兼数。方用补肾强督利节汤：骨碎补、补骨脂、金狗脊、鹿角胶、土鳖虫、杜仲、防风、羌活、独活、川牛膝、姜黄、桂枝、赤芍、白芍、知母、制附片、制草乌、炙麻黄、白术、青风藤、海风藤、松节、威灵仙、白僵蚕、伸筋草。

### 五、大偻医案

**医案一**

任某，男性，23 岁，学生，邯郸市人。

初诊：2014 年 12 月 17 日。

主诉：反复腰骶部疼痛 2 年余。

现病史：患者 2 年前无明显诱因下反复出现腰骶部疼痛，社区医院给予消炎镇痛药治疗后疼痛减轻，但停药后病症依旧，故就诊于本院治疗。诊时腰骶部疼痛，屈伸不利，双髋、双膝疼痛，行动不便，晨僵大于 2 小时，伴畏寒喜温，纳差，神疲乏力，夜晚小便清长，面色无华，舌苔薄腻，尺脉沉细。

中医诊断：大偻——脾肾亏虚、风寒湿邪入络证。

治法：温补脾肾，祛风除湿，散寒通络。

主方：自拟方加味。

处方：黄芪 20 g，党参 20 g，杜仲 20 g，狗脊 20 g，淫羊藿 20 g，川牛膝 20 g，鸡血藤 20 g，当归 10 g，独活 10 g，细辛 5 g，威灵仙 20 g，桂枝 6 g，生甘草 10 g。14 剂，水煎服，日 1 剂，分 2 次服用，饭后服。

痛痹颗粒 10 g×15 包，每次 10 g，每日 3 次，饭后服。

医嘱：忌辛辣、油腻，服清淡食物；保护肾督；预防和积极治疗跌仆损伤；避免寒湿侵袭；加强锻炼，保持心情舒畅。

二诊：2014 年 12 月 30 日。

患者服上药 14 剂后，腰骶部疼痛减轻，其余症状有所好转。治疗有效，药已中病，上方再进 14 剂。

痛痹颗粒 10 g×15 包，每次 10 g，每日 3 次，饭后服。

三诊：2015 年 1 月 12 日。

服上药 14 剂后，腰骶部疼痛基本消失。下肢关节已无明显疼痛，无晨僵，仅阴雨天偶感微痛，无胃脘部疼痛、发热，复查血沉 18 mm/h，类风湿因子阴性，药已中病。

主方：自拟方加味。

处方：黄芪 20 g，党参 20 g，杜仲 20 g，狗脊 20 g，淫羊藿 20 g，川牛膝 20 g，鸡血藤 20 g，当归 10 g，黄柏 10 g，薏苡仁 30 g，银花藤 15 g，独活 10 g，细辛 5 g，威灵仙 20 g，

桂枝 6 g，生甘草 10 g。14 剂，水煎服，日 1 剂，分 2 次服用，饭后服。

痛痹颗粒 10 g×15 包，每次 10 g，每日 3 次，饭后服。

**四诊：** 2015 年 1 月 26 日。

服上药 14 剂后复诊，药后病情稳定，仅阴雨天时觉腰骶部酸疼，余无特殊不适。

**主方：** 自拟方加味。

**处方：** 黄芪 20 g，党参 20 g，杜仲 20 g，狗脊 20 g，淫羊藿 20 g，川牛膝 20 g，鸡血藤 20 g，当归 10 g，黄柏 10 g，薏苡仁 30 g，银花藤 15 g，独活 10 g，细辛 5 g，威灵仙 20 g，桂枝 6 g，绵萆薢 12 g，土茯苓 12 g，生甘草 10 g。30 剂，水煎服，日 1 剂，分 2 次服用，饭后服。

痛痹颗粒 10 g×30 包，每次 10 g，每日 3 次，饭后服。

**治疗结果：** 1 个月后再诊，药后病情稳定，无特殊不适，嘱患者停服中药煎剂，续服痛痹颗粒每次 10 g，每日 3 次，饭后服。半年后停服。以后 1 年病情无反复。

**按：** 若此类患者病情重者，同样可加用中西医结合四联疗法，能有效控制病情。此类患者的治疗，必须注重扶正与祛邪并举，扶正当中又以温补肾阳为重，若疾病初起，有关节红肿、舌苔黄腻等湿热之象，可暂不用温补肾阳之品，应先选用黄柏、生薏苡仁、银花藤、粉萆薢、土茯苓等清热利湿通络之品，待湿热之象消除后，再行温补肾阳。

### 医案二

李某，男性，50 岁，已婚，汉族，工人。

**初诊：** 2014 年 9 月 15 日。

**主诉：** 反复背腰部僵痛 7 年余，再发加重 1 个月。

**现病史：** 患者于 7 年前无明确诱因情况下出现腰背部僵硬、疼痛、活动不利，晨起时明显，起床困难，活动后缓解，未予重视，2 年前症状逐渐加重随即就诊于邯郸市某解放军医院检查后诊断为"强直性脊柱炎"，随后曾多处就诊给予口服药物治疗，服药后症状时轻时重，1 个月前无明显诱因下背腰部僵痛加重，服药后症状未见缓解，现为求中医治疗就诊本院。现主症：腰背部僵硬、酸痛、活动不利，晨起明显，行走不利，伴胸锁关节疼痛，胸闷；病程中伴口干、头晕，无发热、皮疹、四肢小关节肿胀畸形，无心悸等症，纳食差，夜寐差，二便调。

**中医诊断：** 大偻——肾虚湿热证。

**治法：** 补肾通络，清热利湿。

**主方：** 薏苡仁汤。

**处方：** 薏苡仁 30 g，羌活 10 g，防风 10 g，桂枝 10 g，当归 12 g，川芎 12 g，赤芍 10 g，红花 10 g，黄芪 30 g，酒乌梢蛇 10 g，丹参 20 g，醋香附 15 g，威灵仙 15 g，片姜黄 15 g，葛根 20 g，烫狗脊 15 g，炒谷芽 15 g，炒麦芽 15 g。7 剂，水煎服，日 1 剂，分 2 次服用。

配以督脉刺络放血疗法，隔日 1 次。

**医嘱：** ①保护肾督：指保护肾中精气和保护督脉，使之不受损伤，由于先天禀赋不足，或劳累过度，或房事不节，或久病失养，皆可导致精血亏损，肾督早衰于未病之先，故注意后天饮食调养以培补先天禀赋之不足，劳逸有节，房事勿使过度，积极防治慢性病，以防止久病失养病态的形成，都对于预防强直性脊柱炎的发生和加剧有着积极的意义；②预防和积极治疗跌仆损伤：扭挫、坠堕、跌仆外伤不仅损伤腰肌、脊柱，而且使气血运行不畅，经络阻塞，诱致强直性脊柱炎的发生，现代医学的病因观也不排除外伤是强直性脊柱炎的发病因素之一。所以，预防和积极治疗跌仆损伤无疑对预防强直性脊柱炎的发生与恶化十分重要；③避免寒湿侵袭：寒湿外袭，内侵足太阳膀胱经脉，继而累及肾、督两经，经脉之气受阻，气血闭阻，肾督阳气被遏，则腰脊筋骨失于温养，遂发大偻；西医的病因病理观也认为在疲劳的状态下及在寒冷潮湿的环境中劳作、生活是强直性脊柱炎发生的重要诱因，因此，避免寒湿侵袭对预防本病的发生与恶化亦十分重要；④加强锻炼：有针对性的功能体操是预防和矫正脊柱畸形的主动措施，适用于一切处于慢性期的患者，游泳是最好的功能体操，水的浮力可以减轻肢体的重量，便于患者活动受累关节，如患者能进行正式的游泳活动，更可达到全面锻炼的目的，蛙泳可加强脊柱伸肌力量，兼有扩胸和增加肺活量的作用，自由泳则有伸髋和旋转脊柱的作用，太极拳和气功，动作缓慢、轻柔，也较适用于本病患者。

二诊：2014 年 9 月 22 日。

服药后患者诉腰背部僵硬、酸痛明显减轻、活动可，胸锁关节疼痛明显减轻，纳食一般，夜寐安，二便调。继服上方 7 剂，配以督脉刺络放血疗法，隔日 1 次。

三诊：2014 年 9 月 29 日。

复诊患者诉腰背部无僵硬、酸痛、活动可，胸锁关节略疼痛，纳食一般，夜寐安，二便调；上方 14 剂继服，3 个月后随访诸症即消。

按：督脉"循背而行于身后，为阳脉之总督，督之为病，脊强而厥"，督脉"贯脊属肾"，其为病"脊强反折"，肾虚寒湿深侵，肾气不足，督脉失养，脊骨受损而致本病。临床应从肾、督论治，故治以补肾强督、祛寒、化湿通络之法。病程较长、病变逐渐发展，气血凝滞而骨痹难除。物理疗法对患者的康复具有重要的意义。本患者需长期地进行康复理疗。

### 医案三

张某，女性，80 岁，汉族，退休工人。

初诊：2013 年 9 月 12 日。

主诉：腰骶部疼痛、活动不利 39 年余，加重 1 周。

现病史：患者于 1974 年前无明显诱因出现腰骶部痛伴双膝关节肿痛，就诊于沈阳某部队医院，诊断为"类风湿关节炎"，给予住院治疗使用过激素，余不详，好转出院。2003 年劳累后出现双手掌指关节、腕关节肿痛就诊于当地医院诊断"类风湿关节炎"，给予封闭等治疗，治疗后症状时重时轻。1 周前因受凉后腰骶部疼痛加重伴多个关节肿痛，今为求中医治疗就诊于我院。现主症：腰骶部疼痛，双手 2、3、4 近端关节肿胀、疼痛，伸直受限，双腕关节肿痛，活动不利，双侧肩关节疼痛，活动受限，双踝、双膝、双足肿胀疼痛，足跟部明显，趾跖关节肿痛，左趾跖关节更明显，发病以来伴口眼干燥，偶发口腔溃疡，无脱发及光过敏，无反复阴部溃疡，无低热、盗汗，无双手雷诺现象，无反复腮腺肿胀，纳差，寐欠安，小便自调，大便干。

中医诊断 大偻——痰瘀痹阻证。

治法：化痰行瘀，蠲痹通络。

主方：身痛逐瘀汤加味。

处方：炒桃仁 12 g，红花 10 g，当归 12 g，川芎 10 g，醋香附 10 g，秦艽 15 g，羌活

12 g，牛膝 15 g，地龙 10 g，炙甘草 10 g，麸炒苍术 12 g，黄柏 6 g，黄芪 30 g，鸡血藤 15 g，酒乌梢蛇 10 g，法半夏 15 g，茯苓 10 g，陈皮 15 g，蜜旋覆花 6 g，全蝎 5 g。7 剂，水煎服，日 1 剂，分 2 次服用。

配以腰骶部灸法治疗 1 次/日。

医嘱：①保护肾督，指保护肾中精气和保护督脉，使之不受损伤，由于先天禀赋不足，或劳累过度，或久病失养，皆可导致精血亏损，肾督早衰于未病之先，故注意后天饮食调养以培补先天禀赋之不足，劳逸有节，积极防治慢性病，以防止久病失养病态的形成，都对于预防强直性脊柱炎的发生和加剧有着积极的意义；②预防和积极治疗跌仆损伤：扭挫、坠堕、跌仆外伤不仅损伤腰肌、脊柱，而且使气血运行不畅，经络阻塞，诱致强直性脊柱炎的发生，现代医学的病因观也不排除外伤是强直性脊柱炎的发病因素之一。所以，预防和积极治疗跌仆损伤无疑对预防强直性脊柱炎的发生与恶化十分重要；③避免寒湿侵袭：寒湿外袭，内侵足太阳膀胱经脉，继而累及肾、督两经，经脉之气受阻，气血闭阻，肾督阳气被遏，则腰脊筋骨失于温养，遂发大偻；西医的病因病理观也认为在疲劳的状态下及在寒冷潮湿的环境中劳作、生活是强直性脊柱炎发生的重要诱因，因此，避免寒湿侵袭对预防本病的发生与恶化亦十分重要；④加强锻炼：有针对性的功能体操是预防和矫正脊柱畸形的主动措施，适用于一切处于慢性期的患者，游泳是最好的功能体操，水的浮力可以减轻肢体的重量，便于患者活动受累关节，如患者能进行正式的游泳活动，更可达到全面锻炼的目的，蛙泳可加强脊柱伸肌力量，兼有扩胸和增加肺活量的作用，自由泳则有伸髋和旋转脊柱的作用，太极拳和气功，动作缓慢、轻柔，也较适用于本病患者。

二诊：2013 年 9 月 19 日。

服药后患者诉活动后腰骶部仍疼痛，双手近端关节肿痛明显缓解，双腕关节肿痛减轻，双侧肩关节疼痛缓解，颈部僵硬缓解，趾跖关节肿痛减轻，纳可，寐安，二便如常。

主方：身痛逐瘀汤加味。

处方：炒桃仁 12 g，红花 10 g，当归 12 g，川芎 10 g，醋香附 10 g，秦艽 15 g，羌活 12 g，牛膝 15 g，地龙 10 g，炙甘草 10 g，麸炒苍术 15 g，黄柏 10 g，黄芪 30 g，鸡血藤 15 g，酒乌梢蛇 10 g，法半夏 15 g，茯苓 20 g，陈皮 15 g，徐长卿 15 g，全蝎 5 g。7 剂，水煎服，日 1 剂，分 2 次服用。

配以腰骶部灸法治疗 1 次/日。

三诊：2013 年 9 月 26 日。

复诊患者诉腰骶部无疼痛，口腔溃疡愈合，纳食一般，寐安，二便如常。上法继续治疗 2 个月诸症皆消。

按：高社光教授认为，此证患者素体肾气不足累及督脉。督脉与足太阳经在风门交会，辅助太阳经起卫外作用。督脉通，卫阳振，腠理致密，邪不能犯，当肾气不足，风寒湿邪乘虚而入，郁而不化，影响督脉致气血凝滞，经脉痹阻，故发为腰背痛。治疗时可选用滋养肝肾、清化湿热瘀滞的药物，如炒桃仁、红花、当归、川芎、醋香附、秦艽、羌活、牛膝、地龙、炙甘草、麸炒苍术、黄柏、黄芪、鸡血藤、酒乌梢蛇、茯苓、陈皮、徐长卿、全蝎等。

**医案四**

高某，女性，40岁，无业。

初诊：2016年1月21日。

主诉：间断腰背痛10年，加重1周。

现病史：患者于10年前无明显诱因出现腰部疼痛，以夜间翻身时显著，伴晨僵，持续约半小时，活动后缓解，后腰痛逐渐加重，逐渐出现脊柱侧弯、前屈及后仰受限。4年前于多次行腰椎X线检查，示腰椎生理曲度消失，部分强直，考虑为"强直性脊柱炎"，口服双氯芬酸钠控制疼痛，未予其他治疗。病情逐渐加重。

中医诊断：大偻——肾虚督寒证。

治法：补肾祛寒，强督助阳，活瘀通络，壮骨舒筋。

主方：补肾强督治尪汤。

处方：熟地黄20 g，淫羊藿12 g，金狗脊30 g，制附片12 g，鹿角胶（烊化）10 g，川续断12 g，骨碎补15 g，羌活10 g，独活10 g，桂枝12 g，赤芍12 g，白芍12 g，知母12 g，土鳖虫9 g，防风12 g，麻黄6 g，干姜9 g，牛膝15 g，炙穿山甲6 g，炙草乌6 g。7剂，水煎服，日1剂，分2次服用，饭后服。

医嘱：忌辛辣、油腻，服清淡食物；保护肾督；预防和积极治疗跌仆损伤；避免寒湿侵袭；加强锻炼，保持心情舒畅。

二诊：2016年1月29日。

患者服上药14剂后，腰骶部疼痛减轻，但患者下肢强直，行走困难。

主方：补肾强督治尪汤加减。

处方：熟地黄20 g，淫羊藿12 g，金狗脊30 g，制附片12 g，鹿角胶（烊化）10 g，川断12 g，骨碎补15 g，羌活10 g，独活10 g，桂枝12 g，赤芍12 g，白芍12 g，知母12 g，土鳖虫9 g，防风12 g，麻黄6 g，干姜9 g，牛膝15 g，炙穿山甲6 g，炙草乌6 g，透骨草15 g，寻骨风15 g，自然铜9 g。14剂，水煎服，日1剂，分2次服用，饭后服。

三诊：2016年2月13日。

服上药14剂后，腰骶部疼痛基本消失。下肢关节已无明显疼痛，无晨僵，仅阴雨天偶感微痛，复查血沉18 mm/h，类风湿因子阴性，药已中病，守法再进。

主方：补肾强督治尪汤加减。

处方：熟地黄20 g，淫羊藿12 g，金狗脊30 g，制附片12 g，鹿角胶（烊化）10 g，川断12 g，骨碎补15 g，羌活10 g，独活10 g，桂枝12 g，赤芍12 g，白芍12 g，知母12 g，土鳖虫9 g，防风12 g，麻黄6 g，干姜9 g，牛膝15 g，炙穿山甲6 g，炙草乌6 g，透骨草15 g。14剂，水煎服，日1剂，分2次服用，饭后服。

四诊：2016年2月28日。

服上药14剂后复诊，药后病情稳定，仅阴雨天时觉腰骶部酸疼，余无特殊不适。

主方：补肾强督治尪汤加减。

处方：熟地黄20 g，淫羊藿12 g，金狗脊30 g，制附片12 g，鹿角胶（烊化）10 g，川断12 g，骨碎补15 g，羌活10 g，独活10 g，桂枝12 g，赤芍12 g，白芍12 g，知母12 g，土鳖虫9 g，防风12 g，麻黄6 g，干姜9 g，牛膝15 g，炙穿山甲6 g，炙草乌6 g。14剂，水煎服，日 1 剂，分 2 次服用，饭后服。

治疗结果：1 个月后再诊，药后病情稳定，无特殊不适，嘱患者停服中药煎剂，随访 1 年病情无反复。

按：关于脊柱病变的诊治，中医学有丰富的经验，关于理论阐述也早有记载，例如《素问·生气通天论》中说："阳气者……开阖不得，寒气从之，乃生大偻。"《黄帝内经素问校释》注曰："大偻：身体俯曲，不能直立。偻，背脊弯曲。"偻，《康熙字典》引《说文》曰："尫也"。《康熙字典》注曰："与偻通，尫也，曲背也。"本方以骨碎补补骨祛瘀强骨，补骨脂补肾阳暖丹田，熟地黄补肾填髓、生精养血，共为君药；鹿角胶补督脉养精血，淫羊藿补肝肾、益精气，羌活主治督脉为病、脊强而厥，共为臣药；金狗脊补肾壮腰膝、利俯仰，川断补肝肾、强筋骨，杜仲补肾壮腰、强健筋骨，独活搜少阴伏风，麻黄散风寒，配熟地黄能温肌腠、化阴疽等为佐使，共同组成补肾强督祛寒活络强壮筋骨之剂。

### 医案五

刘某某，女性，66 岁，退休。

初诊：2014 年 9 月 4 日。

主诉：间断腰背痛 40 年，加重半个月。

现病史：患者于 40 年前无明确诱因出现骶髂关节疼痛，就诊于当地医院，给予口服自制药物及理疗，症状稍有缓解，随后自行停药。10 年前因劳累后出现骶髂关节疼痛，掌指及近端指间关节肿胀、疼痛，双膝关节肿痛，就诊于当地医院，诊断为"强直性脊柱炎"，并给予骨肽输液治疗，并口服自制药物等药，症状控制尚可，随后自行停药。半个月前受凉后症状逐渐加重，现为求进一步诊治，来我院治疗，门诊以"强直性脊柱炎"收治入院，病程中晨僵约 1 小时左右。现主症：腰胯疼痛，性情急躁，五心烦热，双膝关节肿痛，纳差，睡眠差，小便尿痛、尿频，大便尚可，舌苔薄黄，脉象沉弦细数。

中医诊断：大偻——邪郁化热证。

治法：补肾强督，清热化湿。

主方：补肾强督清化汤。

处方：骨碎补 18 g，生地黄 15 g，炒黄柏 12 g，川断 18 g，杜仲 20 g，苍术 10 g，川牛膝 12 g，金狗脊 30 g，鹿角霜 6 g，羌活 10 g，秦艽 15 g，土鳖虫 9 g，桑枝 30 g，桂枝 9 g，赤芍 12 g，白芍 12 g，知母 15 g。7 剂，水煎服，日 1 剂，分 2 次服用，饭后服。

医嘱：忌辛辣、油腻，服清淡食物；保护肾督；预防和积极治疗跌仆损伤；避免寒湿侵袭；加强锻炼，保持心情舒畅。

二诊：2014 年 9 月 12 日。

患者服上药 7 剂后，腰骶部疼痛减轻，其余症状有所好转，但患者下午潮热明显。

主方：补肾强督清化汤加减。

处方：骨碎补 18 g，生地黄 15 g，炒黄柏 12 g，川断 18 g，杜仲 20 g，苍术 10 g，川牛膝 12 g，金狗脊 30 g，鹿角霜 6 g，羌活 10 g，秦艽 15 g，土鳖虫 9 g，桑枝 30 g，桂枝 9 g，赤芍 12 g，白芍 12 g，知母 15 g，银柴胡 10 g，地骨皮 12 g，青蒿 12 g。7 剂，水煎服，日 1 剂，分 2 次服用，饭后服。

三诊：2014 年 9 月 20 日。

服上药 7 剂后，腰骶部疼痛基本消失，潮热症状好转。继服上方 14 剂，水煎服，日 1 剂，分 2 次服用，饭后服。

四诊：2014 年 10 月 5 日。

服上药 14 剂后复诊，药后病情稳定，仅阴雨天时觉腰骶部酸疼，余无特殊不适。继服上方 14 剂，水煎服，每日 1 剂分 2 次服用，饭后服。

治疗结果：1 个月后再诊，药后病情稳定，无特殊不适。随访 1 年病情无反复。

按：从人体的腰、骶、脊、胯部有关的经络来看，与肾脉、督脉密切相关，并在腰、骶、臀、胯、尻处又与肝脉、任脉、冲脉相互联系，有的同起、有的同行、有的贯脊、有的入肾。《灵枢·经脉》也说过："肾足少阴之脉……上股内后廉，贯脊属肾。"肝经之脉也有一段与肾督密切联系，如《灵枢·经脉》中说："肝，足厥阴之脉……循股阴入毛中，过阴器抵腹。"又如《证治准绳》说："督脉者与冲任本一脉，初与阳明合筋于阴器，故属于肾而为作强也。"《灵枢集注》曰："任督二脉，并由于肾，主通先天之阴阳。"《类经》说："故启玄子引古经云：'任脉循背谓之督，自少腹直上者谓之任脉。由此言之，则是以背腹分阴阳而言任督，若三脉者，则名虽异而体则一耳，故曰任脉、冲脉、督脉一源而三岐也。'"故本方以骨碎补祛骨风、疗骨痿、活瘀坚肾，生地黄甘寒益肾、凉血清热，黄柏清热坚肾，共为君药；川断补肝肾、强筋骨，杜仲补腰膝、健筋强骨，鹿角霜入督脉补肾强骨、壮腰膝，金狗脊补肝肾、入督脉、强机关、利俯仰，羌活主治督脉为病脊强而厥，共为臣药；苍术化湿健脾，秦艽治潮热骨蒸、通身挛急，土鳖虫剔血积、接补骨折，桑枝祛风清热、通活经络，桂枝辛温和营卫通经络。诸药共同组成既补肾强督又能清热化湿之剂。

**医案六**

邢某某，女性，42 岁，退休。

初诊：2015 年 9 月 6 日。

主诉：间断腰背痛 13 年余，加重 2 个月。

现病史：患者于 13 年前无明确诱因出现腰背部僵硬、疼痛、活动不利，晨起时明显，起床困难，活动后缓解，未予重视。2 年前无明显诱因下腰背部僵硬、疼痛、活动不利，症状逐渐加重，影响活动，伴胸廓疼痛，咳嗽时加重，就诊于邯郸市某医院查骶髂关节 CT：双侧骶髂关节少量积气，风湿四项：未见异常，建议患者停工休息，症状仍未缓解。2 年前就诊于邯郸市某医院，生化检查未见异常，HLA－B27 阳性，诊断为"强直性脊柱炎"，给予柳氮磺吡啶等药物对症治疗，患者拒绝服用西药，现为求进一步治疗就诊我院入住我科。现主症：颈腰背部僵硬、疼痛、活动不利，骶髂关节疼痛，晨起明显，双下肢疼痛不适，脊背僵痛，胸部憋闷，两胁隐痛，深吸气胁痛，生气时症状加重，纳食差，夜寐差，二便调，舌苔白，脉弦急。

中医诊断：大偻——邪及肝肺证。

治法：补肾祛寒，强督助阳，活瘀通络，壮骨舒筋。

主方：补肾强督调肝汤加减。

处方：骨碎补 18 g，补骨脂 12 g，川断 12 g，炒杜仲 20 g，川牛膝 12 g，泽兰 15 g，金狗脊 30 g，土鳖虫 9 g，鹿角片 12 g，白蒺藜 12 g，炒枳壳 12 g，片姜黄 12 g，桂枝 15 g，赤芍 12 g，白芍 12 g，知母 15 g，防风 12 g，制附片 12 g，麻黄 6 g，干姜 6 g，羌活 12 g，

独活12 g，白僵蚕12 g。7剂，水煎服，日1剂，分2次服用，饭后服。

医嘱：忌辛辣、油腻，服清淡食物；保护肾督；预防和积极治疗跌仆损伤；避免寒湿侵袭；加强锻炼，保持心情舒畅。

二诊：2015年9月14日。

患者服上药7剂后，腰骶部疼痛减轻，但患者胃部胀满、食欲缺乏。

主方：补肾强督调肝汤加减。

处方：骨碎补18 g，补骨脂12 g，川断120 g，炒杜仲20 g，川牛膝12 g，泽兰15 g，金狗脊30 g，土鳖虫9 g，鹿角片12 g，白蒺藜12 g，片姜黄12 g，桂枝15 g，赤芍12 g，白芍12 g，知母15 g，防风12 g，制附片12 g，麻黄6 g，干姜6 g，羌活12 g，独活12 g，白僵蚕12 g，厚朴12 g，枳实10 g，陈皮10 g。7剂，水煎服，日1剂，分2次服用，饭后服。

三诊：2015年9月22日。

服上药14剂后，腰骶部疼痛基本消失，无胃部胀满、食欲缺乏。

按：《素问·生气通天论》说："阳气者，精则养神，柔则养筋，开阖不得，寒气从之，乃生大偻。"《素问·脉要精微论》说："背者胸中之府，背曲肩随，府将坏矣。腰者肾之府，转摇不能，肾将惫矣；膝者，筋之府，屈伸不能，行则偻俯，筋将惫矣。"《素问·至真要大论》曰："太阳在泉，寒复内余，则腰尻痛，屈伸不利，股胫足膝中痛。"《诸病源候论·背偻候》说："肝主筋而藏血，血为阴，气为阳，阳气精则养神，柔则养筋，阴阳和同则气血调适，共相荣养也，邪不能伤。若虚则受风，风寒搏于脊膂之筋，冷则挛急，故令背偻。"《诸病源候论·腰痛不得俯仰候》说："肾主腰脚，而在三阴三阳、十二经、八脉，有贯肾络于腰脊者，劳损于肾，动伤经络，又为风冷所侵，血气搏击，故腰痛也，阳病者不能俯，阴病者，不能仰，阴阳俱受邪气者，故令腰痛，不能俯仰。"《医学入门》说："腰痛新久总肾虚。"《证治准绳》论腰胯疼说："若因伤于寒湿，流注经络，结滞骨节，气血不和，而致腰胯脊疼痛。"《东医宝鉴》论"背枢"时说："中湿背伛偻，足挛成废，腰脊间骨节突出，亦是中湿。老人伛偻仍精髓不而督脉虚也。"《中国医学大辞典》说："'大偻'背俯也。"《医学衷中参西录》说："凡人之腰痛，皆脊梁处作痛，此实督脉主之……肾虚者，其督脉必虚，是以腰疼。"故本方由补肾强督治汤加减而成。方中加入了枳壳、片姜黄，这二药是"推气散"的主要药物(原方还有桂心、甘草)，功能调和肝经气血，活瘀郁，散肝风，是治肝肺气血瘀滞而胁痛的有效药物。值得注意的是，本证不宜用柴胡，因柴胡有升提作用，加用后，常使病情从下向上发展加快。

# 第三节  狐惑

## 一、概述

狐惑是因感受湿热毒邪，或热病后余邪留恋，或脾虚湿浊内生，或阴虚内热，虚火扰动等多种因素，致湿热毒邪蕴结于脏腑，循经上攻下注，引起以口、咽、外阴溃烂为主症，并见神情恍惚、干呕厌食等表现的病证。本病与现代医学中的白塞病相类似。

## 二、源流

张仲景首先在《金匮要略·百合狐惑阴阳毒病脉证治》中云："狐惑之为病，状如伤寒，默默欲眠，目不得闭，卧起不安，蚀于喉为惑，蚀于阴为狐，不欲饮食，恶闻食臭，其面目乍赤、乍黑、乍白。"并提出了"甘草泻心汤""赤豆当归散""苦参汤洗之""雄黄熏之"等方剂及治法。后世医家对于本病的病因病机又进行了进一步的论述，如隋·巢元方在《诸病源候论·伤寒狐惑候》中认为本病："因伤寒而变成斯疾""虫食所致""由湿热毒气所为也"。《金匮玉函经二注》言："狐惑病，谓虫蚀上下也……盖因湿热久停，蒸腐气血而成瘀浊，于是风化所腐为虫也。"

## 三、病因病机

狐惑病多是因伤寒之后，余热未尽，湿热邪毒内蕴所致。本病或因外感湿邪，或因饮食不节，过食生冷肥甘，脾胃受损，运化失职，湿邪内生。湿邪久郁，则化热生火，湿热火毒随气血周流全身，着于血脉诸窍，熏蒸脏腑，而致脏腑功能失调，邪毒内蕴，则或循经络上攻于咽喉口目、下注于二阴，或流注于肌肉骨节，或浸淫于皮肤，而见目赤昏聩、口舌生疮、二阴溃烂、肌肉红斑、关节肿痛等症。如久病失治，湿热毒邪交结，则必然侵及血分，深入经络脏腑，而致气血逆乱，脉络瘀阻，出现咯吐鲜血、腹痛便血，甚则肢体偏废、神昏谵语等。本病累及的脏腑有心、肝、脾、肺、肾和胃、胆等，变证较多，但总的来说，一般早期多为实证，或脾胃积热，升降失司，伤阴灼血；或肝脾火盛，湿热内蕴，上蒸下注；或心脾伏火，湿热化毒，搏于气血，阻塞经络，浸渍肌肤。晚期多为本虚标实，或肝肾阴亏，经络失养，虚火内扰，血瘀痰凝；或脾肾不足，湿毒虚火，交炽上炎；或脾肾阳虚，寒邪凝滞，气滞血瘀，而终成虚实夹杂之证。

综上所述，虽然本病的病因病机较复杂，但我们认为湿热毒瘀交阻、脏腑经络失调贯穿于本病的始终。因此，治疗当以清热解毒、燥湿活血为法，并在此基础上根据患者的具体情况辨证选方用药。

## 四、辨证论治

1. 脾胃积热证 治以清热除湿、泻火解毒，方用清胃散加减。
2. 肝胆湿热证 治以清肝胆湿热、泻火解毒，方用龙胆泻肝汤加减。
3. 脾虚湿蕴证 治以益气健脾、清热除湿，方用补中益气汤合五苓散加减。
4. 阴虚内热证 治以滋补肝肾、清热解毒，方用知柏地黄汤加减。
5. 气滞血瘀证 治以理气活血、化瘀通络，方用身痛逐瘀汤加减。
6. 脾肾阳虚证 治以健脾补肾、温阳化湿，方用金匮肾气丸加减。

## 五、狐惑医案

**医案一**

田某，女性，51岁，工人。

*初诊*：2013年8月26日。

*主诉*：反复口腔、外阴溃疡2年余，再发加重1个月。

现病史：患者于 2011 年前无明确诱因情况下出现外阴黏膜溃疡，就诊于当地门诊诊断为"老年性阴道炎"，给予口服药物（具体不详）及激素外敷，症状缓解，2013 年 7 月因下阴部溃疡就诊于威海市某医院妇科给予局部药物（具体不详）治疗，用药后 2 周溃疡未愈合，局部仍红肿疼痛，就诊于本院。现主症：双眼视物不清，口腔黏膜溃疡，外阴溃疡，病程中伴眼昏、口干、口腔溃疡、阴部溃疡，右踝关节疼痛，无发热、皮疹、皮下结节，无怕冷，无咽痛、腹痛、腹泻等症。纳差，夜寐差，小便黄，大便如常。

中医诊断：狐惑病——湿热熏蒸证。

治法：清热解毒，活血利湿。

主方：自拟方。

处方：白术 30 g，山药 30 g，太子参 10 g，白芍 15 g，车前子 15 g，麸炒苍术 12 g，甘草 10 g，陈皮 15 g，柴胡 10 g，荆芥穗 15 g，黄柏 10 g，砂仁 15 g，炒麦芽、谷芽各 15 g，杜仲 12 g，续断 15 g，全蝎 4 g。7 剂，水煎服，日 1 剂，分 2 次服用。

医嘱：忌辛辣、油腻；服清淡食物，宜少食多餐；保持心情舒畅。

二诊：2013 年 9 月 2 日。

患者诉大小阴唇内侧 3 枚绿豆大小溃疡面略有缩小，红肿渐消，疼痛不明显，眼昏减轻，口干缓解，双下肢皮肤增厚硬化，右踝关节疼痛明显减轻，纳差，夜寐差，小便黄，大便如常。

主方：自拟方。

处方：白术 30 g，山药 30 g，太子参 10 g，白芍 15 g，车前子 15 g，麸炒苍术 12 g，甘草 10 g，陈皮 15 g，柴胡 10 g，荆芥穗 15 g，黄柏 10 g，砂仁 15 g，炒麦谷芽各 15 g，杜仲 12 g，续断 15 g，茯苓 15 g。7 剂，水煎服，日 1 剂，分 2 次服用。

三诊：2013 年 9 月 9 日。

患者诉大小阴唇内侧溃疡面愈合，略有红肿，无疼痛，无眼昏、口干，双下肢皮肤增厚硬化，纳可，夜寐可，小便清，大便如常，上方 15 剂继服。

按：高社光教授指出，本病一年四季均可发生，尤以夏秋季节多见。历代医家对本病的认识基本是一致的，其病因为湿热毒气或阴虚内热，唯虫引起的见解尚属推测，在症状方面强调口、眼、外阴溃烂症确实阐明了本病的特点。治疗上以清热解毒为主的治则及外治法的应用，也已为多数医家所肯定。本患者为湿热毒邪，交蒸上炎，搏于气血，结于脏腑，阻于经络，浸于肌肤，致水湿不化，气滞血瘀，阴虚内热。自拟方中黄柏、车前子、麸炒苍术、茯苓清利湿热以解毒，山药、太子参、荆芥穗、杜仲、续断扶正以导湿浊下行而泄于外，使邪有出路，师古而不泥古，对本病，久服其方，有更好疗效。

**医案二**

裴某，男性，30 岁，工人。

初诊：2013 年 7 月 1 日。

主诉：反复口腔溃疡、下肢皮下结节 9 年余。

现病史：患者于 2004 年前无明确诱因情况下出现口腔黏膜溃疡，伴眼昏、背部皮肤毛囊炎及下肢皮下结节，就诊于邯郸市某医院诊断"葡萄膜炎"给予口服药物（具体不详有激素），症状时轻时重，随后就诊于邢台市某专科医院诊断为"葡萄膜炎"，给予局部、口服药物(具体不详),服药后患者症状改善后渐停药。2013年4月底因双下肢皮下结节再发就诊于我院周围血管科,给予中药口服效果不佳,现为求中医诊治,就诊于本科。

现主症:右眼视物不清,口腔黏膜溃疡,背部皮肤毛囊炎,下肢皮下结节,双下肢多枚结节融合成片,皮肤增厚硬化,双踝肿胀疼痛皮肤暗红,压痛(+)。病程中伴眼昏、口干、口腔溃疡、阴部溃疡、发热、皮疹、皮下结节,无怕冷,无咽痛、腹痛、腹泻等症。纳差,夜寐差,小便黄,大便如常。

中医诊断:狐惑病——阴虚湿热熏蒸证。

治法:滋阴祛湿,清热解毒。

主方:双合汤加味。

处方:甘草12 g,当归12 g,土茯苓30 g,赤小豆25 g,板蓝根25 g,鹿角片25 g,连翘15 g,薏苡仁15 g,酒蜂房15 g,麸炒泽泻9 g,丹参12 g,茯苓12 g,黄芩9 g,姜半夏12 g。7剂,水煎服,日1剂,分2次服用。

医嘱:①平素应保持心情愉快,遇事不怒,医患之间要密切配合,病情反复时,应急时就医,坚持治疗。②宜多食清淡易于消化的食物,对辛辣、油煎、肥甘厚味、烟、酒等蕴热生湿之品应严加节制,口腔反复溃疡者,不宜食鸡血及诸种蛋黄等。③生活调护,眼部病变者应少看电视、书、注意休息,戴太阳帽或墨镜,不要戴隐形眼镜,防止角膜溃疡;皮肤损害者需要勤洗澡,勤换衣服,保持皮肤清洁;生活有规律,劳逸适度,注意保暖,防止受凉受潮,防止感染,加强锻炼,提高机体抗病力;注意保持口、咽、外阴清洁,刷牙时不宜太猛,以防损伤黏膜,外阴宜经常清洗,并保持干燥。

二诊:2013年7月8日。

患者诉右眼视物可,口腔黏膜溃疡疼痛减轻,背部皮肤毛囊炎样改变,下肢皮下结节,双下肢多枚结节融合成片,皮肤增厚硬化,双踝肿胀疼痛皮肤暗红,压痛(-),胃胀,纳差,夜寐可,二便自调。

主方:双合汤加味。

处方:甘草12 g,当归12 g,土茯苓30 g,赤小豆25 g,板蓝根25 g,连翘15 g,薏苡仁15 g,酒蜂房15 g,麸炒泽泻9 g,丹参12 g,茯苓12 g,黄芩9 g,姜半夏12 g,厚朴9 g,麸炒枳壳9 g,醋香附15 g,白芍12 g,炙甘草12 g。7剂,水煎服,日1剂,分2次服用。

三诊:2015年7月15日。

右眼视物再发不清,口腔黏膜溃疡疼痛,乏力,发热,纳差,夜寐差,考虑患者既往服用过激素所以症状会反复。

主方:双合汤加味。

处方:甘草12 g,当归12 g,土茯苓30 g,赤小豆25 g,连翘15 g,薏苡仁15 g,酒蜂房15 g,麸炒泽泻9 g,丹参12 g,茯苓12 g,黄芩9 g,姜半夏12 g,厚朴9 g,麸炒枳壳9 g,醋香附15 g,白芍12 g,炙甘草12 g。7剂,水煎服,日1剂,分2次服用。

四诊:2015年7月22日。

复诊患者诉无视物不清,口腔黏膜溃疡愈合,纳可,夜寐安,二便自调。上方15剂继服。

按:《医宗金鉴·订正仲景全书金匮要略注》进一步阐述狐惑病因谓:"每因伤寒病后余毒与淫匿之为害也;或生斑疹之后,或生痢疾下利之后,其为患亦同也。"结合历代医家对本病的认识,根据本患者的临床表现,高社光教授认为其病因病机为:患者感受湿热毒气,或湿邪内侵,郁久化热,或病久失治,或汗、吐、下太过,或长期服用苦寒药,损伤脾胃,脾虚而聚湿酿热,或阴虚之体,虚热内生,迫灼津液,变生湿热,均致湿热内蕴,阻隔经络,蒸腐气血,血脉瘀滞,结于脏腑,客于肌肤,上下相蚀而发病。

**医案三**

黄某,女,50岁,农民,鸡泽县人。

初诊:2012年10月19日。

主诉:反复发作口腔黏膜溃疡、外阴溃疡10年,复发2年。

现病史:患者10年前无明确诱因出现口腔黏膜溃疡,伴眼昏及双下肢皮下结节,下肢活动不利,就诊当地医院检查后诊为"眼炎、口腔溃疡",给予局部用药与口服药物治疗,但随后出现外阴部溃疡,当地医院再予药物外洗,口腔及外阴溃疡时有再发。2年前就诊于石家庄某医院,诊为"白塞病",治疗月余病情未见明显改善,出现肝功能异常经由人介绍找高社光教授就诊。现主症:口腔及外阴溃疡,眼昏,结膜未充血,双下肢结节红斑为著,伴压痛,夜寐欠安,纳食差,大便干,1次/日,已停经,体型偏瘦,察其舌暗红边有瘀点,苔薄腻,诊其脉弦涩,既往有血脂异常未予监测,检阅实验室报告为:风湿四项:(-),抗核抗体9项:(-)。

中医诊断:狐惑病——湿热痰瘀互阻证。

治法:化痰祛瘀。

主方:化痰祛瘀方加减。

处方:姜半夏15 g,当归9 g,生地黄9 g,茯苓9 g,炒桃仁12 g,生姜25 g,赤芍9 g,川芎6 g,大枣15 g,陈皮15 g,甘草30 g,鸭跖草12 g,天名精15 g,三棱10 g、莪术10 g。14剂,水煎服。

医嘱:调畅情志,劳逸结合,忌食辛辣油腻食物。

二诊:2012年11月3日。

服用前方后口腔内下方黏膜只剩下一绿豆大小溃疡,外阴部溃疡消失,双下肢结节红斑好转,眼昏减轻,睡眠好转,纳食可,二便如常,舌仍暗红有瘀点,苔薄白腻,脉弦涩,鉴于效果显著,上方加减,上方去赤芍、大枣加密蒙花12 g、草决明12 g、赤小豆15 g清肝明目,30剂,水煎服,注意事项同前。

三诊:2013年1月5日。

治疗后溃疡消失,无眼昏,双下肢结节红斑基本消失,皮肤增厚硬化,肤色暗红,寐安,纳食差,二便如常,舌暗红,苔薄白,脉弦涩,治以化痰祛瘀、健脾和胃。处方:姜半夏15 g,茯苓9 g,当归9 g,生地黄9 g,炒桃仁12 g,防风12 g,麸炒薏苡仁30 g,川芎6 g,麸炒苍术12 g,陈皮15 g,甘草30 g,鸭跖草12 g、天名精15 g,三棱10 g,莪术10 g,炒麦谷芽各15 g,14剂水煎服,注意事项同前。

2013年2月20日随访,治疗后口腔及外阴部溃疡未再发作,双下肢结节红斑消失,肤色仍有暗红,一般状况良好,嘱患者巩固治疗。

按：白塞病以反复发作性口腔、生殖器溃疡、葡萄膜炎和皮肤损害为特征，通常称口–生殖器–眼三联征。本病属中医学"狐惑"病范畴，中医认为本病主要为感受湿热温毒，或病久失治、误治，脏腑功能失调，变生湿热、瘀血所致。国家名中医高社光教授临证30余年，治疗疑难杂症经验丰富，从痰瘀治疗白塞病，疗效卓著。

本案患者发病已10年，患者有口腔及外阴部溃疡，眼部症状，并双下肢结节红斑，高社光教授认为：本病为津布失常，蒸液成痰，邪阻经络，血滞为瘀，而致痰浊与瘀血互结，阻于经络，血败肉腐化脓，经损络伤，溃疡溃破外泄，皮里膜外结块，时消时发或时现时隐，蕴酿成病。本病反复难愈，古人有"久病必瘀""诸般怪证皆属于痰"之说，故治疗之时化痰与祛瘀同时使用。方中姜半夏、陈皮、茯苓、甘草化湿祛痰，桃仁、当归、生地黄、赤芍、川芎活血通络，鸭跖草、天名精、三棱、莪术，清热解毒、活血破瘀，生姜、大枣、甘草健脾和胃，调和诸药。鉴于患者脾胃虚弱，故加用麸炒苍术、炒麦谷芽等健脾养胃助运之品，以养胃而不拒药，即化痰祛瘀同时兼养胃疗效更佳。

**医案四**

张某，女性，12岁。

*初诊*：2015年9月14日。

*主诉*：反复发作性口腔溃疡1年余，外阴溃疡15日。

*现病史*：患者于1年前无明显诱因开始出现口腔溃疡，反复发作未予治疗，15日前出现外阴溃疡，并逐渐出现双下肢结节性红斑，自行口服药物、外敷药物（具体不详）后未见缓解，而就诊于高社光教授。现症见：口腔溃疡，心悸，胸闷，外阴溃疡，双下肢多发疼痛性结节，双肘关节疼痛，双膝关节肿痛，双踝关节肿痛，病程中伴汗出，乏力，怕冷，头晕，口干渴，纳差，夜寐欠佳，小便数，大便干，舌质暗红，苔白微腻，脉沉细。察其下口唇内可见一溃疡约0.5 cm×0.7 cm，舌右侧可见一溃疡约0.3 cm×0.2 cm，外阴可见两个溃疡约0.6 cm×0.7 cm和0.5 cm×0.6 cm，溃疡较深，并见黄色分泌物，双下肢水肿，双膝关节肿痛，压痛（＋），双小腿多发疼痛性结节，直径2~5 cm，结节略高于皮面，皮肤紧张，表面灼热，压痛（＋），皮损颜色暗红，双踝关节肿痛，压痛（＋），行走不利，双侧"4"字试验（±）。实验室检查：血常规：嗜中性粒细胞百分数72.6%、血红蛋白101 g/L、血细胞比容31.7%、平均红细胞体积79.1 fl、平均血红蛋白含量25.2 pg、平均血红蛋白浓度319 g/L、血小板401×10⁹/L、血小板压积0.353%，尿常规未见明显异常，大便常规未见明显异常，风湿四项：血沉110 mm/h、抗链"O"：491.9 U/mL、类风湿因子39 U/mL、C–反应蛋白62.9 mg/L。

*中医诊断*：狐惑病——土薄火动。

*辨证分析*：患者幼年女性，素体脾胃虚弱，水谷精微不得以输布，谷气溢流至下焦，蕴为湿热，湿热久羁，热伤阴液，劫烁肾阴，引动少阴阴火"上乘土位"，此其下虽热而中则寒，所谓失位之火也。

*治法*：补土伏火。

*主方*：三才封髓丹加味。

*处方*：太子参15 g，生地黄15 g，天冬12 g，黄柏12 g，砂仁10 g，生甘草10 g，炙甘草10 g，桂枝10 g，赤芍15 g。7剂，水煎服，日1剂。

　　另以：黄柏10 g，麸炒苍术10 g，薏苡仁30 g，蛇床子10 g，白鲜皮10 g，地肤子10 g，仙鹤草10 g。7剂，水煎外洗，日1剂。

　　二诊：2015年9月21日。

　　患者诉口腔溃疡减小，外阴溃疡略减，双下肢多发疼痛性结节明显减少，双肘关节无疼痛，双膝关节肿痛减轻，双踝关节无肿痛，饮食可，夜寐欠佳，小便数，大便干，舌质暗红，苔白微腻，脉沉细。嘱上方加柏子仁20 g、炒枣仁20 g、远志15 g。14剂，水煎服，日1剂。

　　三诊：2015年10月8日。

　　患者诉外阴溃疡减小，双膝关节肿痛减轻，饮食可，夜寐欠佳，小便数，大便干，舌质暗红，苔白微腻，脉沉细。嘱上方继服14剂。病情缓解，随访未再复发。

　　按：本病早在《金匮要略》中就有论述，并认为其发病与"虫"有关，其在《百合狐惑阴阳毒病脉证治》篇中说："狐惑之为病，状如伤寒，默默欲眠，目不得闭，卧起不安，蚀于喉为惑，蚀于阴为狐，不欲饮食，恶闻食臭，其面目乍赤乍黑乍白。"《诸病源候论·伤寒狐惑候》指出本病为湿热毒气所致，曰："初得状如伤寒，或因伤寒而变生斯病……此皆由湿热毒气所致也。"《金匮方论衍义》提出湿热酿生瘀浊的病机，其谓："虫生于湿热败气瘀血之中，其来渐矣，遏极而发，非若伤寒一日而暴病。"又说："狐惑病，谓虫蚀上下也……盖因湿热久停，蒸腐气血而为瘀浊，于是风化所腐为虫矣。"《金匮要略·方论本义》提出了"虚热"之病因，曰："狐惑者，阴虚血热之病也……治虫者，治其标也；治虚热者，治其本也。"综合历代医家对本病病因病机的认识，高社光教授认为：患者感受湿热毒气，或湿邪内侵，郁久化热，或病久失治，或汗、吐、下太过，或长期服用苦寒药，损伤脾胃，脾虚而聚湿酿热，或阴虚之体，虚热内生，迫灼津液，变生湿热，均致湿热内蕴，阻隔经络，蒸腐气血，血脉瘀滞，结于脏腑，客于肌肤，上下相蚀而发病。

　　此病多因脏腑功能失调，阴虚血热或内有湿痰，加之外感湿热，外邪引动内邪，而致湿痰流注、热痰攻注于皮下、肌肤，引起皮下结节、红斑，其病位在皮下、肌肤，与脾的关系密切，土薄火动，饮食内伤脾胃，水谷精微不得以输布，谷气溢流至下焦，蕴为湿热，湿热久羁，热伤阴液，劫烁肾阴，引动少阴阴火"上乘土位"，此其下虽热而中则寒，所谓失位之火也。经脉失其濡养，孔窍失其滋润，故口腔自溃而难愈。

　　综合患者舌、脉、症，当以补土伏火之法治之，故用三才封髓丹为主加减治疗。三才封髓丹出自郑钦安的《医理真传》。郑氏对此方的阐释如下："按封髓丹一方，乃纳气归肾之法，亦上、中、下并补之方也。夫黄柏味苦入心，禀天冬寒水之气而入肾，色黄而入脾，脾也者，调和水火之枢也，独此一味，三才之义已具。况西砂辛温，能纳五脏之气而归肾，甘草调和上下，又能伏火，真火伏藏，则人身之根蒂永固，故曰封髓。其中更有至妙者，黄柏之苦，合甘草之甘，苦甘能化阴。西砂之辛，合甘草之甘，辛甘能化阳。阴阳合化，交会中宫，则水火既济，而三才之道，其在斯矣。此一方不可轻视，余常亲身阅历，能治一切虚火上冲，牙疼、咳嗽、喘促、面肿、喉痹、耳肿、目赤、鼻塞、遗尿、滑精诸症，屡获奇效，实有出人意外，令人不解者。"三才封髓丹的天、地、人加强了上、中、下三焦的滋补之功。蒲辅周先生称其有益阴增液，补土伏火之功。杜少辉教授承其意以治疗老年人气阴两虚，虚火所致诸症，尽收良效。

外用方三妙散加味以清热活血通络为法,黄柏性苦寒,归肾、膀胱经,清热燥湿,配伍麸炒苍术对带下黄色尤为显著;麸炒苍术性甘苦温燥,燥湿、利湿,炒后补虚力强;薏苡仁甘淡渗利兼清热补虚、排脓;蛇床子辛、苦,燥湿力强,祛风杀虫止痒;白鲜皮祛风燥湿、攻毒杀虫;地肤子甘苦寒,归胃、膀胱经,利湿浊、止痒;仙鹤草性平,补虚解毒,兼杀虫。诸药合用,清热祛湿,杀虫止痒,故收良效。

**医案五**

张某某,女,24岁,学生,邯郸市人。

初诊:2013年6月1日。

主诉:反复口腔溃疡7年,伴头身疼痛1年。

现病史:患者7年前开始出现口腔溃疡,反复发作,伴外阴溃疡,发热,体温波动在37.5~38.0℃,最高可达40℃,于北京某大型医院诊断为"白塞病",予激素及免疫抑制剂治疗,口腔及外阴溃疡改善。3年前出现结节性红斑,反复发作,现未出现。1年前又出现头痛,后背疼痛,常于月经前后发作,双膝以下无力,食纳可,夜眠欠安,尿急失禁,大便干,视力模糊。现服用泼尼松片10 mg,1次/日;雷公藤多苷片20 mg,3次/日。已服用3个月。药物性闭经已停经2个月。满月脸,面色晦暗有瘀斑,察其舌瘦,舌质红绛,苔薄少,诊其脉沉数。

中医诊断:狐惑病——心脾积热证。

治法:清心泻脾,祛除湿热。本证服用激素已经4年,已经有化燥伤阴之虞,故养阴退热为主,清心泻脾,祛除湿热为辅。

主方:沙参麦冬汤合泻黄散加减。

处方:南沙参15 g,麦冬10 g,玄参10 g,生石膏(先煎)30 g,牡丹皮10 g,防风10 g,栀子6 g,知母10 g,藿香(后下)10 g,升麻8 g,白芍12 g,甘草6 g。7剂,水煎服,日1剂。

二诊:2013年6月8日。

服用前方后月经来潮,量少色红,昨日出现发热,体温约38.5℃,伴头痛,头汗出,无恶寒,口内新发一处溃疡,轻痛,仍有尿急失禁,大便稍干。近日自行热退。舌瘦,质淡红,苔薄,中剥脱,脉沉细尺弱。进上药后月经来潮,再以上法,原方增减。

上方加墨旱莲12 g、酒女贞子15 g以补益肝肾。7剂,水煎服,日1剂。

三诊:2013年6月15日。

服前方药后已无发热,昨日又新发口腔溃疡一处,仍尿急,有时尿失禁,有时排尿不畅,大便偏干。腰膝酸软,满月脸。舌暗红,苔薄白,脉沉细数。治宗前法。

处方:藿香(后下)10 g,栀子6 g,防风10 g,生石膏(先煎)30 g,牡丹皮10 g,玄参10 g,石斛10 g,炒山药15 g,枇杷叶12 g,茵陈10 g,土茯苓15 g,盐益智仁(后下)9 g,六一散(包煎)20 g。7剂,水煎服,日1剂。

服上方14剂,无发热,无新发口腔溃疡。

按:狐惑病属于西医学"白塞病",病情反复发作。《金匮要略》用甘草泻心汤治疗。本案患者服用激素已经4年,已有化燥伤阴之虞,故养阴退热为主,清心泻脾,祛除湿热为辅,用沙参麦冬汤合泻黄散加减治疗,方中南沙参、麦冬、玄参养阴退热,泻黄散方中以石膏、山栀泻脾胃积热为君；防风疏散脾经伏火为臣；藿香叶芳香醒脾为佐；甘草泻火和中为使。升麻清热解毒，升举阳气，治口疮；知母，清热泻火、滋阴润燥，王好古云："知母泻肺火，滋肾水，治命门相火有余。"白芍、甘草酸甘化阴，缓急止痛。配合成方，共奏养阴退热、泻脾胃伏火之功。二诊新发溃疡，月经来潮，量少，加二至丸补益肝肾。三诊新发口腔溃疡，仍尿急，有时尿失禁，有时排尿不畅，继用清胃散加牡丹皮、玄参、石斛、枇杷叶、炒山药，养阴清热；茵陈、土茯苓、六一散、盐益智仁清利湿热，固肾缩尿。诸药合用，攻补兼施，病情缓解。

# 第四节　阴阳毒

## 一、概述

阴阳毒为感受疫毒，侵入血分的病证。其中阳毒因热壅于上，以面赤斑斑如锦纹、咽喉痛吐脓血为主要症状；阴毒乃邪阻经脉，以面目青，身体如被杖打样疼痛，咽喉痛为主要症状。阴阳毒与现代医学中的系统性红斑狼疮相类似。

## 二、源流

阴阳毒出自于《金匮要略·百合狐惑阴阳毒病脉证治》曰："阳毒之为病，面赤斑斑如锦纹，咽喉痛，唾脓血。五日可治，七日不可治，升麻鳖甲汤主之。阴毒之为病，面目青，身痛如被杖，咽喉痛。五日可治，七日不可治，升麻鳖甲汤去雄黄、蜀椒主之。"

## 三、病因病机

本病的病因主要是热毒侵入血分。病机可因其急缓程度的不同有异，急性者，常因血分热甚，出现发热，面赤斑斑如锦文，咽喉痛，病属于阳，则为阳毒。如邪盛正虚，病邪内损脏腑，可以出现水肿、小便不利、心悸气短、呕吐泄利等心、肺、肾、脾、胃等症状，重者可以危及生命。慢性者，多因瘀热在血分不解，阴血凝滞，故见面目青紫、身痛或咽痛等症状，病属于阴，则为阴毒。

## 四、辨证论治

1. 阴虚内热证　治以养阴清热，方以玉女煎加减。
2. 气营热盛证　治以清热泻火，方以清瘟败毒饮加减。
3. 热郁积饮证　治以清热蠲饮，方以葶苈大枣泻肺汤、泻白散加减。
4. 瘀热痹阻证　治以清热凉血、活血散瘀，方以生地黄散加减。
5. 脾肾两虚证　治以滋肾填精、健脾利水，方以济生肾气丸加减。

## 五、阴阳毒医案

### 医案一

黄某某，女性，48岁，无业。

初诊：2014 年 10 月 4 日。

主诉：多关节肿痛 1 个月，加重伴面颊红斑 1 周。

现病史：患者于 1 个月前因着凉后出现近端指间关节肿胀、疼痛，右上肢及右下肢斑丘疹，高于皮肤，色泽暗红，就诊于邯郸市某医院治疗，给予头孢唑林静脉滴注，随后前胸及后背亦出现斑丘疹，经住院治疗后症状未有明显缓解，随后自行出院。出院后在家休息，症状逐渐加重，现为求进一步诊治，来我院治疗，门诊以"系统性红斑狼疮"收治入院，病程中晨僵约 1 小时左右。现主症：双手近端关节肿痛，伸直受限，肩关节疼痛，双膝关节疼痛，压痛（＋），伸直受限，趾跖关节肿痛，面部蝶形红斑，前胸及后背斑疹，皮损色暗，低热，时高时低，头昏耳鸣，腰膝酸软，伴盗汗，头发脱落，纳差，夜寐差，小便黄，有泡沫，大便带血，呈鲜红色，口干唇燥，月经失调，舌红，脉细数。

中医诊断：阴阳毒——阴虚火旺。

治法：滋阴降火，宁心健脾。

主方：六味地黄汤加减。

处方：熟地黄 15 g，山药 15 g，山茱萸 15 g，茯苓 12 g，泽泻 12 g，牡丹皮 15 g，当归 9 g，丹参 9 g，茜草 9 g，红花 9 g，生甘草 6 g，鸡血藤 15 g，络石藤 15 g，酒乌梢蛇 15 g，地龙 15 g，土鳖虫 15 g。7 剂，水煎服，日 1 剂，分 2 次服用。

医嘱：①平时要预防感染，尤其是上呼吸道和肺部感染，以防本病急性发作；②平时要注意防寒保温，以防止冷冻和外伤；③增强体质、调节饮食：适当参加室外锻炼，如散步、慢跑等，以提高机体的耐寒能力，注意饮食调摄，加强营养，尤其是避免过饥、过饱和进食粗糙、过冷、过热、刺激性辛辣食品等；④平素要注意精神调摄，保持精神愉快，患病后要增强战胜疾病的信心，避免过分紧张、悲观，以防止精神刺激造成病情进展。

二诊：2014 年 10 月 12 日。

患者诉双手掌指关节及腕关节无肿痛，双肩关节疼痛减轻，双膝关节无肿痛，双踝关节肿痛减轻，面部蝶形红斑渐消，纳差，寐欠安，大小便如常。

主方：六味地黄汤加减。

处方：熟地黄 15 g，山药 15 g，山茱萸 15 g，茯苓 12 g，泽泻 12 g，牡丹皮 15 g，当归 9 g，丹参 9 g，茜草 9 g，红花 9 g，生甘草 6 g，鸡血藤 15 g，络石藤 15 g，酒乌梢蛇 15 g，地龙 15 g，土鳖虫 15 g。7 剂，水煎服，日 1 剂，分 2 次服用。

三诊：2014 年 10 月 19 日。

患者诉所有关节无疼痛，面部蝶形红斑明显消退，纳食一般，寐欠安，大小便如常。

主方：六味地黄汤加减。

处方：熟地黄 15 g，山药 15 g，山茱萸 15 g，茯苓 12 g，泽泻 12 g，牡丹皮 15 g，当归 9 g，丹参 9 g，茜草 9 g，红花 9 g，生甘草 6 g，鸡血藤 15 g，络石藤 15 g，酒乌梢蛇 15 g，地龙 15 g，土鳖虫 15 g。7 剂，水煎服，日 1 剂，分 2 次服用。

四诊：2014 年 10 月 27 日。

患者诉面部蝶形红斑基本消退，纳食一般，寐欠安，大小便如常；上方 15 剂继服。

按：先天不足，肾精亏损，或七情内伤而致阴阳不调，气血失和导致五脏六腑受损，此为本病内因。外因为日光曝晒、昆虫叮咬，妊娠、过度劳累等为诱发因素。若正不胜邪，邪毒结聚，阻于经络，则血行不畅。结合病情，肾虚是本病发生的主要原因，尤以阴虚常见，说明本病与肾关系密切。因肾为先天之本，肾藏五脏六腑之精，五脏六腑之精有余则存储于肾，衰竭时则赖肾供应，说明了肾是主一身阴阳的消长和调节功能障碍的，正如古人云："五脏所伤，穷极必肾。"因此，肾虚则常影响冲任失调，冲任失调又会引起内分泌紊乱。肾又分阴阳，阴指机体津液精血等物质，阳指功能及精神等气机，故肾虚又分肾阴虚与肾阳虚，或阴阳俱虚。阴虚者则精血亏损，阳虚者则功能衰竭，两者可相互转化，因"阴阳互根""阴消阳长""阴损及阳"，以致阴阳俱虚。而"肾为先天之本""肝肾同源""心肾相交""肺生肾水""水涵肝木"，故肾虚时五脏六腑皆不足。则患系统性红斑狼疮时，邪毒易侵犯各脏。血属阴，气属阳，阴阳不调，则血流不畅，故易造成气血失运而致经络阻滞，形成经脉滞涩、如复遇日光照射邪毒化火，迫血妄行则发生红斑。狼疮在气血不畅，正气不旺的条件下极易发病，或因病后失养，耗伤气阴致使虚火内生、内燥出现。因此，肾阴虚损、热毒内炽是导致本病的主要原因。因水亏火旺，津液不足，肤失濡养，腠理不密，再加日光曝晒，外邪侵袭，内外之邪相互搏结，或情志不舒，或过度疲劳而诱发本病。

### 医案二

薛某，女性，15 岁，学生。

初诊：2016 年 6 月 19 日。

主诉：多关节肿痛 1 个月。

现病史：患者于 1 个月前无明确诱因下出现双膝关节疼痛，伴发热 38 ℃，就诊于当地医疗机构，给予双氯芬酸片口服，症状时轻时重。1 日前，因着凉后出现全身多关节疼痛，发热 38 ℃，查：抗核抗体 9 项：ANA（ + ）、ds‐DNA（ + ）、SSA（ + ），现求中医诊治。现主症：双腕、双膝、双踝关节疼痛，恶心，乏力，纳差，夜寐差，小便尿急、尿频、尿痛，大便自调。腰酸痛，脱发，关节酸楚，乏力，头晕耳鸣，咽干口燥，舌淡红少苔，脉细。

中医诊断：阴阳毒——肝肾阴虚。

治法：滋养肝肾。

主方：首乌地黄汤加减。

处方：制首乌 15 g，刺蒺藜 15 g，熟地黄 15 g，淮山药 15 g，山茱萸 15 g，牡丹皮 15 g，泽泻 15 g，茯苓 15 g，丹参 15 g，紫草 12 g，地骨皮 15 g，夏枯草 15 g，白鲜皮 10 g，炒酸枣仁 20 g，钩藤 15 g，豨莶草 12 g。7 剂，水煎服，日 1 剂，分 2 次服用。

医嘱：①平时要预防感染，尤其是上呼吸道和肺部感染，以防本病急性发作；②平时要注意防寒保温，以防止冷冻和外伤；③增强体质、调节饮食：适当参加室外锻炼，如散步、慢跑等，以提高机体的耐寒能力，注意饮食调摄，加强营养，尤其是避免过饥、过饱和进食粗糙、过冷、过热、刺激性辛辣食品等；④平素要注意精神调摄，保持精神愉快，患病后要增强战胜疾病的信心，避免过分紧张、悲观，以防止精神刺激造成病情发展。

二诊：2016 年 6 月 26 日。

患者诉双手掌指关节及腕关节无肿痛，双肩关节疼痛减轻，双膝关节无肿痛，双踝关节肿痛减轻，面部蝶形红斑渐消，纳差，寐欠安，大小便如常。继服上方7剂，日1剂，分次服用。

三诊：2016年7月4日。

患者诉所有关节无疼痛，面部蝶形红斑明显消退，纳食一般，寐欠安，大小便如常。继服上方7剂，水煎服，日1剂，分2次服用。

四诊：2016年7月11日。

患者诉面部蝶形红斑基本消退，纳食一般，寐欠安，大小便如常，上方15剂继服。

按：《百合狐惑阴阳毒病脉证治》曰："阳毒之为病，面赤斑斑如锦纹，咽痛，唾脓血……升麻鳖甲汤主之。阴毒之为病，面目青，身痛如被杖，咽喉痛……升麻鳖甲汤去雄黄蜀椒主之。"引文所述与红斑狼疮（SLE）面部蝶形红斑、关节肌肉疼痛等症状类似。对于阴阳毒的认识，后世医家认为感受邪毒，入于血分，根据感邪性质，患者体质、饮食习惯以及病情的不同阶段。若表现为血热亢盛为主者为阳毒；以寒凝血滞、经络不畅为主者为阴毒，临床症见肌肉疼痛。总以血分受病为其病机所在，凡有发斑、身痛皆可用本方治疗。

**医案三**

任某某，女性，11岁，学生。

初诊：2016年8月26日。

主诉：全身皮肤及面部多处皮疹1周。

现病史：患者于1周前因着凉后出现全身皮肤及面部多处皮疹，在社区门诊经检查后，诊断为"系统性红斑狼疮"，给予口服药物治疗（具体不详）后，症状改善不明显，现为求进一步诊治，来我院治疗，门诊以"系统性红斑狼疮"收治入院，病程中晨僵约1小时左右。现主症：面部颊部红斑，上肢及躯干部皮肤多处皮疹，光过敏，伴倦怠乏力，纳差，夜寐安，二便调，舌黯红，苔白或光面舌，脉沉细。

中医诊断：阴阳毒——气滞血瘀证。

治法：疏肝理气，活血化瘀。

主方：逍遥散合血府逐瘀汤加减。

处方：柴胡10g，当归10g，芍药10g，白术10g，茯苓10g，炙甘草5g，煨生姜3g，薄荷3g，桃仁12g，红花、当归、生地黄、牛膝各9g，川芎、桔梗各4.5g，赤芍、枳壳、甘草各6g。7剂，水煎服，日1剂，分2次服用。

医嘱：①平时要预防感染，尤其是上呼吸道和肺部感染，以防本病急性发作；②平时要注意防寒保温，以防止冷冻和外伤；③增强体质、调节饮食：适当参加室外锻炼，如散步、慢跑等，以提高机体的耐寒能力，注意饮食调摄，加强营养，尤其是避免过饥、过饱和进食粗糙、过冷、过热、刺激性辛辣食品等；④平素要注意精神调摄，保持精神愉快，患病后要增强战胜疾病的信心，避免过分紧张、悲观，以防止精神刺激造成病情发展。

二诊：2016年9月3日。

患者诉双手掌指关节及腕关节无肿痛，双肩关节疼痛减轻，双膝关节无肿痛，双踝关节肿痛减轻，面部蝶形红斑渐消，纳差，寐欠安，大小便如常。继服上方 7 剂，水煎服，日 1 剂，分 2 次服用。

三诊：2016 年 9 月 10 日。

患者诉所有关节无疼痛，面部蝶形红斑明显消退，纳食一般，寐欠安，大小便如常，继服上方 7 剂，水煎服，日 1 剂，分 2 次服用。

四诊：2016 年 9 月 18 日。

复诊患者诉面部蝶形红斑基本消退，纳食一般，寐欠安，大小便如常；上方 15 剂继服。

按：《临症指南医案》云："女子以肝为先天也"，秦天一曰："今观叶先生案，奇经八脉，固属扼要，其次最重调肝，因女子以肝为先天。阴性凝结，易于怫郁，郁则气滞血亦滞。"高社光教授认为，见瘀休治瘀，当审因论治。本案辨证为阴阳毒－－气滞血瘀证，高社光教授重在疏肝理气，肝气条达，则气机升降调和，气帅血行，故方高社光教授首选逍遥散疏肝健脾，疏肝以行气，健脾以和血；合并血府逐瘀汤加减，增强活血通脉之功。二方合而用之，使血活瘀化气行，则诸症可解。

**医案四**

王某某，女性，21 岁，农民。

初诊：2015 年 8 月 31 日。

主诉：多关节肿痛 2 年余，加重伴面颊红斑 1 周。

现病史：患者于 2 年前无明显诱因出现发热，体温在 39 ℃左右波动，就诊于当地门诊，治疗后体温仍偏高，并伴发关节肿痛，随就诊于邯郸市某医院检查后诊断为"系统性红斑狼疮、类风湿关节炎"，给予来氟米特等药口服，服药后症状缓解，随后自行停药。1 周前无明显诱因下多关节肿痛，面部出现红斑、水肿，自行服药后症状仍未见缓解，今为求中西医系统诊疗就诊于本院。现主症：双手掌指关节及腕关节肿痛，双肩关节疼痛，双膝关节和双踝关节肿痛，面部蝶形红斑，发病以来偶有口干、眼干、胸闷、脱发、光过敏，无反复口腔及阴部溃疡，无盗汗，无反复腮腺肿胀，纳差，寐欠安，大小便如常。

中医诊断：阴阳毒——痰瘀痹阻。

治法：化痰行瘀，蠲痹通络。

主方：红斑方加味。

处方：生地黄 50 g，金银花 30 g，白茅根 50 g，牡丹皮 15 g，玄参 25 g，黄柏 25 g，知母 16 g，石斛 25 g，地骨皮 18 g，银柴胡 15 g，秦艽 15 g，酒乌梢蛇 15 g，陈皮 25 g，炒麦芽 20 g，炒谷芽 20 g。水煎服，服药 7 剂，日 1 剂，分 2 次服用。

医嘱：①平时要预防感染，尤其是上呼吸道和肺部感染，以防止本病急性发作；②平时要注意防寒保温，以防止冷冻和外伤；③增强体质、调节饮食：适当参加室外锻炼，如散步、慢跑等，以提高机体的耐寒能力，注意饮食调摄，加强营养，尤其是避免过饥、过饱和进食粗糙、过冷、过热、刺激性辛辣食品等；④平素要注意精神调摄，保持精神愉快，患病后要增强战胜疾病的信心，避免过分紧张、悲观，以防止精神刺激造成病情发展。

二诊：2015 年 9 月 7 日。

复诊患者诉双手掌指关节及腕关节无肿痛，双肩关节疼痛减轻，双膝关节无肿痛，双踝关节肿痛减轻，面部蝶形红斑渐消，纳差，寐欠安，大小便如常。

主方：红斑方加味。

处方：生地黄40 g，金银花30 g，白茅根40 g，牡丹皮15 g，玄参20 g，黄柏20 g，知母18 g，石斛20 g，地骨皮18 g，银柴胡15 g，秦艽15 g，酒乌梢蛇15 g，陈皮20 g，炒麦芽20 g，炒谷芽20 g。水煎服，服药7剂，日1剂，分2次服用。

三诊：2015年9月14日。

患者诉所有关节无疼痛，面部蝶形红斑明显消退，纳食一般，寐欠安，大小便如常。

主方：红斑方加味。

处方：生地黄30 g，金银花20 g，白茅根30 g，牡丹皮10 g，玄参15 g，黄柏15 g，知母12 g，石斛15 g，地骨皮12 g，银柴胡10 g，秦艽10 g，酒乌梢蛇10 g，陈皮15 g，炒麦芽15 g，炒谷芽15 g。水煎服，服药7剂，日1剂，分2次服用。

四诊：2015年9月21日。

患者诉面部蝶形红斑基本消退，纳食一般，寐欠安，大小便如常；上方15剂继服。

按：今人赵炳南从皮肤型红斑狼疮毁坏面容的特征出发，称之为鬼脸疮。邪毒内侵，气血两燔，故见皮肤红斑或出血斑，毒热凝滞，阻隔经络，故见关节、肌肉疼痛，夹有湿邪，则见苔黄白腻，津液受伤，阴分已亏，则出现光面舌，本例的发生因先天禀赋不足，肾精肾气亏耗，外加日光曝晒，外受热毒而致。

**六、热毒发斑案**

张某，女，50岁。

初诊：2007年12月12日。

现病史：患者患系统性红斑狼疮6年余，因长期口服激素及免疫抑制剂，而出现多种不良反应，故停服西药，要求中药治疗。现主症：面部蝶形红斑，皮肤紫斑，色红瘙痒，烦躁口渴，关节肌肉疼痛，便干尿黄，舌红苔黄，脉数。查血常规示：红细胞计数$3.12 \times 10^{12}$/L；白细胞计数$5.85 \times 10^9$/L；中性粒细胞百分比70.1%；淋巴细胞百分比13.4%；M%：2.1%；嗜酸性粒细胞百分比为0.1%，嗜酸性粒细胞计数$16.69 \times 10^9$/L；血小板计数$279 \times 10^9$/L。

诊断：

中医诊断：蝶疮流注——气机不畅，湿毒瘀滞。

西医诊断：系统性红斑狼疮。

治法：调畅气机，清热解毒。

主方：犀角地黄汤合升降散加减。

处方：蝉蜕10 g，炒僵蚕12 g，片姜黄8 g，大黄8 g，水牛角20 g，赤芍15 g，牡丹皮12 g，生地黄15 g，大青叶30 g，槐花15 g，土茯苓20 g，地肤子20 g，白鲜皮15 g，荆芥10 g，浮萍10 g，白薇10 g，栀子6 g，甘草10 g。水煎服，日1剂。

二诊：2008年1月7日。

皮疹减轻，伴有失眠，胃脘不适，食欲欠佳，二便正常，舌红苔薄黄，脉沉细。上方减土茯苓、地肤子、荆芥、水牛角，加炒谷芽、麦芽各15 g、柏子仁20 g。

三诊：2008 年 2 月 1 日。

患者仍有皮疹，皮疹带脓点，睡眠好转，舌脉同前。故上方减柏子仁，加五指毛桃 30 g、珍珠母 20 g、北败酱草 20 g。30 剂，水煎服，日 1 剂。

四诊：2008 年 3 月 5 日。

患者病情好转，皮疹稍减，伴关节疼痛，腰酸乏力，舌红苔薄脉沉细。处方如下：黄芪 20 g，当归 10 g，桂枝 10 g，赤芍 15 g，白芍 15 g，生地黄 30 g，水牛角 20 g，紫草 15 g，何首乌 15 g，酒女贞子 15 g，墨旱莲 15 g，酒乌梢蛇 15 g，蛇莓 15 g，穿山龙 15 g，甘草 10 g，防风 10 g，豨莶草 15 g。水煎服，日 1 剂。

五诊：2008 年 4 月 3 日。

因不明原因，皮疹较重，伴瘙痒。处方如下：水牛角 20 g，生地黄 15 g，赤芍 15 g，牡丹皮 12 g，紫草 15 g，蝉蜕 10 g，炒僵蚕 15 g，片姜黄 6 g，炙大黄 3 g，穿山龙 20 g，蛇莓 12 g，五指毛桃 20 g，黄芪 18 g，防风 10 g，乌梅 10 g，炙甘草 10 g，地肤子 15 g，白鲜皮 15 g。7 剂，水煎服，日 1 剂。

六诊：2008 年 5 月 9 日。

患者病情稳定，继服药维持。处方如下：蝉蜕 10 g，炒僵蚕 15 g，片姜黄 6 g，炙大黄 3 g，生地黄 20 g，赤芍 15 g，牡丹皮 15 g，紫草 16 g，土茯苓 25 g，槐米 15 g，玄参 15 g，大青叶 30 g，石膏 30 g，知母 10 g，炒栀子 10 g，甘草 10 g，太子参 20 g。14 剂，水煎服，日 1 剂。

随访半年，病情稳定。

按：中医没有系统性红斑狼疮这一病名，根据多数患者常有发热、面部红斑、关节疼痛、腰痛、水肿以及全身脏腑失调、气血阴阳亏损的临床特征，一般将本病归于中医学中"阴阳毒""热毒发斑""日晒疮""痹病""腰痛""水肿""虚劳"等病的范畴。《金匮要略·百合狐惑阴阳毒病脉证治第三》曰："阳毒之为病，面赤斑斑如锦纹，咽喉痛，唾脓血，五日可治，七日不可治，升麻鳖甲汤主之。"本病临床表现复杂，很难用单一的处方概括其全部治疗，故高社光教授主张辨病与辨证相结合，根据病机特点，多从热毒炽盛、气虚血瘀、风湿热痹、肝肾亏虚辨证，因本病病情缠绵难愈，病机复杂，故用药多寒热并举、攻补兼施。

本患者以皮肤狼疮为主，表现面部蝶形红斑、皮疹为主，考虑为热毒炽盛，热毒深入营血，伤其血络，营血瘀滞，淫于腠理。故以犀角地黄汤加味和升降散化裁（以大剂水牛角代犀角），以清热凉血解毒化瘀为主。犀角地黄汤出自《备急千金要方》，后世医家用于血证，亦有用于红斑狼疮者，高社光教授用此方加味治疗狼疮，用水牛角代犀角（量用至 20 g），以清热凉血、解毒化瘀。升降散系杨栗山《伤寒瘟疫条辨》方，该方有疏风清热、化痰散瘀、升清降浊之功，原方主治"温病表里三焦大热，其证治不可名状者。"高社光教授用升降散升清降浊、发散郁热，切中狼疮热毒深入营血、营血瘀滞之病机，故疗效卓著。

高社光教授指出随着患者病情变化，辨证亦随之变化，随证治之，做到效必更方。当患者斑疹减轻，伴疲乏等气血不足、腰酸等症时予黄芪桂枝五物汤、当归补血汤、黄芪赤风汤、二至丸化裁以益气养血祛风、补益肝肾。皮肤瘙痒明显加浮萍、土茯苓、地肤子、白鲜皮等祛风止痒药治疗，或加 蛇莓、穿山龙、五指毛桃、酒乌梢蛇、豨莶草等祛风通络。其中蛇莓甘、苦、寒，归肺、肝、大肠经，能清热，凉血，消肿，解毒。善治热病，惊痫，咳嗽，吐血，咽喉肿痛，痢疾，痈肿，疔疮，蛇虫咬伤、烫火伤；穿山龙性温，味甘、苦，有舒筋活血，止咳化痰，祛风止痛之功。善治腰腿疼痛、风湿痛、风湿关节痛、筋骨麻木、大骨节病等；五指毛桃其性平，味甘、辛，有健脾补肺、利湿舒筋之功，用于脾虚水肿、食少无力、肺痨咳嗽、盗汗、风湿痹痛、产后无乳等症；酒乌梢蛇为甘、平，无毒，归肝经，有祛风、活络、定惊的功效，用于风湿顽痹，麻木拘挛，中风口眼㖞斜，半身不遂，抽搐痉挛，破伤风，麻风疥癣，瘰疬恶疮；豨莶草苦寒，入肝、脾、肾经，能祛风湿，利筋骨。上药均为高社光教授善用之品。

### 七、蝶疮流注案

孙某某，女，32岁。

初诊：2007年7月3日。

主诉：系统性红斑狼疮病史3年。

现病史：患者3年前曾于天津市某医院就诊，表现为面部红斑，手掌红斑，皮肤有皮疹，皮下有出血，自感乏力明显，咽痛，月经色黑有块，蛋白尿，确诊为"系统性红斑狼疮"，现口服泼尼松15 mg/次，1次/日。现主症：疲乏无力，腰痛，怕热，心悸，舌暗红，苔薄黄腻，脉沉细。查血压：130/90 mmHg。尿蛋白（＋＋）。

诊断：

中医诊断：蝶疮流注——湿热久羁，入血伤肾。

西医诊断：系统性红斑狼疮。

治法：凉血解毒，益肾祛湿。

主方：犀角地黄汤加减。

处方：水牛角15 g，赤芍15 g，丹参15 g，黄芪20 g，防风6 g，紫草12 g，女贞子15 g，旱莲草15 g，生地黄20 g，山茱萸15 g，桑螵蛸15 g，金樱子15 g，白茅根25 g，生薏苡仁30 g，益母草20 g，炙甘草10 g，穿山龙20 g。水煎服，日1剂。

二诊：2007年7月25日。

血常规、尿常规正常，余无不适，去生薏苡仁，加牡丹皮10 g、蛇莓20 g。

三诊：2007年8月13日。

色斑减轻，病情平稳。处方如下：黄芪20 g，赤芍15 g，生地黄20 g，防风12 g，紫草15 g，蝉蜕10 g，炒僵蚕12 g，片姜黄6 g，炙大黄3 g，地肤子15 g，白鲜皮15 g，穿山龙20 g，蛇莓15 g，水牛角15 g，酒乌梢蛇10 g，炙甘草10 g。7剂，水煎服，日1剂。

四诊：2007年9月17日。

上方色斑明显减轻。舌红苔黄。水牛角减至12 g，加白茅根30 g。水煎服，日1剂。

五诊：2007年10月12日。

患者病情稳定。处方如下：黄芪20 g，赤芍15 g，生地黄15 g，防风10 g，太子参15 g，黑顺片8 g，菟丝子12 g，山茱萸15 g，枸杞子15 g，盐杜仲15 g，白茅根25 g，穿山龙18 g，蛇莓15 g，益母草15 g，醋香附10 g，炙甘草8 g。水煎服，日1剂。

按：系统性红斑狼疮是一种累及多种脏器的自身免疫性的炎症性结缔组织疾病。目前多从伏气温病论治，素体肝肾阴虚、热毒内发，初起即显里热炽盛、动血、动风或神昏

或心悸 或水肿，病情重、病程长，符合伏气温病的特点。高社光教授运用犀角地黄汤加减，可清热凉血解毒、消散瘀血。水牛角代犀角以清热凉血解毒，生地黄、牡丹皮清热泻火、凉血消瘀。

犀角地黄汤是孙思邈《千金方》中的一张名方，有犀角、生地黄、赤芍、牡丹皮等药物组成，治疗热入血分导致的出血、瘀血、发斑、发狂等症状，在后世的温病学中广泛的应用，为治疗热入血分证的主方，具有清热凉血、活血化瘀等功效。本患者面部手部红斑，皮肤有皮疹，皮下有出血，咽痛，舌暗红均为热入营血之征，故用犀角地黄汤加减治疗。方中紫草、丹参清热凉血、解毒化瘀；患者热入营血、肝肾阴虚，自感乏力明显，腰痛，怕热，心悸，脉沉细，予生地黄、山茱萸加二至丸（女贞子、旱莲草）配伍桑螵蛸、金樱子补益肝肾；患病日久，湿热久羁，加白茅根、生薏苡仁、益母草以清热祛湿；蛇莓有清热凉血、消肿解毒之功，为高社光教授喜用之品。

三诊患者热毒已清，正气不足，高社光教授在方中加用益气活血之品黄芪、赤芍、防风，同时用升降散升清降浊、发散郁热。五诊时因病久气血亏虚、肝肾不足，故予益气养血、补益肝肾之品以收功。全方扶正祛邪、标本兼治，切中狼疮热毒深入营血、营血瘀滞之病机，故疗效卓著。

# 第五节　燥痹

### 一、定义

燥痹是由燥邪损伤气血津液，导致孔窍干燥，肢体关节枯削疼痛，甚则损害脏腑的病证。

### 二、源流

历代古籍中无燥痹病名，而《素问·痹论》早有关于本病的论述："痹，或痛，或不痛，或不仁，或寒，或热，或燥，或湿，其故何也?"这说明燥能致痹。《素问·阴阳应象大论》有"燥胜则干"的描述，《素问·至真要大论》提出"燥者濡之"。《灵枢·九宫八风篇》曰："风从西方来，名曰刚风，其伤人也。内舍于肺，外在于皮肤。其气主为燥。"金·刘完素《素问玄机原病式》曰："诸涩枯涸干劲皴揭，皆属于燥。"清·喻昌在《医门法律》一书中专设伤燥门、秋燥门方对燥病进行论述，并自制清燥救肺汤治疗诸气膹郁之属于肺之燥也。燥痹之名首见于《路志正医林集腋》。本病涉及西医学干燥综合征等疾病。

### 三、病因病机

燥痹的病因有外感和内伤两类。素体阴虚，感受天行燥邪或温热毒邪，灼伤肺阴，津液失布，发为燥痹；或过食辛辣香燥，或接触辛热燥烈之品损伤脾胃阴液，津失输布，发为燥痹；或五志化火，消灼心阴，心阴暗耗，发为燥痹；或情志郁结，肝阳化火，灼伤肝阴，筋目失养，发为燥痹；或久病房劳，相火妄动，耗伐肾阴，津枯液竭，发为燥痹。

病机关键为燥邪导致津液化生、运行、敷布失常，五脏六腑及九窍百骸失于滋润濡养。病位在口、眼、鼻、咽等孔窍及肢体、关节，与肾、肺、脾(胃)、肝、心关系密切。病理因素以燥为主，可夹热、夹瘀、夹毒。病理性质以虚为主，或见虚实夹杂。

### 四、辨证论治

1. 燥伤肺阴，肺气痹阻证　口干鼻燥，咽痒干咳，胸闷短气，痰少不易咳出，或午后颧红，潮热盗汗，皮毛干燥，关节疼痛，舌红苔少，脉细数。治以生津润燥，轻清宣肺。方用清燥救肺汤加减。

2. 燥伤心阴，心脉痹阻证　口干舌燥，心悸怔忡，烦躁不安，多梦易醒，胸痛憋气，或灼热疼痛，或痛彻肩背，手足心热，舌红少津，苔少，或舌光剥，脉细数或细涩。治以益气养阴，生津润燥。方用生脉散合一贯煎加减。

3. 燥伤胃阴，脾虚肌痹证　口干咽燥，饥不欲食，胃脘嘈杂，或隐隐作痛，呃逆嗳气，或大便燥结，甚则肌肉枯削无力，舌质暗红，少津，苔少，脉细数。治以养脾益胃，生津润燥。方用养脾润胃汤加减。

4. 燥伤肝阴，筋脉痹阻证　口眼干燥，头晕目眩，烦躁易怒，两胁疼痛，五心烦热，潮热盗汗，唇赤颧红，关节疼痛，女子月经量少或闭经，舌质暗红，少苔，脉弦细数。治以滋肝润燥，荣筋通络。方用滋燥养荣汤加减。

5. 燥伤肾阴，髓海亏虚证　口眼干燥，咽干咽痛，头晕目眩，五心烦热，潮热盗汗，失眠多梦，腰膝酸软，男子遗精、早泄，女子闭经或经少，关节疼痛、变形甚，形体消瘦，面色黧黑，舌红少津，或有瘀斑，苔少，脉细数。治以滋阴补肾，填精润燥。方用滋阴补髓汤加减。

### 五、燥痹医案

**医案一**

庞某某，女性，59 岁，汉族，退休工人。

初诊：2016 年 3 月 29 日。

主诉：口干、眼干 8 年，加重半个月。

现病史：8 年前患者口干、眼干，未予重视。2 年前于河北省某医院诊断为"干燥综合征"，患者口服小剂量激素和艾拉莫德效果不佳，现求中医诊治。现主症：口干，进食干性食物需用水送，眼干，哭时无泪，咽干，手掌干燥，四肢近端肌肉疼，口干，双目赤涩热灼，咽干咽痛，肢体关节热痛，肌肤红斑，舌质干红，苔少或黄燥，弦细数。

中医诊断：燥痹——阴虚热毒证。

治法：清热解毒，滋阴润燥。

主方：化斑汤加减。

处方：石膏 15 g，知母 12 g，黄芩 12 g，栀子 12 g，生地黄 12 g，赤芍 12 g，玄参 12 g，水牛角 12 g，白花蛇舌草 15 g，金银花 15 g，麦冬 12 g，甘草 10 g。7 剂，水煎服，日 1 剂，分 2 次服用。

医嘱：①加强精神调摄，劳逸适度，保持居住环境的湿度，避其邪气；②调节饮食对本病非常重要，平素饮食应偏于甘凉滋润，宜多吃滋阴清热生津的食物，如西瓜、鲜梨、鲜藕、淡菜、甲鱼等，以少量多餐为宜，并可经常用西洋参、白沙参之类泡饮；③保持口腔清洁，饭后应漱口或刷牙，保持口腔内清洁卫生。

二诊：2016 年 4 月 6 日。

患者诉口干减轻，双目无干涩及磨砂感，鼻干减轻，四肢肌肉酸楚疼痛，无心悸，乏力明显缓解，无怕冷，无腰酸软，纳差，夜寐可，二便正常。继服上方 7 剂。

三诊：2016 年 4 月 14 日。

患者诉口干明显减轻，双目无干涩及磨砂感，鼻干减轻，四肢肌肉酸楚疼痛减轻，无心悸，乏力明显缓解，无怕冷，无腰酸软，纳差，夜寐可，二便正常。继服上方 7 剂。

四诊：2016 年 4 月 22 日。

患者诉口干明显减轻，双目无干涩及磨砂感，鼻干减轻，无四肢肌肉酸楚疼痛，无心悸，无乏力，无怕冷，无腰酸软，纳差，夜寐可，二便正常。上方 14 剂继服。

按：古代医籍中虽无燥痹病名，但早在《内经》中已有论述，如《素问·痹论》曰："痹或痛，或不痛，或不仁，或寒，或热，或燥。"燥痹之名，首见于《路志正医林集腋》。《素问·阴阳应象大论》中有"燥胜则干"的描述。《素问·至真要大论》中记录有"嗌干面尘，身无膏泽，足外反热"等燥象表现。《素问·五常政大论》首先提出"燥毒"之论，指出燥盛不已，蕴酿成毒，煎灼津液，阴损益燥。明清以后，随着温病学说的发展，对燥邪致病又有了较深的认识，如明·李梴《医学入门》说："燥分内外，外因时值阳明燥令，内因七情火燥，或大便失利，亡津，或金石燥血，或房事竭精，或饥饱劳逸损胃。皆能偏助火邪，消烁血液。"化斑汤加减方中石膏配知母清热保津；黄芩、栀子以泻三焦火热；生地黄、赤芍相伍，清热解毒散瘀；玄参滋阴降火以解毒；水牛角咸寒，救肾水以济心火，托斑外出，又解毒化热；白花蛇舌草、金银花清热解毒；麦冬养阴生津润燥；甘草调和诸药。全方共奏清热解毒，滋阴润燥之功。

### 医案二

张某某，女性，75 岁。

初诊：2014 年 11 月 6 日。

主诉：反复口干、眼干 20 余年，加重伴多关节疼痛半年。

现病史：患者于 20 年前无明显诱因出现口干、眼干症状，需频频饮水，进食干性食物需用水送，未予重视。15 年前开始口干加重，出现双目干涩，并逐渐有磨砂感，就诊于邯郸市某医院未明确诊断，只给予对症治疗。5 年前再次因为上述症状加重，就诊于邯郸市另一家医院，检查后诊断为"干燥综合征"，给予甲泼尼龙口服，服药后症状缓解，出院继续予甲泼尼龙 8 mg 口服。半年前因劳累出现口干、眼干等症状加重，需频频饮水及滴眼药水，伴怕冷、腰腿疼痛等症状，现为求进一步诊治，入住我院。现主症：口干，需频频饮水，眼干，双目干涩，有磨砂感，双手掌指关节疼痛，双膝关节肿痛，活动不利，下蹲困难，胸闷，乏力，伴有心悸，四肢多处紫癜，下肢指凹性水肿，右足背局部红肿，疼痛，纳差，夜寐差，小便尿频、尿痛，大便正常。

中医诊断：燥痹——燥伤胃阴，脾虚肌痹证。

治法：养脾益胃，生津润燥。

主方：养脾润胃汤。

处方：沙参15 g，麦冬12 g，炒扁豆10 g，生山药15 g，生地黄15 g，杏仁（炒）12 g，玫瑰花15 g，火麻仁10 g，白芍15 g，生谷麦15 g，甘草6 g。7剂，水煎服，日1剂，分2次服用。

医嘱：①加强精神调摄，劳逸适度，保持居住环境的湿度，避其邪气；②调节饮食对本病非常重要，平素饮食应偏于甘凉滋润，宜多吃滋阴清热生津的食物，如西瓜、鲜梨、鲜藕、淡菜、甲鱼等，以少量多餐为宜，并可经常用西洋参、白沙参之类泡饮；③保持口腔清洁，饭后应漱口或刷牙，保持口腔内清洁卫生。

二诊：2014年11月14日。

患者诉口干减轻，双目无干涩及磨砂感，鼻干减轻，四肢肌肉酸楚疼痛，无心悸，乏力明显缓解，无怕冷，无腰酸软，纳差，夜寐可，二便正常。继服上方7剂，水煎服，日1剂，分2次服用。

三诊：2014年11月29日。

患者诉口干明显减轻，双目无干涩及磨砂感，鼻干减轻，四肢肌肉酸楚疼痛减轻，无心悸，乏力明显缓解，无怕冷，无腰酸软，纳差，夜寐可，二便正常。继服上方7剂，水煎服，日1剂，分2次服用。

四诊：2014年12月6日。

患者诉口干明显减轻，双目无干涩及磨砂感，鼻干减轻，无四肢肌肉酸楚疼痛，无心悸，无乏力，无怕冷，无腰酸软，纳差，夜寐可，二便正常。上方14剂继服。

按：燥痹是以口、鼻、眼干燥，舌红乏津，唇红干裂，皮肤干燥或甲错，干硬，低热，关节疼痛或骨节僵硬、变形，累及肺、肝、肾、胃肠等多脏器损伤的疾病，属风湿病的范畴。病之所发，是感燥热之邪（外燥、内燥）或湿寒内盛，蕴久化燥化热、灼伤气、血、津液、致阴液耗伤，气血亏虚，使肢体筋脉失养，甚则血瘀痹阻，经脉不通而肢体关节疼痛；或湿寒之邪阻滞经脉，导致气滞血瘀，湿寒之邪蕴久成痰，痰浊与瘀血相结，痹阻脉络，使气血不行，水津不布，内致脏腑、经脉、筋骨，外致四肢、九窍、肌肉、皮肤皆失其濡养，从而机体表里、内外、上下、气血、阴阳失调，临床见口鼻咽干燥少津，眼干泪少，口干口渴，饮而口干不解，并饮水不多，肌肤干涩，肢体关节疼痛，或关节微肿，屈伸不利，舌质红而少苔，脉细数或细涩等症；甚者眼角、口唇干裂、关节肿大变形等。若失治误治，贻误病机，使病情进一步发展，损伤脏腑，易导致多种并发症，如系统性红斑狼疮、硬皮病等。养脾润胃汤方是根据周慎斋"淡养胃气，甘养脾阴"的治则，结合路氏多年临床经验，以《金匮要略》麦门冬汤和《温病条辨·卷一》益胃汤加减变化而来。方中用甘凉濡润之沙参、麦冬、生地黄养胃阴；扁豆、生山药、谷麦芽甘养脾阴，用谷麦芽尚能助脾胃生发之气；杏仁、火麻仁、玫瑰花降逆疏郁，活血通脉，润燥通便；白芍、甘草酸甘化阴，使津液自生，涓涓不息。诸药相配，共行养脾滋胃、生津润燥之功。

**医案三**

高某某，女性，31岁。

初诊：2016年3月21日。

主诉：反复口干、眼干5余年，加重伴多关节疼痛1周。

现病史：患者于5年无明显诱因出现口干、眼干症状，需频频饮水，进食干性食物需用水送，未予重视。2 年前开始口干加重，出现双目干涩，并逐渐有磨砂感，就诊于当地医院，未明确诊断，只给予对症治疗。1 周前因劳累出现口干、眼干等症状加重，需频频饮水及滴眼药水，伴双膝关节肿痛，无法行走，疼痛难忍，现为求进一步诊治，入住本科。现主症：口干，需频频饮水，眼干，双目干涩，有磨砂感，孔窍干燥，肢体关节枯削刺痛，五心烦热，肌肤甲错，有瘀斑瘀点，舌质黯红，苔光，脉沉细涩。

中医诊断：燥痹——阴虚血瘀证。

治法：养阴润燥，活血化瘀。

主方：桃红四物汤合增液汤加减。

处方：生地黄 15 g，麦冬 15 g，玄参 15 g，石斛 12 g，天花粉 15 g，龟甲 10 g，女贞子 15 g，熟地黄 15 g，当归 15 g，赤芍 15 g，桃仁 15 g，红花 15 g，穿山甲 6 g，鸡血藤 15 g，川牛膝 15 g。7 剂，水煎服，日 1 剂，分 2 次服用。

医嘱：①加强精神调摄，劳逸适度，保持居住环境的湿度，避其邪气；②调节饮食对本病非常重要，平素饮食应偏于甘凉滋润，宜多吃滋阴清热生津的食物，如西瓜、鲜梨、鲜藕、淡菜、甲鱼等，以少量多餐为宜，并可经常用西洋参、白沙参之类泡饮；③保持口腔清洁，饭后应漱口或刷牙，保持口腔内清洁卫生。

二诊：2016 年 3 月 28 日。

患者诉口干减轻，双目无干涩及磨砂感，鼻干减轻，四肢肌肉酸楚疼痛，无心悸，乏力明显缓解，无怕冷，无腰酸软，纳差，夜寐可，二便正常。继服上方 7 剂，水煎服，日 1 剂，分 2 次服用。

三诊：2016 年 4 月 5 日。

患者诉口干明显减轻，双目无干涩及磨砂感，鼻干减轻，四肢肌肉酸楚疼痛减轻，无心悸，乏力明显缓解，无怕冷，无腰酸软，纳差，夜寐可，二便正常。继服上方 7 剂，水煎服，日 1 剂，分 2 次服用。

四诊：2016 年 4 月 13 日。

患者诉口干明显减轻，双目无干涩及磨砂感，鼻干减轻，无四肢肌肉酸楚疼痛，无心悸，无乏力，无怕冷，无腰酸软，纳差，夜寐可，二便正常。上方 14 剂继服。

按：《素问·至真要大论》提出"燥者濡之""燥化于天，热反胜之，治以辛寒，佐以甘苦"的论述。刘完素创立麦门冬饮子以治之。张介宾在《景岳全书·燥有表里之不同》中说："盖燥盛则阴虚，阴虚则血少……此燥从阳化，营气不足而伤乎内者也，治当以养营补阴主。"所以，燥邪非独伤津，亦伤营血，治燥者，非独养阴，亦当养血。本方中生地黄、麦冬、玄参、石斛、天花粉养阴润燥；龟甲、熟地黄、女贞子滋养肝肾之阴；当归、赤芍、桃仁、红花、穿山甲、鸡血藤活血化瘀，通络止痛；川牛膝通利关节。全方共收养阴润燥、活血化瘀之效。

**医案四**

李某某，女性，52 岁。

初诊：2016 年 10 月 11 日。

主诉：反复口干、眼干 10 余年，加重伴多关节疼痛半个月。

现病史：患者于 10 年前无明显诱因出现口干、眼干症状，需频频饮水，进食干性食物需用水送服，未予重视。5 年前开始口干加重，出现双目干涩，并逐渐有磨砂感，就诊于邢台市某专科医院，未明确诊断，只给予对症治疗。半个月前因劳累出现口干、眼干等症状加重，需频频饮水及滴眼药水，伴怕冷、腰腿疼痛等症状，现为求进一步诊治，入住我院。现主症：口干，需频频饮水，眼干，双目干涩，有磨砂感，口干鼻燥，肢体关节枯削疼痛，咳嗽少痰，盗汗，舌质红，少苔，脉细数。

中医诊断：燥痹——肺阴亏虚证。

治法：滋阴润肺，清热生津。

主方：百合固金汤合贝母瓜蒌散加减。

处方：百合 15 g，麦冬 15 g，生地黄 15 g，熟地黄 15 g，沙参 15 g，当归 15 g，阿胶 15 g，白芍 15 g，桔梗 12 g，青果 12 g，川贝母 12 g，瓜蒌 15 g，天花粉 20 g，知母 12 g，茯苓 15 g，陈皮 15 g。7 剂，水煎服，日 1 剂，分 2 次服用。

医嘱：①加强精神调摄，劳逸适度，保持居住环境的湿度，避其邪气；②调节饮食对本病非常重要，平素饮食应偏于甘凉滋润，宜多吃滋阴清热生津的食物，如西瓜、鲜梨、鲜藕、淡菜、甲鱼等，以少量多餐为宜，并可经常用西洋参、白沙参之类泡饮；③保持口腔清洁，饭后应漱口或刷牙，保持口腔内清洁卫生。

二诊：2016 年 10 月 18 日。

患者诉口干减轻，双目无干涩及磨砂感，鼻干减轻，四肢肌肉酸楚疼痛，无心悸，乏力明显缓解，无怕冷，无腰酸软，纳差，夜寐可，二便正常。继服上方 7 剂，水煎服，日 1 剂，分 2 次服用。

三诊：2016 年 10 月 25 日。

患者诉口干明显减轻，双目无干涩及磨砂感，鼻干减轻，四肢肌肉酸楚疼痛减轻，无心悸，乏力明显缓解，无怕冷，无腰酸软，纳差，夜寐可，二便正常。继服上方 7 剂，水煎服，日 1 剂，分 2 次服用。

四诊：2016 年 11 月 1 日。

患者诉口干明显减轻，双目无干涩及磨砂感，鼻干减轻，无四肢肌肉酸楚疼痛，无心悸，无乏力，无怕冷，无腰酸软，纳差，夜寐可，二便正常。上方 14 剂继服。

按：本病病机多为先天禀赋不足，肝肾亏虚，精血不足，阴津亏耗；或素体为木形之人或火形之人，阴虚体质，内有郁热，血中伏火，多从热化、燥化使阴津亏虚；或先天不足，卫外不固，感受燥邪或风热邪气，使清窍失养，不能濡润筋脉关节、四肢百骸、脏腑而发燥痹。本方中百合、麦冬滋阴清热，润肺止咳；生地黄、熟地黄并用既能滋阴又养血凉血；沙参助二地滋阴壮水；当归、阿胶、白芍养血敛阴润燥，桔梗载药上行，配青果生津止渴、清利咽喉；川贝母、瓜蒌润肺清热，化痰止咳，佐以天花粉润燥生津；知母滋阴润燥，橘红理气化痰，茯苓健脾渗湿，以防药物过于滋腻。全药合而有滋阴润肺、清热生津之效。

**医案五**

李某某，女性，59 岁。

初诊：2012 年 10 月 11 日。

主诉：反复口干、眼干 10 余年，加重伴多关节疼痛半个月。

现病史：患者于 10 年前无明显诱因出现口干、眼干症状，需频频饮水，进食干性食物需用水送服，未予重视。5 年前开始口干加重，出现双目干涩，并逐渐有磨砂感，就诊于邢台市某专科医院，未明确诊断，只给予对症治疗。半个月前因劳累出现口干、眼干等症状加重，需频频饮水及滴眼药水，伴怕冷、腰腿疼痛等症状，现为求进一步诊治，入住我院。现主症：口干，需频频饮水，眼干，双目干涩，有磨砂感，口眼干燥，唇舌燥裂，心悸，怔忡，肢体关节枯削疼痛，胸闷胸痛，心烦躁扰不宁，惊惕多梦，或忐忑不安，低热，小便短少，唇色发绀，舌红少津，脉结代。

中医诊断：燥痹——心阴亏虚证。

治法：滋阴润燥，补心安神。

主方：天王补心丹加减。

处方：麦冬 15 g，生地黄 15 g，天冬 15 g，丹参 15 g，当归 15 g，柏子仁 15 g，酸枣仁 20 g，人参 15 g，五味子 15 g，茯苓 15 g，远志 15 g，玄参 15 g，朱砂 6 g，桔梗 15 g。7 剂，水煎服，日 1 剂，分 2 次服用。

医嘱：①加强精神调摄，劳逸适度，保持居住环境的湿度，避其邪气；②调节饮食对本病非常重要，平素饮食应偏于甘凉滋润，宜多吃滋阴清热生津的食物，如西瓜、鲜梨、鲜藕、淡菜、甲鱼等，以少量多餐为宜，并可经常用西洋参、白沙参之类泡饮；③保持口腔清洁，饭后应漱口或刷牙，保持口腔内清洁卫生，对预防本病的发展颇有帮助。

二诊：2012 年 10 月 18 日。

患者诉口干减轻，双目无干涩及磨砂感，鼻干减轻，四肢肌肉酸楚疼痛，心悸，乏力明显缓解，纳差，夜寐可，二便正常。继服上方 7 剂。

三诊：2012 年 10 月 25 日。

患者诉口干明显减轻，双目无干涩及磨砂感，鼻干减轻，四肢肌肉酸楚疼痛减轻，心悸，乏力明显缓解，无怕冷，无腰酸软，纳差，夜寐可，二便正常。继服上方 7 剂，水煎服，日 1 剂分 2 次服用。

四诊：2012 年 11 月 1 日。

患者诉口干明显减轻，双目无干涩及磨砂感，鼻干减轻，无四肢肌肉酸楚疼痛，无心悸，无乏力，无怕冷，无腰酸软，纳差，夜寐可，二便正常，上方 14 剂继服。

按：天王补心丹方中重用生地黄养心血、滋肾水以养阴润燥；麦冬、天冬甘寒滋润，滋阴清热以清虚火；丹参、当归合用有养血、补血、润燥之功；柏子仁、酸枣仁以收敛心气而安心神；人参补气，使气旺则阴血自生，且又宁心安神；五味子益气敛阴，以助补气生阴之力；茯苓、远志养心安神；玄参滋阴降火，以制虚火上炎；朱砂镇心安神；桔梗载药上行，以入心经，与丹参相伍，又可行气血。

**医案六**

李某某，女性，70 岁。

初诊：2013 年 11 月 6 日。

主诉：反复口干、眼干 20 余年，加重伴多关节疼痛半年。

现病史：患者于 20 年前无明显诱因下出现口干、眼干症状，需频频饮水，进食干性食物需用水送，未予重视。15 年前开始口干加重，出现双目干涩，并逐渐有磨砂感，就诊于邯郸市某医院,未明确诊断,只给予对症治疗。5 年前再次因为上述症状加重,就诊于邯郸市另一家医院,检查后诊断为"干燥综合征",给予甲泼尼龙口服,服药后症状缓解,出院继续予甲泼尼龙 8 mg 口服。半年前因劳累出现口干、眼干等症状加重,需频频饮水及滴眼药水;伴怕冷、腰腿疼痛等症状,现为求进一步诊治,入住我院。现主症:口干,需频频饮水,眼干,双目干涩,眼干口燥,肢体关节枯削疼痛,时时饮水,胃脘隐痛。舌红少津,苔薄净,脉细数。

中医诊断:燥痹——胃阴亏虚证。

治法:益胃生津,养阴润燥。

主方:益胃汤合玉女煎加减。

处方:生地黄 15 g,麦冬 15 g,沙参 12 g,玉竹 15 g,知母 12 g,石斛 15 g,玄参 15 g,天花粉 15 g,白芍 15 g,甘草 10 g。7 剂,水煎服,日 1 剂,分 2 次服用。

医嘱:①加强精神调摄,劳逸适度,保持居住环境的湿度,避其邪气;②调节饮食对本病非常重要,平素饮食应偏于甘凉滋润,宜多吃滋阴清热生津的食物,如西瓜、鲜梨、鲜藕、淡菜、甲鱼等,以少量多餐为宜,并可经常用西洋参、白沙参之类泡饮;③保持口腔清洁,饭后应漱口或刷牙,保持口腔内清洁卫生。

二诊:2013 年 11 月 14 日。

患者诉口干减轻,双目无干涩及磨砂感,鼻干减轻,四肢肌肉酸楚疼痛,无心悸,乏力明显缓解,无怕冷,无腰酸软,纳差,夜寐可,二便正常。继服上方 7 剂,水煎服,日 1 剂,分 2 次服用。

三诊:2013 年 11 月 29 日。

患者诉口干明显减轻,双目无干涩及磨砂感,鼻干减轻,四肢肌肉酸楚疼痛减轻,无心悸,乏力明显缓解,无怕冷,无腰酸软,纳差,夜寐可,二便正常。继服上方 7 剂,水煎服,日 1 剂,分 2 次服用。

四诊:2013 年 12 月 6 日。

患者诉口干明显减轻,双目无干涩及磨砂感,鼻干减轻,无四肢肌肉酸楚疼痛,无心悸,无乏力,无怕冷,无腰酸软,纳差,夜寐可,二便正常。上方 14 剂继服。

按:益胃汤合玉女煎加减方中生地黄、麦冬养阴清热,生津润燥,配伍沙参、玉竹养阴生津,以加强生地黄、麦冬益胃养阴之力;佐知母泻火清胃,助生地黄滋肾阴,泻相火;石斛养阴清热,益胃生津;玄参滋阴清热润燥;花粉清胃热,养胃阴,生津止渴,白芍养血敛阴;甘草益气补中调和诸药。全方共奏益胃生津、养阴润燥之效。

**医案七**

张某某,女性,56 岁。

初诊:2015 年 3 月 21 日。

主诉:反复口干、眼干 5 余年,加重伴多关节疼痛 1 周。

现病史:患者于 5 年无明显诱因下出现口干、眼干症状,需频频饮水,进食干性食物需用水送,未予重视。2 年前开始口干加重,出现双目干涩,并逐渐有磨砂感,就诊于当地医院,未明确诊断,只给予对症治疗。1 周前因劳累出现口干、眼干等症状加重,需频频饮水及滴眼药水,伴双膝关节肿痛,无法行走,疼痛难忍,现为求进一步诊治,入住我院。现主症：口干，需频频饮水，眼干，双目干涩，有磨砂感，口干目涩，肢体关节枯削疼痛，头晕目眩耳鸣，腰膝酸软，舌质红，少苔，脉细数。

中医诊断：燥痹——肝肾阴虚证。

治法：滋养肝肾，养阴生津。

主方：六味地黄丸合一贯煎加减。

处方：生地黄15 g，山茱萸15 g，山药15 g，茯苓12 g，泽泻12 g，牡丹皮15 g，沙参15 g，麦冬15 g，当归15 g，枸杞子15 g，川楝子15 g。7剂，水煎服，日1剂，分2次服用。

医嘱：①加强精神调摄，劳逸适度，保持居住环境的湿度，避其邪气；②调节饮食对本病非常重要，平素饮食应偏于甘凉滋润，宜多吃滋阴清热生津的食物，如西瓜、鲜梨、鲜藕、淡菜、甲鱼等，以少量多餐为宜，并可经常用西洋参、白沙参之类泡饮；③保持口腔清洁，饭后应漱口或刷牙，保持口腔内清洁卫生。

二诊：2015年3月28日。

患者诉口干减轻，双目无干涩及磨砂感，鼻干减轻，四肢肌肉酸楚疼痛，无心悸，乏力明显缓解，无怕冷，无腰酸软，纳差，夜寐可，二便正常。继服上方7剂，水煎服，日1剂，分2次服用。

三诊：2015年4月5日。

患者诉口干明显减轻，双目无干涩及磨砂感，鼻干减轻，四肢肌肉酸楚疼痛减轻，无心悸，乏力明显缓解，无怕冷，无腰酸软，纳差，夜寐可，二便正常。继服上方7剂，水煎服，日1剂，分2次服用。

四诊：2015年4月13日。

患者诉口干明显减轻，双目无干涩及磨砂感，鼻干减轻，无四肢肌肉酸楚疼痛，无心悸，无乏力，无怕冷，无腰酸软，纳差，夜寐可，二便正常。上方14剂继服。

按：六味地黄丸合一贯煎加减方中生地黄滋阴补肾，养血填精益髓，山茱萸补肝肾以涩精，山药补益脾阴，亦能固精，三药相配，滋养肝脾肾，以补阴为主；配伍茯苓、泽泻淡渗脾湿，并防滋阴药滋腻恋邪，且茯苓助山药之健运脾胃；牡丹皮清泄相火，并制山茱萸之温涩；沙参、麦冬、当归、枸杞子益阴养血而柔肝，配合生地黄育阴而涵阳以生津；佐以少量川楝子，疏肝泄热，理气止痛，虽苦寒。全方共奏滋养肝肾、养阴生津之效。

**医案八**

王某某，女性，60岁。

初诊：2012年10月11日。

主诉：反复口干、眼干10余年，加重伴多关节疼痛半个月。

现病史：患者于10年前无明显诱因出现口干、眼干症状，需频频饮水，进食干性食物需用水送服，未予重视。5年前开始口干加重，出现双目干涩，并逐渐有磨砂感，就诊于邯郸某医院未明确诊断，只给予对症治疗。半个月前因劳累出现口干、眼干等症状加重，需频频饮水及滴眼药水；伴怕冷、腰腿疼痛等症状，现为求进一步诊治，入住我院。现主症：口干，需频频饮水，眼干，双目干涩，有磨砂感，口干鼻燥，孔窍干燥，神疲乏力，肢体关节酸痛，舌质淡红，边有齿痕，苔少或无苔，脉沉细无力。

中医诊断：燥痹——气虚津亏证。

治法：补气生津，增液润燥。

主方：补中益气汤合增液汤加减。

处方：黄芪 15 g，白术 12 g，人参 15 g，当归 15 g，生地黄 15 g，玄参 12 g，麦冬 12 g，陈皮 15 g，柴胡 12 g，升麻 12 g，炙甘草 10 g。7 剂，水煎服，日 1 剂，分 2 次服用。

医嘱：①加强精神调摄，劳逸适度，保持居住环境的湿度，避其邪气；②调节饮食对本病非常重要，平素饮食应偏于甘凉滋润，宜多吃滋阴清热生津的食物，如西瓜、鲜梨、鲜藕、淡菜、甲鱼等，以少量多餐为宜，并可经常用西洋参、白沙参之类泡饮；③保持口腔清洁，饭后应漱口或刷牙，保持口腔内清洁卫生。

二诊：2012 年 10 月 18 日。

患者诉口干减轻，双目无干涩及磨砂感，鼻干减轻，四肢肌肉酸楚疼痛，无心悸，乏力明显缓解，无怕冷，无腰酸软，纳差，夜寐可，二便正常。继服上方 7 剂，水煎服，日 1 剂，分 2 次服用。

三诊：2012 年 10 月 25 日。

患者诉口干明显减轻，双目无干涩及磨砂感，鼻干减轻，四肢肌肉酸楚疼痛减轻，无心悸，乏力明显缓解，无怕冷，无腰酸软，纳差，夜寐可，二便正常。继服上方 7 剂，水煎服，日 1 剂，分 2 次服用。

四诊：2012 年 11 月 1 日。

患者诉口干明显减轻，双目无干涩及磨砂感，鼻干减轻，无四肢肌肉酸楚疼痛，无心悸，无乏力，无怕冷，无腰酸软，纳差，夜寐可，二便正常。上方 14 剂继服。

按：补中益气汤合增液汤加减方中黄芪、白术、人参、炙甘草健脾补气生津，其中黄芪重用补气升阳，气旺津生，更助津液输布；当归助黄芪、人参补气养血；细生地养阴润燥；玄参、麦冬润燥增液；陈皮理气，使诸药补而不滞；佐少量柴胡、升麻入脾胃经，升提诸药，使津液随气上升，布散于头目诸窍。全方共奏补气生津、增液润燥之功。

### 医案九

岳某某，女性，63 岁，邯郸磁县人。

初诊：2014 年 3 月 20 日。

主诉：口干，眼干 1 年。

现病史：口干、眼干 1 年，偶有膝关节疼痛，食欲可，二便未见异常，睡眠一般，诊其舌红，无苔，有裂纹，脉细数。面色萎黄，形体消瘦。既往视物模糊 10 年，慢性胃炎 30 年，胃下垂 10 cm。邯郸市某专科医院查：滤纸试验（＋）。邯郸市另一家医院查：血沉（ESR）64 mm/h，类风湿因子 158.2 U/mL，ASO：73.0 U/mL，C－反应蛋白 2.2 mg/L；自身抗体谱：ANA 斑点型（＋），抗 SSA 抗体（＋），抗 SSB 抗体（＋），抗 Ro－52 抗体（＋）；查血常规正常、肝肾功能正常。

诊断：

中医诊断：燥痹——气阴两虚证。

西医诊断：原发性干燥综合征。

证候分析：患者年逾花甲，气血已衰，筋脉失濡，目为肝窍，肝阴不足，目失所养，故两目干涩，视物模糊；肝肾阴亏，虚火内扰，故头晕，口咽干燥；阴血不足，关节、皮肤失其濡润，故关节酸痛；舌体瘦，质暗红有瘀斑，苔少，脉沉且弦滑为阴虚内热之象。

治法：益气养阴，滋补肝肾，祛风除湿。

处方：太子参15 g，玄参12 g，麦冬12 g，石斛12 g，天花粉12 g，葛根30 g，木瓜15 g，麸炒山药30 g，覆盆子10 g，车前子10 g，醋五味子10 g，枸杞子10 g，菟丝子10 g，生地黄15 g，白芍15 g，川牛膝12 g，炙甘草10 g。7剂，水煎服，日1剂。

配合西医泼尼松10 mg/次，1次/日，口服；羟氯喹0.2 g/次，2次/日，口服。

二诊：2014年3月28日。

患者服药后口眼干燥稍减，头晕，晨起后汗出，受冷风后膝关节疼痛，舌红，无苔，有裂纹，脉细数。继宗上法，减醋五味子，加菊花10 g。7剂，水煎服，日1剂。

三诊：2014年4月5日。

服药后病情明显好转，继服药维持。

随访3个月仍有口眼干燥，头晕，无其他不适。

按：干燥综合征是一种主要侵犯外分泌腺，尤其是泪腺及唾液腺的全身性慢性自身免疫性疾病。其特点为中老年女性多见，常见表现有口眼干燥、腮腺肿大、龋齿及系统性损害。路志正教授首倡"燥痹"病名，治疗棘手，本案高社光教授从益气养阴、滋补肝肾、健脾和胃入手，效果尚可。

中医燥证有内燥、外燥之分，本病属"内燥"范畴。燥痹在中医学里论述很多，《素问·阴阳应象大论》首次提出"燥胜则干"的论点，但在"病机十九条"中独缺未见，《素问玄机原病式·燥类》予以补充之："诸涩枯涸，干劲皴揭，皆属于燥"。《医门法律》对燥证的病因病机和表现作了进一步阐发，其曰："燥胜则干。夫干之为害，非遽赤地千里也，有干于外而皮肤皴揭者，有干于内而精血枯涸者，有干于津液而营卫气衰肉烁而皮著于骨者，随其大经小络所属上下中外前后，各为病所。"由此可见，由于津液无处不流，则燥证无所不生，其原因由津液的亏耗、津液失于敷布、精血内夺所致。本病虽属内燥，但据其临床特点又不同于一般内燥而是由于某种因素在影响机体津液生成、转化和敷布的基础上所表现出来的气血阴阳失调，风寒湿邪外袭，郁结化热，以致津伤燥成，拟益气养血，以荣筋，滋肝肾以补精血，健脾祛湿以培后天之体。

患者症见口、眼干燥，气短，倦怠乏力，舌淡而干，少苔，脉沉弱无力。为气阴两虚型症，治宜益气养阴生津。方选增液汤合五子衍宗丸化裁。《类证治裁》云："燥有外因、有内因，因于内者，精血夺而燥生。"提示精血亏虚是内燥的根本，认为内燥之质以阴虚津亏为本，阴虚津亏之源则在于之精血不足。"精血同源"，失血亦失津，又因"气为血之帅，血为气之母"，治当益气生津，补阴养血。方中为太子参、玄参、麦冬、生地黄、白芍、石斛、天花粉、葛根，益气养阴增液；覆盆子、车前子、醋五味子、枸杞子、菟丝子为五子衍宗丸加山药补肾益精；木瓜、川牛膝祛湿通络；炙甘草调和诸药。全方共奏益气养阴、滋补肝肾、祛湿通络之功。

### 医案十

王某，女性，58岁。

初诊：2008年5月20日。

主诉：口干、眼干5年，伴全身关节疼痛2年。

现病史：患者于 5 年前无明显诱因开始出现口干、眼干、鼻腔干燥，发病之处仅有眼睛干涩、有异物及磨砂感，唾液较少，后病情逐渐加重，以致不能进食干性食物，需饮水方能吞咽，眼泪减少，以致欲哭无泪。2 年前开始出现全身关节疼痛，手指关节炎肿胀变形，四肢乏力，行走时酸痛，曾多方诊治，病情没有明显缓解。1 年前曾到北京市某医院诊治，查类风湿因子 119.2 U/L，血沉（ESR）58 mm/h，C - 反应蛋白 56 mg/L，抗核抗体（ + ），腮腺 ECT 检查显示腮腺无功能，诊断为"干燥综合征"，给予激素及抗炎止痛药物治疗，病情无明显缓解。现主症：口干眼干，肢体关节疼痛，兼见畏寒肢冷，四末不温，遇寒加重，遇热则舒，手指屈伸受限，日常生活不能自理，且有头晕目眩，胸闷不舒，口渴欲饮，纳谷不馨，大便溏薄，日 3 ~ 4 次，双下肢微肿，形体瘦弱，舌红有裂纹，无苔而干，脉沉细。

中医诊断：燥痹——气阴两虚证。

证候分析：患者老年女性，素体气阴两亏，复因风寒湿邪痹阻肌肉骨节，郁久化热而成诸证。

治法：温经祛风除湿，益气滋阴清热。

主方：桂枝芍药知母汤加减。

处方：桂枝 10 g，赤芍 12 g，白芍 12 g，麸炒白术 15 g，黑顺片（先煎）10 g，防风 10 g，干姜 10 g，麻黄 6 g，生石膏 20 g，知母 10 g，生地黄 15 g，黄芪 20 g，五爪龙 20 g，酒乌梢蛇 10 g，羌活 10 g，制乳香、制没药各 15 g，炙甘草 10 g。7 剂，水煎服，日 1 剂。

另一处方：威灵仙 20 g，伸筋草 20 g，透骨草 30 g，制川乌 10 g，制草乌 10 g，防风、防己各 15 g。水煎外洗泡手泡足，每日 1 剂，每次半小时。

二诊：2008 年 5 月 28 日。

药后病情无明显变化，舌红有裂纹无苔，脉沉细较前有力。守方再进 15 剂。

三诊：2008 年 6 月 14 日。

药后诸关节疼痛明显减轻，口、眼、鼻干燥症状稍减，大便仍不成形，日 2 ~ 3 次，舌红有裂纹无苔，脉弦细。

既见效机，守法不更，原方去羌活，加南沙参 15 g，继进 30 剂。

四诊：2008 年 7 月 25 日。

药后关节疼痛基本消失，畏寒肢冷大减，口鼻眼干诸症明显好转，大便仍不成形，日 2 ~ 3 次，舌红有裂纹无苔，脉弦细。宗上法治疗 2 个月，患者口眼干燥明显减轻，关节疼痛缓解，活动自如，舌红苔薄少津，脉弦细。

按 6 月 14 日方配制蜜丸每次 20 g，日 2 次，以善其后。半年后随访病情稳定，生活自理，能做家务劳动。

按：本案初有阴津亏虚之干燥诸症，久病不愈，阴损及阳，风寒湿邪乘虚流注于筋脉骨节，气血运行不畅，而致诸肢节疼痛，畏寒肢冷等症；风寒湿痹阻，郁久化热伤阴，使干燥诸症渐渐加重。故治选桂枝芍药知母汤加减，以祛风除湿，温经散寒，滋阴清热。《金匮要略·中风历节病脉证治》曰："治诸肢节疼痛，身体尪羸，脚肿如脱，头眩短气，温温欲吐者，桂枝芍药知母汤主之。"《金匮要略心典》曰："桂枝、麻黄、防风，散湿于表；芍药、知母、甘草，除热于中；白术、附子，驱湿于下；而用生姜最多，以止呕降逆。

为湿热外伤肢节，而复上冲心胃之治法也。"加生石膏、生地黄助芍药知母滋阴清热，黄芪、五爪龙益气健脾祛湿以除水湿之源，乌蛇、羌活、制乳香、制没药以祛风通络、活血止痛。诸药合力，使顽症得以缓解。

**医案十一**

卢某某，女性，56 岁。

初诊：2014 年 7 月 8 日。

主诉：反复口干 5 年，加重伴眼干、心悸、乏力 1 年。

现病史：患者于 5 年前无明确诱因开始出现口干，未予重视，1 年前口干加重，并出现心悸、乏力，就诊于北京市某中医院给予中药口服，用药后症状略改善。随后逐渐出现双目干涩，有磨砂感，心悸、乏力再发。2 个月前就诊于河北省某省级医院检查后诊断为"干燥综合征"，给予口服药物治疗，服药后症状缓解不佳，而就诊于高社光教授。现主症：口干，需频频饮水，双目干涩，有磨砂感，欲哭无泪，鼻干，心悸，乏力，怕冷，腰酸软；伴有双手雷诺现象、胸闷、汗出，怕冷，腰膝酸软，消瘦，多关节疼痛，无皮疹、口腔溃疡、脱发等，纳差，夜寐差，二便正常，舌质暗有裂痕，苔少而干，脉弦涩。既往行宫颈癌手术 5 年并行化疗，血常规检查：血小板 $321 \times 10^9$/L；风湿四项未见异常；生化检查：谷丙转氨酶 55 U/L、三酰甘油 2.05 mmol/L、脂蛋白（$\alpha$）963 mg/L、$\beta_2$ - 微球蛋白 3.2 mg/L；抗核抗体 14 项：SSA（＋＋＋）、Ro52（＋＋＋）、SSB（＋＋），余（－）。胸部 CT：肺间质纤维化。

中医诊断：燥痹——肝肾亏虚证。

证候分析：患者年老体虚，脏腑渐衰，日久累及肝肾，致肝肾亏虚，虚者责之于气、阴：气旺则运载津行，血运流畅，气虚则津失敷布，血行不利，而致口眼干燥之内燥之征；阴虚则津液枯涸，脏腑不荣，燥由此生；因虚致瘀，由瘀致痹，瘀、痹更益其燥。故治以养肝滋肾，祛瘀润燥为法进行辨证治疗。

主方：路氏滋燥汤加味。

处方：太子参15 g，天冬12 g，麦冬12 g，桑枝10 g，石斛10 g，麸炒山药15 g，葛根10 g，佛手10 g，丹参20 g，赤芍12 g，白芍12 g，首乌藤18 g，秦艽12 g，白术15 g，酒乌梢蛇10 g，醋五味子10 g，甘草6 g，黄芩10 g，茯苓15 g。7 剂，水煎服，日 1 剂。

二诊：2014 年 7 月 15 日。

患者诉口干明显减轻，双目无干涩及磨砂感，鼻干减轻，无心悸，乏力明显缓解，无怕冷，无腰酸软，双足趾跖麻木疼痛明显减轻，舌质暗有裂痕，苔少而干，脉弦涩。上方加全蝎 6 g 继服。

三诊：2014 年 7 月 22 日。

患者诉口干明显减轻，双目无干涩及磨砂感，鼻干明显减轻，无心悸及乏力，无怕冷，无腰酸软，双足趾跖无麻木疼痛，纳可，夜寐可，二便正常，舌质暗有裂痕，苔薄稍干，脉弦涩。处方如下：太子参15 g，天冬、麦冬各12 g，桑枝15 g，石斛10 g，麸炒山药15 g，葛根20 g，佛手10 g，丹参25 g，赤芍12 g，白芍12 g，首乌藤20 g，秦艽12 g，白术15 g，酒乌梢蛇10 g，醋五味子10 g，甘草6 g，黄芩10 g，茯苓20 g，全蝎5 g。14 剂，水煎服，日 1 剂。

四诊：2014 年 8 月 6 日。

患者诉无口眼干燥，双踝关节无疼痛，纳可，夜寐可，二便正常。舌质淡红裂痕减少，苔薄稍干，脉弦涩。继服原方维持。

按：本病之燥若以常法治之，难以奏效，故应从"燥胜则干"的共性出发，总以增津流液为原则，辨证选配益气、养阴、清营解毒、活血化瘀诸法，诚如喻昌所说："若但以润治燥，不求病情，不适病所，犹未免涉于粗疏耳。"高社光教授采用路老的路氏滋燥汤治疗。路志正教授认为，燥痹是由燥邪（外燥、内燥）损伤气血津液而致，其根本病机是气阴两虚，且与脾密切相关。脾为水谷之海，运化水谷精微而开窍于口，脾和则涎润；脾能散津，脾失升降则涎少。因此，路老在其路氏滋燥汤中选用沙参、麦冬、天冬、生地黄、醋五味子等药物益气养阴润燥，同时亦以太子参、白术、茯苓、山药健脾益气，使水道得以通调，津液得以上承。路老认为燥痹的基本病机为气阴两虚，亦可导致热毒内蕴、痰瘀阻络、阴虚内热、阳气亏虚等兼证，在益气养阴的基础上加葛根、石斛等甘凉滋润，配以丹参、秦艽、首乌藤等活血化瘀、祛风除湿，桑枝、佛手、赤芍、白芍等疏肝理气，调畅气机；黄芩清热，酒乌梢蛇、全蝎祛风除湿、活血通络；甘草健脾和中、调和诸药，全方所用药物契合了路老所倡之"持中央，顾润燥，纳化常"的学术思想。

### 医案十二

吴某，女性，62 岁。

初诊：2015 年 4 月 1 日。

主诉：口眼干燥 10 余年，加重伴多关节疼痛 1 个月。

现病史：患者于 2005 年起无明确诱因出现口干，并逐渐双目干涩，有磨砂感，未予重视，2008 年口眼干燥加重，就诊于邯郸市某医院诊断为"干眼症"，给予药物（具体不详）滴眼，用药后眼干缓解，随即出现多关节疼痛，就诊于邯郸市另一家医院，检查后诊断为"风湿病"给予药物（具体不详）口服，服药后关节疼痛缓解，之后口眼时常干燥，多关节间断疼痛，未坚持服药。1 个月前无明显诱因下口眼干燥加重，并伴多关节疼痛，自行服药后症状未见缓解，今为求进一步明确诊疗就诊于本院，门诊以"干燥综合征"收治入我院。现主症：口干，需频频饮水，双目黏涩，鼻干，多关节游走疼痛，以双膝、双肩关节显著，头晕，胸闷，心悸，乏力，怕冷，咳嗽，腰酸软，病程中无光过敏、无口腔溃疡、脱发等，纳差，夜寐差，大便干，小便自调。

中医诊断：燥痹——阴虚血瘀证。

治法：活血通络，滋阴润燥。

主方：六味地黄汤加味。

处方：生地黄 15 g，山药 10 g，山茱萸 10 g，牡丹皮 10 g，茯苓 10 g，知母 10 g，枸杞子 15 g，菊花 10 g，石斛 10 g，青葙子 10 g，何首乌 12 g，麦冬 15 g，太子参 12 g，牛膝 15 g，桑寄生 12 g，薏苡仁 30 g，炒麦芽 15 g，醋香附 15 g，陈皮 15 g，醋穿山甲 3 g。7 剂，水煎服，日 1 剂，分 2 次服用。

医嘱：①加强精神调摄，劳逸适度，保持居住环境的湿度，避其邪气；②调节饮食对本病非常重要，平素饮食应偏于甘凉滋润，宜多吃滋阴清热生津的食物，如西瓜、鲜梨、鲜藕、淡菜、甲鱼等，以少量多餐为宜，并可经常用西洋参、白沙参之类泡饮；③保持口腔清洁，饭后应漱口或刷牙，保持口腔内清洁卫生。

二诊：2015 年 4 月 8 日。

患者诉口鼻干燥减轻，双目黏涩同前，双肩关节疼痛缓解，双膝关节肿痛减轻，头晕，胸闷缓解，心悸减轻，乏力，怕冷，偶有咳嗽，腰酸软，纳差，夜寐差，大便干，小便自调。

主方：六味地黄汤加味。

处方：生地黄 15 g，山药 10 g，山茱萸 10 g，牡丹皮 10 g，茯苓 10 g，知母 10 g，枸杞子 15 g，菊花 10 g，石斛 10 g，青葙子 10 g，何首乌 12 g，麦冬 15 g，太子参 12 g，牛膝 15 g，桑寄生 12 g，薏苡仁 30 g，炒麦芽 15 g，醋香附 15 g，陈皮 15 g，全蝎 4 g。7 剂，水煎服，日 1 剂，分 2 次服用。

三诊：2015 年 4 月 15 日。

患者诉口鼻干燥减轻，双目黏涩，双肩关节无疼痛，双膝关节无肿痛，头晕，胸闷缓解，无心悸，乏力缓解，怕冷，无咳嗽，腰酸软减轻，纳差，夜寐差，大便干，小便自调。

主方：六味地黄汤加味。

处方：生地黄 15 g，山药 12 g，山茱萸 10 g，牡丹皮 10 g，茯苓 15 g，知母 10 g，枸杞子 15 g，菊花 10 g，石斛 12 g，青葙子 10 g，何首乌 10 g，麦冬 15 g，太子参 12 g，牛膝 15 g，桑寄生 15 g，薏苡仁 30 g，醋香附 15 g，陈皮 15 g，蜈蚣 6 条，全蝎 4 g，醋山甲 4 g。7 剂，水煎服，日 1 剂，分 2 次服用。

四诊：2015 年 4 月 22 日。

复诊患者诉口鼻干燥减轻，双目黏涩，双肩及双膝关节无疼痛，头晕，无胸闷、心悸，乏力缓解，怕冷缓解，无咳嗽，腰酸软减轻，纳差，夜寐差，大便干，小便自调。

按：高社光教授指出，本病多由阴津、气血不足而致燥，燥盛成毒，或因毒而燥，或因燥久延续、发展、演变而成，其主要病理机制为虚、瘀、痹，虚者责之于气、阴，气旺则运载津行，血运流畅，气虚则津失敷布，血行不利，至现"供津不全"之内燥之征，阴虚则津液枯涸，脏腑不荣，燥由此生，因虚致瘀，由瘀致痹，瘀、痹更益其燥。方中生地黄滋阴补肾，填精益髓，牛膝活血化瘀力较强，性善下行，长于活通经，其活血化瘀作用有疏利降泄之特点，又能补益肝肾，强筋健骨，共为君药；山茱萸补养肝肾，并能涩精，取"肝肾同源"之意，山药补益脾阴，亦能固肾，桑寄生甘能补，祛风湿又长于补肝肾、强筋骨，对痹证日久，伤及肝肾，腰膝酸软，筋骨无力者尤宜，太子参能补脾肺之气，兼能养阴生津，其性略偏寒凉，属补气药中的清补之品，与山药、石斛配伍益脾气、养胃阴，菊花辛散苦泄，微寒清热，入肝经，既能疏散肝经风热，又能清泄肝热以明目，常配伍枸杞子、地黄、山茱萸等滋补肝肾、益阴明目药，共为臣药，茯苓淡渗脾湿，并助山药之健运，牡丹皮清泄虚热，并制山茱萸之温涩，知母功能滋阴润燥，可用治阴虚肠燥证，常配生地黄、麦冬等药用，薏苡仁本品淡渗甘补，健脾补中，能舒筋脉，缓和拘挛，青葙子若配生地黄可治肝虚血热之视物昏花，醋香附主入肝经气分，芳香辛行，行气止痛之要药，何首乌功善补肝肾、益精血，与枸杞子同用治精血亏虚，腰酸脚弱、头晕眼花，麦冬味甘柔润，性偏苦寒，长于滋养胃阴，生津止渴，兼清胃热，石斛滋养胃阴，生津止渴，兼能清胃热，与生地黄、麦冬等品同用，如《时病论》清热保津法，又能滋肾阴，兼能降虚火，助山茱萸、牛膝补肝肾、强筋骨，蜈蚣、全蝎善于通络止痛，对痹病久治不愈，筋脉拘挛作用颇佳，醋山甲以破血通络止痛，枸杞子能滋肝肾之阴，为平补肾精肝血之品，均为佐药；陈皮辛香而行，善疏理气机、调畅中焦而使之升降有序，兼有使药之用，诸药合用，其中补药用量重于泻药，是以补为主，肝、脾、肾三阴并补，以补肾阴为主，并兼顾活血化瘀，这是本方的配伍特点。

**医案十三**

姚某某，女性，72岁。

*初诊*：2014年10月16日。

*主诉*：四肢厥冷、全身水肿2周。

*现病史*：患干燥综合征6年，因长期口服糖皮质激素致腰椎自发性压缩性骨折卧床6个月。长期口服甲泼尼龙4 mg/次，1次/日，口服；硫唑嘌呤，50 mg/次，1次/日，口服。现主症：全身水肿，按之凹陷，四肢厥冷，嗜睡，呼之能应，言语尚清，面色㿠白，大便干燥，每日一次，小便量少，饮食量少，舌淡红少苔，脉微细。

*中医诊断*：燥痹——肾阳虚衰证。

*证候分析*：患者脉微细，但欲寐，四肢厥冷，全身水肿，考虑少阴阳虚水泛证。

*治法*：补肾温阳，化气行水。

*主方*：四逆汤合真武汤加味。

*处方*：黑顺片8 g，干姜6 g，白芍15 g，茯苓30 g，白术30 g，生姜15 g，薏苡仁30 g，火麻仁12 g，人参（另炖）10 g，甘草10 g。3剂，水煎服，日1剂。

*二诊*：2014年10月19日。

*家属代述*：患者服上药3剂后症状明显好转，神志较前转清，嗜睡时间减少，小便量增加，手足转温，全身水肿减轻，仍大便干燥。既见效机，继以补肾温阳化气行水。上方黑顺片加量至10 g，人参易西洋参（另炖）10 g，加陈皮10 g、茯苓皮10 g、大腹皮10 g、阿胶10 g（烊化）。5剂，水煎服，日1剂。

*三诊*：2014年10月24日。

患者病情稳定继服上药维持。

*按*：燥痹病机以气阴两虚多见，但患病日久，亦可并发少阴阳虚水肿，是临床疑难及危急重症，高社光教授运用四逆汤合真武汤加味治疗危急重症亦取得较好临床效果。

少阴病是阳气虚衰、阴寒内盛所致的病证。主要临床表现为精神萎靡，四肢厥冷，下利清谷，无热恶寒，蜷卧，面色苍白，小便清长，脉微细，舌淡，苔白。本证以阳虚阴寒内盛为特征。阳气虚衰，阴寒之邪内盛，心神不振，则精神萎靡，蜷卧；阳气虚，温煦功能减弱，不能温养四肢肌肤，则四肢厥冷，面色苍白；脾肾阳虚，不能蒸腾水谷，肠道传化失司，则下利清谷；不能固摄水液，则小便清长；阳气虚无力抗邪，故无热恶寒；阴阳两虚，则脉微细无力；舌淡，苔白为虚寒之象。本例患者因患燥痹多年，长期口服糖皮质激素及免疫抑制剂，脏腑功能失调，肾阳虚衰，故见一派虚寒之象，加之肾阳虚不能温化水湿，水气泛溢全身，故见全身水肿。《伤寒论》云："少阴之为病，脉微细、但欲寐也。""少阴病，脉沉者，急温之，宜四逆汤。""太阳病发汗，汗出不解，其人仍发热，心下悸，头眩，身瞤动，振振欲擗地者，真武汤主之。""少阴病，二三日不已，至四五日，腹痛，小便不利，四肢沉重疼痛，自下利，此为有水气，其人或咳，或小便利，或下利，或呕者，真武汤主之。"原方生附子温经回阳，干姜温中散寒，炙甘草和中益气，合之能回阳救逆，主治三阴伤寒，太阳病误汗亡阳，吐利腹痛，四肢厥逆，脉沉或微细者。温肾回阳，四逆汤为优；化气利水，五苓散领先。然四逆汤回阳而不利水，五苓散利水而不回阳，两者兼备者，真武汤也。真武汤是由茯苓、芍药、生姜、白术、附子所组成。其附子是熟用。方中附子温肾壮阳为主药，辅以生姜温散水邪，白术、茯苓健脾利水，导水下行，芍药和营止痛，酸收敛阴，使阳气归附于阴，并可缓解姜、附之辛热伤阴。真武汤具有回阳固卫，温肾逐寒，扶脾利水之功，是为治阳虚水泛而设，而阳虚主要是肾阳虚、心阳虚。水气为病，内凌脏腑，外溢肌表，上凌心肺则可出现心悸、喘咳、寒水停于胃肠可致下利腹痛，溢于四肢则水肿，肢体沉重，方中附子伍白术、茯苓，则有较强的利尿作用，对心脏性和肾脏性水肿都可收到立竿见影之效。加人参壮元气、补五脏、安精神、益气生津。人参配四逆汤，于回阳之中有益阴之效，益阴之中有助阳之功。重用茯苓，取其健脾益气、渗利水湿之功，助姜、附温阳利水以消阴翳，合人参壮元气、安精神。薏苡仁健脾利水，《本草新编》曰："薏苡仁最善利水，不至损耗真阴之气，凡湿盛在下身者，最宜用之，视病之轻重，准用药之多寡，则阴阳不伤，而湿病易去。故凡遇水湿之症，用薏苡仁一、二两为君，而佐之健脾去湿之味，未有不速于奏效者也，倘薄其气味之平和而轻用之，无益也。"既往有便秘多年，津液匮乏，故加火麻仁润肠通便。诸药合用，共奏回阳益阴兼伐水邪之功。二诊继以补肾温阳化气行水。上方黑顺片加量至 10 g 增加温经回阳之力、人参易西洋参（另炖）10 g 益气生津，加陈皮、茯苓皮、大腹皮仿五皮饮之意，以行气化湿、健脾利水消肿，阿胶补血滋阴，润燥。因患者患干燥综合征多年，长期口服激素治疗，本病及药物均耗伤气阴，故西洋参及阿胶益气生津、补血滋阴契合病机，故效果显著。

**医案十四**

患者女性，42 岁。

初诊：2015 年 7 月 13 日。

主诉：患者口眼干燥 1 年余，加重 3 个月。

现病史：1 年前于河北省石家庄某医院诊断为"干燥综合征"，并用小剂量甲泼尼龙和白芍总甙维持治疗，效果不理想，现求中医诊治。现主症：口干，进食干性食物需用水送，眼干，哭时无泪，咽干，手掌干燥，关节疼，怕冷，小便清长，舌红少苔，脉弦细。实验室检查：类风湿因子：67.50 U/mL，血沉（ESR）：38 mm/h，尿常规：潜血（+），抗核抗体谱 ANA（+），抗 SSA（+）、抗 SSB（-）。

中医诊断：阴阳两虚，津不上承。

治法：助阳化气，滋养清窍。

处方：黑顺片（先煎）10 g，黄芪 30 g，五指毛桃 20 g，桂枝 10 g，白术 15 g，赤芍 15 g，天花粉 25 g，防风 10 g，生石膏 30 g，生地黄 25 g，徐长卿 15 g，防己 15 g，茯苓 15 g，炒谷芽、炒麦芽各 15 g，乌梢蛇 12 g，炙甘草 15 g。14 剂，水煎服，日 1 剂。

二诊：患者诉口干、眼干、咽干、关节疼、怕冷等均明显好转，予上方加太子参 15 g、焦三仙 15 g。21 剂，水煎服，日 1 剂。

三诊：患者自觉症状较前好转，口中已有少量津液，在上方基础上去黑顺片，加百合 20 g，继服 21 剂。

四诊：患者自诉一般症状消失，实验室检查示：类风湿因子 21 U/mL，血沉（ESR）20 mm/h。遂在原方基础上继续加减调服 1 个月后停药，并嘱饮食应清淡，勿过食辛辣，随访半年病情稳定。

按：高社光教授治疗干燥综合征时强调以审因为法，辨证论治，临证尤为重视因和证的关系。《医门法律》云："知病所由生者而直取之，乃为善之"，即治病必求于本，而不应困惑于疾病本身的表现。如阳虚而不能化气之干燥综合征，虽表现口干、眼干等症，但其脉沉，或细或不细，高社光教授常用附子，附子虽辛热，却每收良效。《素问·至真要大论篇》论述治病宜"热因寒用，寒因热用，塞因塞用，通因通用，必伏其所主，而先其所因"，其为《黄帝内经》治病求本思想精华所在。因和证候应属包含关系，有是因，而相合于机体本身体质，环境变化而表现为不同的证候，故因是起源，证为支流。辨证不忘审因，方能捷效。

《素问·阴阳应象大论篇》曰："善诊者，察色按脉，先别阴阳。"人体阴阳统治一身气血精津液，如阴虚则内热，阴凝则生燥，阳盛则阴病，阳馁则生湿而灼津，故应根据患者阴阳盈亏的不同，损有余而补不足，阳病不能化气，则可于阴中求阳，阳得阴助而生化无穷；阴病无从化形，则可于阳中求阴，阴得阳升而泉源不竭。因此，不可专事滋阴，必以阳中求阴。干燥综合征患者，津液亏虚日久，故非单以滋阴之药可获全效，应宗"阳化气，阴成形"之理，在大堆滋阴药物中稍稍配伍小剂量的黑顺片，宜涵阳为度，以求"善补阴者，必于阳中求阴，则阴得阳升而泉源不竭"之意。高社光教授指出，阳化气之法适用于脉沉细之阴虚伴阳虚的患者，但以阴虚为主，而阳不能育阴之时，如单纯的阴虚轻证与阳盛诸证均应慎用之，以免犯虚虚实实之误。

### 医案十五

马某某，女，71 岁。

初诊：2013 年 4 月 9 日。

主诉：口干、眼干 2 年余。

现病史：患者 2 年前开始出现口干、眼干，口干进干性食物需用水送，眼干有磨砂感而无泪，咽干、鼻干，干咳无痰，气短，食少，夜尿频，便干，每日 1 次，曾到市内某医院诊治，给予益胃养阴、清热燥湿、凉血润燥等中药治疗，效果欠佳。经人介绍来我院找高社光教授诊治，来院时仍有口干、眼干，双目干涩、畏明怕光，且伴头晕目眩，口干舌燥，五心烦热，潮热盗汗，失眠多梦，腰膝酸软，形体消瘦，牙齿脱落，面色晦暗，食少，夜尿频，便干，每日 1 次，舌质红、光剥无苔，干燥乏津，脉弦数。来我院后查：血常规、尿常规、便常规均阴性，肝肾功能均在正常范围，风湿四项均在正常范围，抗核抗体 9 项：ANA：1:320，SSA（+），SSB（+），眼底检查未见异常。

诊断：

中医诊断：燥痹——肝肾阴虚，目失所养证。

西医诊断：干燥综合征。

治法：滋阴补肾，填精润燥。

主方：五子衍宗丸（《摄生众妙方》卷十一）合二至丸（《中国药典》）加味。

处方：菟丝子15 g，覆盆子10 g，车前子10 g，醋五味子10 g，枸杞子10 g，女贞子

10 g，墨旱莲 10 g，生地黄 15 g，酒山萸肉 12 g，山药 15 g，牡丹皮 10 g，石斛 12 g，红景天 15 g，炙甘草 10 g。7 剂，水煎服，日 1 剂。

二诊：2013 年 4 月 16 日。

患者服药后口干、眼干症状减轻，仍有咽干、鼻干，干咳无痰，气短，伴头晕目眩，口干舌燥，五心烦热，潮热盗汗，失眠多梦，腰膝酸软，纳可，夜尿频，便干，日 1 次，舌质红、光剥无苔，干燥乏津，脉弦数。既见效机，继予原方。

患者以上方随症加减治疗 2 个月余，后症均缓解。

按：燥痹是口咽干燥、舌红乏津、鼻干、眼干、唇红干裂、皮肤干燥或甲错、干硬、低热、关节疼痛、累及肺、肝、肾、胃肠等多脏器损伤的疾病，现代医学称为"干燥综合征"，属"风湿病"范畴。

中医认为，本病所发是感燥热之邪（外燥、内燥），或寒湿内盛，蕴久化燥化热、灼伤气、血、津液、致阴液耗伤，气血亏虚，使肢体筋脉失养，甚则血瘀痹阻，经脉不通而肢体关节疼痛；或湿寒之邪阻滞经脉，导致气滞血瘀，湿寒之邪蕴久成痰，痰浊与瘀血相结，痹阻脉络，使气血不行，水津不布，内致脏腑、经脉、筋骨，外致四肢、九窍、肌肉、皮肤皆失所养，从而机体表里、内外、上下、气血、阴阳失调，而见口鼻咽喉干燥少津、眼干泪少、口干口渴、饮而口干不解，并饮水不多，肌肤干涩，肢体关节疼痛，或关节微肿，屈伸不利、舌质红而少苔、脉细数或细涩等症。若失治误治，贻误病机，使病情进一步发展，损伤脏腑，易致多种并发症，如系统性红斑狼疮、硬皮病等。

现代医学认为，本病是一种主要累及全身外分泌腺慢性自身免疫性疾病，其发病与遗传因素、环境因素、性激素有关。本病一年四季皆可发生，而以秋冬为多见。发病年龄，中老年人为多，且女性多于男性。

本例患者以口干、眼干为主症，且以双目干涩无泪、畏明怕光，伴头晕目眩，口干舌燥，五心烦热，潮热盗汗，失眠多梦，腰膝酸软，形体消瘦，牙齿脱落，面色晦暗，食少，夜尿频，便干，日 1 次，舌质红、光剥无苔，干燥乏津，脉弦数。四诊合参，诊为燥痹之肝肾阴虚、目失所养证。《素问·金匮真言论》云："……开窍于目，藏精于肝。"《灵枢·大惑论》曰："五脏六腑之精皆上注于目而为之精。"肾阴是全身阴液的根本，对机体各个脏腑器官起着滋润和濡养的作用。因肝肾同源，故肝肾阴虚全身津液、阴精不足而表现口干、眼干等一派干燥症状。故治疗予滋阴补肾，填精润燥，因肝肾同源，故肝肾同补。五子衍宗丸来源于《摄生众妙方》卷十一，本方皆为植物种仁，味厚质润，既能滋补阴血。方中菟丝子在《神农本草经》中被列为上品，归肝、肾、脾经，气味辛，甘，平，无毒，补肾益精，养肝明目；枸杞子填精补血见长；五味子五味皆备，而酸味最浓，补中寓涩，敛肺补肾；覆盆子甘酸微温，固精益肾；妙在车前子一味，泻而通之，泻有形之邪浊，涩中兼通，补而不滞。二至丸来源于《中国药典》，女贞子、旱莲草补益肝肾、清虚热、明目。生地黄、山茱萸、山药为六味地黄丸中三补之剂，以补肝肾脾之阴。牡丹皮以防诸药过补滋腻，以清泻肝火；石斛益胃生津，滋阴清热；红景天在《四部医典》言其"性平、味涩、善润肺、能补肾、理气养血"，主治周身乏力、胸闷、恶心、体虚等；炙甘草补脾和胃，调和诸药。诸药合用，起到了滋阴补肾，填精润燥之功，运用于燥痹之证取得了较好的临床效果。

# 第六节　五体痹

## 一、概述

五体痹是皮痹、肌痹、脉痹、筋痹、骨痹的总称，是指病位主要在皮、肌（肉）、脉、筋、骨等五体组织的一类病证。

1. 皮痹　是指风寒湿燥等邪气侵袭皮肤腠理而引发的痹病，主要临床特点是皮肤麻木不仁，或肌紧发硬、关节不利等。与西医学的硬皮病相类似。

2. 肌痹　为风寒湿邪滞留于肌腠之间，肌肤失于濡养所致，临床以肌肉疼痛酸楚、麻木不仁，渐至肢体痿软无力、关节活动不利为主要特点。与西医学的多发性肌炎、皮肌炎、风湿性多肌痛相类似。

3. 脉痹　是指风寒湿热之邪滞留于经脉，引起血络瘀阻，脉道不通，临床以皮肤暗紫、麻木不仁、肢体疼痛为主要特点。与西医学的多发性大动脉炎等血管炎类疾病相类似。

4. 筋痹　是指风寒湿热之邪滞留于经脉、经脉失养所致，临床以经脉拘挛、屈伸不利、肢节疼痛、拘急抽筋等为主要特征。与西医学的某些韧带、肌腱及神经疾病如腰肌劳损、坐骨神经痛等相类似。

5. 骨痹　是指风寒湿热之邪深入于骨、痹阻筋骨、骨失所养而引起，临床以骨节沉重、活动不利、腰脊痿软、骨节变形等为主要特点。与西医学的骨关节炎相类似。

## 二、源流

五脏痹之皮痹、筋痹、肌痹、脉痹、骨痹病名均首见于《黄帝内经》。《素问·痹论》曰："风、寒、湿三气杂至，合而为痹也 ……以冬遇此者为骨痹，以春遇此者为筋痹，以夏遇此者为脉痹，以至阴遇此者为肌痹，以秋遇此者为皮痹。"《诸病源候论·风病诸候·风湿痹候》中的："风湿痹之状，或皮肤顽厚""皮肤无所知"，对皮痹的临床症状做了进一步描述。《素问·长刺节论》曰："病在肌肤，肌肤尽痛，名曰肌痹。"《圣济总录·诸痹门》收载肌痹方4首，为肌痹分型辨治打下了基础。《金匮要略·血痹虚劳病脉证并治》《中藏经·论血痹》及《诸病源候论·诸侯·血痹候》有血痹及其证治论述，与脉痹相关。《素问·长刺节论》曰："病在筋，筋挛节痛，不可以行，名曰肌痹。"

## 三、病因病机

五体痹的病因不外乎正气亏虚、外邪侵袭、痰瘀气滞三方面，即"虚、邪、瘀"。正气亏虚是五体痹发病的内在因素，而风、寒、湿等邪侵袭则是五体痹发病的重要条件，经络气虚痹阻不通是五体痹的基本病机。具体来说，究其内因为正气虚弱，先天禀赋不足，肾之精髓不足，不能养骨，可以出现关节疼痛、腰脊疼痛、足跟疼痛等五体痹症状；劳累过度均会耗伤正气精血阴液，机体失养而致痹；营卫失调导致腠理开阖失节，藩篱不固，风寒湿邪见开而入，著而不除，进而发为五体痹；与五体相合的脏腑、经络气血虚弱，机体失濡，则抗邪不利，邪乘虚侵入而发病。究其外因而言，风寒湿等邪气乘经脉之虚客入五体，壅滞气血，阻闭经脉而致痹。另外，饮食失调、跌仆外伤、情志失调可导致痰瘀气滞阻滞经络而发生五体痹。

### 四、辨证论治

1. 皮痹　肤冷麻木、水肿，不能捏起，继之肤硬如革，在手则手指屈伸不利；在面则面无表情，张口困难，眼睑不合，口唇变薄，鼻尖耳薄，偏侧面瘦；在胸则状如披甲、紧束如裹等，舌质淡或暗，有瘀斑，苔白，脉沉细或无力。治以温阳散寒、活血化瘀，并根据疾病的寒、热、虚、实兼予祛邪通络、补益气血之法。

2. 肌痹　治以宣通祛邪、调理脾肾、疏通气血，佐以清热解毒、清热化湿、温经散寒、温补脾肾。

3. 脉痹　肢体疼痛、麻木无力，皮色苍白或紫黯，脉搏微弱或无脉，治以活血化瘀、通络止痛。

4. 筋痹　肢体抽掣疼痛、胀痛、灼痛或痛如针刺，痛处不移，拒按，日久不愈，反复发作，疼痛隐隐，屈伸不利，舌淡或红或紫暗或有瘀点或苔少，苔白或白腻或黄厚腻或苔少，脉沉细或弦或濡数或沉细无力。治以舒筋通络，随虚实之证，辅以温经散寒、祛湿、清热利湿、活血化瘀及补益肝肾、温补脾肾等。

5. 骨痹　治以散寒除湿、清热解毒、祛风通络、补益肝肾、化痰行瘀。

### 五、骨痹医案

**医案一**

牛某某，男性，47岁。

初诊：2016年4月29日。

主诉：双膝关节肿痛5余年，加重1周。

现病史：患者于5年前无明确诱因出现双膝关节肿痛，就诊于当地医院给予口服药物（具体不详）及理疗，症状稍有缓解，随后自行停药。随后几年间断出现双膝关节肿痛，均自行给予解热镇痛剂口服，症状减轻后自行停药。1周前患者无明显诱因再次出现双膝关节肿痛。现主症：双膝关节肿痛，压痛（＋），左膝尤甚，屈伸不利，昼轻夜重，怕风冷，阴雨天易加重，肢体酸胀沉重，纳可，夜寐安，小便可，大便自调，舌质淡红，苔薄白或白腻，脉弦紧。

中医诊断：骨痹病——风寒湿痹证。

治法：散寒除湿，祛风通络。

主方：薏苡仁汤加减。

处方：薏苡仁30 g，川芎12 g，当归12 g，麻黄9 g，桂枝12 g，羌活15 g，独活20 g，防风12 g，制川乌（先煎）10 g，川牛膝20 g。7剂，水煎服，日1剂，分2次服用。

医嘱：①避风寒湿，防止感冒，感冒后及时治疗；②合理营养，经常食用骨头汤等血肉有情之品；③情志乐观，树立战胜疾病的信心；④避免过度使用关节，科学锻炼，动静结合。

二诊：2016年5月7日。

患者诉上方后咽干、咽痛，余症状好转。

主方：薏苡仁汤加减。

处方：薏苡仁30 g，川芎12 g，当归12 g，麻黄9 g，桂枝12 g，羌活15 g，独活20 g，防风12 g，制川乌(先煎)10 g，川牛膝20 g，麦冬12 g，玄参10 g，生地黄10 g。7剂，水煎服，日1剂，分2次服用。

三诊：2016年5月15日。

患者诉双膝关节无疼痛，可慢慢下蹲，无咽干、咽痛，纳一般，寐安，二便自调。上法继续治疗1个月诸症皆消。

按：骨痹之名，首见于《内经》。《素问·逆调论》曰："是人者，素肾气胜，以水为事，太阳气衰，肾脂枯不长，一水不能胜两火。肾者水也，而生于骨，肾不生则髓不能满，故寒甚至骨也。所以不冻栗者，肝一阳也，心二阳也，肾孤藏也，一水不能胜二火，故不能冻栗者，病名曰骨痹，是人当挛节也。"《素问·痹论》认为"痹在骨则重"。《素问·长刺节论》提出："病在骨，骨重不可举、骨髓酸痛，寒气至，名曰骨痹"。汉·华佗《中藏经·论骨痹》中描述了骨痹可见不能言语、形体消瘦、腰腿不遂、麻木不仁的症状，《医宗必读》中记载为"痛苦切心，四肢挛急，关节浮肿"。故本方中羌活、独活、防风祛风胜湿，川乌、麻黄、桂枝温经散寒，当归、川芎养血活血，川牛膝活血通络。

**医案二**

栗某某，女性，61岁。

初诊：2014年3月27日。

主诉：右膝关节疼痛6年，加重1周。

现病史：患者于6年前因着凉出现右膝关节疼痛，劳累及天气变冷时病情加重，多次就诊于当地门诊，予理疗治疗(具体不详)，未系统治疗，病情时轻时重。1周前患者因着凉出现右膝关节疼痛，右膝关节伸直受限，予理疗治疗，效果不佳，现求中医诊治。现主症：腰尻疼痛，上连项背，下达髋膝，僵硬拘紧，转侧不利，俯仰艰难。腹股之间，牵动则痛，或有骨蒸潮热，自汗盗汗，舌质尖红，苔白少津，脉沉细或细数。

中医诊断：骨痹病——肝肾亏损证。

治法：补益肝肾，活血通络。

主方：大补元煎合身痛逐瘀汤加减。

处方：熟地黄20 g，葛根30 g，羌活12 g，杜仲12 g，枸杞子15 g，秦艽12 g，土鳖虫10 g，桃仁10 g，红花10 g，乳香10 g，川牛膝20 g。7剂，水煎服，日1剂，分2次服用。

医嘱：①避风寒湿，防止感冒，感冒后及时治疗；②合理营养，经常食用骨头汤等血肉有情之品；③情志乐观，树立战胜疾病的信心；④避免过度使用关节，科学锻炼，动静结合。

二诊：2014年4月4日。

患者诉肢冷，得热痛减，余症状好转。方选大补元煎合身痛逐瘀汤加减。处方：熟地黄20 g，葛根30 g，羌活12 g，杜仲12 g，枸杞子15 g，秦艽12 g，土鳖虫10 g，桃仁10 g，红花10 g，乳香10 g，川牛膝20 g，桂枝12 g，黑顺片10 g。7剂，水煎服，日1剂，分2

次服用。

三诊：2014 年 4 月 12 日。

患者诉双膝关节无疼痛，可慢慢下蹲，无肢冷，纳一般，寐安，二便自调。上法继续治疗 1 个月诸症皆消。

按：《内经》认为骨痹为营卫不固，寒邪入侵筋骨或太阳时气有余，浸淫及骨所致。如《灵枢·刺节真邪》中记载："虚邪之中人也，洒渐动形，起毫毛而发腠理，其入深，内搏于骨，则为骨痹。"《儒门事亲》中记载的骨痹病因为冬季"犯寒而行。真气元衰，加之坐卧冷湿，食饮失节，以冬遇此，遂作骨痹"。总体来说，历代医家均认为本病多为正虚邪侵所致。《内经》以针刺治疗为主。魏晋皇甫谧《针灸甲乙经》中记载："骨痹烦满，商丘主之。"宋代《圣济总录》载有石斛丸、附子独活汤等治疗骨痹方剂，主要从肾虚及寒湿论治。《医宗必读》用五积散治疗骨痹。本病病因为嗜欲不节，或年少先天禀赋不足，或年老肾气衰退，肝肾亏虚，肾精不足，骨弱髓空，肝血不足，则筋骨失养，发为骨痹。故方中熟地黄、杜仲、枸杞子补益肝肾，秦艽、葛根、羌活散风强督，土鳖虫、桃仁、红花、乳香活血化瘀，川牛膝活血通络。

**医案三**

张某某，女性，50 岁。

初诊：2014 年 4 月 29 日。

主诉：左膝关节疼痛 3 年，加重 1 周。

现病史：患者于 3 年前因着凉出现左膝关节疼痛，劳累及天气变冷时病情加重，多次就诊于当地门诊，予理疗治疗（具体不详），未系统治疗，病情时轻时重。1 周前患者因着凉出现左膝关节疼痛，左膝关节伸直受限，邯郸某医院查左膝关节正侧位考虑"左膝关节骨质增生"，予理疗治疗，效果不佳，现求中医诊治。现主症：双膝关节疼痛肿胀明显，难以屈伸转动，动则痛剧，全身乏力，两手时有震颤，四肢常有抽动，舌质紫暗，或有瘀斑，苔多白腻，脉沉细或涩。

中医诊断：骨痹病——痰瘀互结证。

治法：补益气血，化痰破瘀。

主方：趁痛散合圣愈汤加减。

处方：黄芪 30 g，党参 2 g，当归 15 g，川芎 12 g，桃仁 10 g，红花 10 g，制乳香 6 g，制没药 6 g，炮穿山甲 9 g，土鳖虫 10 g，白芥子 10 g，全蝎 6 g（研冲）。7 剂，水煎服，日 1 剂，分 2 次服用。

医嘱：①避风寒湿，防止感冒，感冒后及时治疗；②合理营养，经常食用骨头汤等血肉有情之品；③情志乐观，树立战胜疾病的信心；④避免过度使用关节，科学锻炼，动静结合。

二诊：2014 年 5 月 7 日。

患者诉服上方后有低热者，余症状好转。方选趁痛散合圣愈汤加减。处方：黄芪 30 g，党参 2 g，当归 15 g，川芎 12 g，桃仁 10 g，红花 10 g，制乳香 6 g，制没药 6 g，炮穿山甲 9 g，土鳖虫 10 g，白芥子 10 g，全蝎（研冲）6 g，金银花 12 g，板蓝根 15 g，虎杖 10 g。7 剂，水煎服，日 1 剂，分 2 次服用。

三诊：2014 年 5 月 15 日。

患者诉双膝关节无疼痛，可慢慢下蹲，无低热，纳一般，寐安，二便自调。上法继续治疗 1 个月诸症皆消。

按：本证以关节疼痛、肿胀变形、全身乏力、动则痛剧、难以屈伸、舌质紫暗为辨证要点。故方中黄芪、党参、当归补益气血，桃仁、红花、乳香、没药、山甲、土鳖虫、川芎活血化瘀，全蝎祛风解痉，白芥子化痰散结。

### 医案四

李某某，女性，60 岁。

初诊：2013 年 4 月 29 日。

主诉：间断双膝关节肿痛 3 年，加重 1 周。

现病史：患者于 3 年前因着凉出现左膝关节疼痛，劳累及天气变冷时病情加重，多次就诊于当地门诊，予理疗治疗（具体不详），未系统治疗，病情时轻时重。1 周前患者因着凉出现左膝关节疼痛，左膝关节伸直受限，邯郸某医院查左膝关节正侧位考虑"左膝关节骨质增生"，予理疗治疗，效果不佳，现求中医诊治。现主症：双膝关节疼痛肿胀明显，难以屈伸转动，动则痛剧，灼热焮痛，肢节屈伸不利，身热不扬，汗出烦心，口苦黏腻，食欲缺乏，小便黄赤，舌红，苔黄腻，脉滑数。

中医诊断：骨痹病——湿热蕴结证。

治法：清热解毒，祛风利湿。

主方：除湿解毒汤合羌活胜湿汤加减。

处方：薏苡仁 30 g，土茯苓 30 g，山栀子 10 g，金银花 20 g，连翘 15 g，川牛膝 20 g，木通 6 g，羌活 15 g，独活 20 g，防风 12 g，川芎 12 g。7 剂，水煎服，日 1 剂，分 2 次服用。

医嘱：①避风寒湿，防止感冒，感冒后及时治疗；②合理营养，经常食用骨头汤等血肉有情之品；③情志乐观，树立战胜疾病的信心；④避免过度使用关节，科学锻炼，动静结合。

二诊：2013 年 5 月 7 日。

患者诉服上方后仍关节僵硬、疼痛余症状好转。方选除湿解毒汤合羌活胜湿汤加减。处方：薏苡仁 30 g，土茯苓 30 g，山栀子 10 g，金银花 20 g，连翘 15 g，川牛膝 20 g，木通 6 g，羌活 15 g，独活 20 g，防风 12 g，川芎 12 g，炮山甲 6 g，全蝎 6 g，白花蛇 15 g。7 剂，水煎服，日 1 剂，分 2 次服用。

三诊：2013 年 5 月 15 日。

患者诉双膝关节无疼痛，可慢慢下蹲，纳一般，寐安，二便自调；上法继续治疗 1 个月诸症皆消。

按：本证以关节红肿热痛、口苦黏腻、纳呆、苔黄腻为辨证要点。故方中金银花、连翘清热解毒，山栀子清热除烦，生薏米、土茯苓、木通清热除湿，羌活、独活、防风祛风除湿，川芎、川牛膝活血通络。

### 医案五

徐某某，女性，71 岁。

初诊：2013 年 10 月 12 日。

主诉：双膝关节肿痛 2 年余，加重伴头晕 1 周。

现病史：患者于 2 年前无明确诱因出现双膝关节疼痛，受寒劳累后加重，休息后缓解，患者未予积极诊治，症状时重时轻。1 周前因劳累后出现双膝关节肿痛加重，自行给予风湿止痛膏外敷，给药后症状仍不缓解，今为求系统治疗就诊于高社光教授。现主症：双膝关节肿痛，左侧肢体麻木无力，晨僵 20 分钟，行走不利，下蹲困难，伴头晕。查体：双膝关节触之不热，双膝关节压痛（＋），被动活动时可触及骨擦感，双膝关节 X 线：左膝关节间隙变窄、右膝髌骨后前缘、胫骨平台外侧相对缘骨质增生、关节间隙变窄，四诊合参，患者患病日久，邪气久羁，耗伤气血，正气亦虚，则邪气兼夹风湿，留滞经脉，痹阻气血而发病。

诊断：

中医诊断：骨痹。

西医诊断：骨性关节炎。

主方：身痛逐瘀汤加减。

处方：牛膝 10 g，地龙 10 g，秦艽 10 g，羌活 10 g，黄芪 30 g，麸炒苍术 10 g，黄柏 10 g，醋香附 10 g，川芎 12 g，当归 10 g，红花 12 g，炒桃仁 10 g，酒乌梢蛇 12 g，穿山龙 10 g，五指毛桃 15 g，炙甘草 10 g。7 剂，水煎服，日 1 剂。

二诊：2013 年 10 月 19 日。

患者诉双膝关节肿痛减轻，仍有头晕、左侧肢体麻木无力，纳食可，夜寐欠安，二便如常，舌暗红，苔薄黄，有瘀点，脉细涩。

处方：牛膝 10 g，地龙 10 g，秦艽 10 g，羌活 10 g，黄芪 30 g，麸炒苍术 10 g，黄柏 10 g，醋香附 10 g，川芎 12 g，当归 10 g，红花 12 g，炒桃仁 10 g，酒乌梢蛇 12 g，穿山龙 10 g，合欢皮 12 g，炙甘草 10 g。7 剂，水煎服，日 1 剂。

三诊：2013 年 10 月 26 日。

患者诉突发头晕加重，膝关节肿痛减轻，肢体麻木无力同前，大便如常，小便频数；舌暗红，苔薄黄，有瘀点，脉弦细。

处方：牛膝 10 g，地龙 10 g，秦艽 10 g，羌活 10 g，黄芪 30 g，麸炒苍术 10 g，黄柏 10 g，醋香附 10 g，川芎 12 g，当归 10 g，红花 12 g，炒桃仁 10 g，酒乌梢蛇 12 g，穿山龙 10 g，五指毛桃 15 g，炙甘草 10 g，石决明 12 g，钩藤 15 g，天麻 12 g。7 剂，水煎服，日 1 剂。

四诊：2013 年 11 月 4 日。

患者诉双膝关节痛基本消失，头晕减轻，左侧肢体麻木无力明显缓解，纳食可，夜寐安，二便如常，舌暗红，苔薄黄，有瘀点，脉弦细。继服上方巩固治疗。

按：中医对骨痹的病因病机早在《内经》即已有所认识，以后历代又有所发展，《灵枢·刺节真邪篇》说："虚邪之中人也，洒淅动形，起毫毛而发腠理，其入深，内搏于骨，则为骨痹。"《素问·逆调论》说："人有身寒，汤火不能热，厚衣不能温，然不冻慄。是人者，素肾气盛，以水为事，太阴气衰，肾脂枯不长；一水不能胜两火，肾者水也，而生于骨，肾不生，则髓不能满，故寒肾至骨也。所以不能冻慄者，肝一阳也，心二阳也，肾孤藏也，一水不能胜二火，故不能冻慄，病名曰骨痹，是人当挛节也。"《素问·长刺节论》指出："病在骨，骨重不可举，骨髓酸痛，寒气至，名曰骨痹。"《灵枢·寒热病》指出："骨痹，举节不用而痛，汗注烦心，取三阴之经补之。"《素问·四时逆从论》曰："太阳有余，病骨痹身重。"

身痛逐瘀汤出自《医林改错注释》，方中秦艽、羌活祛风除湿，桃仁、红花、当归、川芎活血化瘀，香附行气血、止疼痛，牛膝、地龙疏通经络以利关节，甘草调和诸药。加酒乌梢蛇、穿山龙、五指毛桃祛风湿、通经络。全方共奏活血化瘀、祛风除湿、通痹止痛之功。

### 医案六

崔某，男性，86 岁。

初诊：2015 年 9 月 18 日。

主诉：右腹股沟疼痛 5 日，加重 1 日。

现病史：患者中老年男性，急性病程。于 5 日前无明显诱因出现右腹股沟疼痛，服药、休息后未缓解，并突发加重 1 日，随即为进一步诊疗就诊于本院门诊，以"髋关节病"收治入院。现主症：腰骶部酸痛，伴左大腿前疼痛，咳嗽、打喷嚏时痛甚，右腹股沟疼痛，无法行走，双膝关节酸痛，活动不利，下蹲困难，胸闷、心悸，头晕，乏力，口干、眼干，偶有咳嗽，病程中伴短气，偶有尿频、尿急、尿痛，怕冷，无口腔溃疡，无皮疹、皮下结节、双足小关节肿胀畸形等症，纳差，夜寐差，小便数，大便干。

中医诊断：骨痹——痰瘀痹阻证。

治法：化痰行瘀，蠲痹通络。

主方：通痹汤加味。

处方：生地黄 12 g，山药 15 g，山茱萸 12 g，牡丹皮 12 g，茯苓 20 g，知母 12 g，枸杞子 10 g，菊花 15 g，石斛 12 g，徐长卿 15 g，鸡血藤 15 g，柴胡 12 g，炒麦芽 15 g，炒谷芽 15 g，全蝎 4 g。水煎服，服药 7 剂，日 1 剂分 2 次服用。

医嘱：①平时要预防感染，尤其是上呼吸道和肺部感染，以防本病急性发作；②平时要注意防寒保温，患病后更应重视防寒措施，否则易促使病情进展；③适当参加室外锻炼，如散步等，以提高机体的耐寒能力，注意饮食调摄，加强营养；④平素要注意精神调摄，保持精神愉快，患病后要增强战胜疾病的信心，避免过分紧张、悲观，以防止精神刺激造成病情进展。

二诊：2015 年 9 月 25 日。

患者诉腰骶部酸痛减轻，左大腿前疼痛缓解，右腹股沟疼痛减轻，双膝关节酸痛，胸闷、心悸缓解，头晕减轻，乏力，口干、眼干，偶有咳嗽，纳差，夜寐差，小便数，大便干。患者为正气不足，邪气易干，本次因汗出入水，贪凉卧露，居处环境阴寒潮湿，均使风寒湿热之邪乘虚入侵，气血痹阻而发病。

主方：通痹汤加味。

处方：生地黄 12 g，山药 15 g，山茱萸 12 g，牡丹皮 12 g，茯苓 20 g，知母 12 g，枸杞子 10 g，菊花 15 g，石斛 12 g，徐长卿 15 g，鸡血藤 15 g，柴胡 12 g，炒麦芽 15 g，炒谷芽 15 g，醋山甲 5 g。水煎服，服药 7 剂，日 1 剂，分 2 次服用。

配以针刺治疗。

三诊：2015年10月2日。

患者诉左大腿前疼痛明显缓解，右腹股沟偶有疼痛，双膝关节酸痛明显缓解，乏力，口干、眼干，纳差，夜寐差，小便数，大便干。上方20剂继服，配以针刺治疗。5个月随访患者病愈，无再发。

按：久病多瘀，亦多痰，但本病日久不愈，用常法止痛效果不明显著，应考虑内有痰瘀。其中关节肿痛多为痰瘀交阻，关节肿大多为有形之痰瘀留滞其间。湿未成痰者多漫肿，按之柔软，疼痛一般并不剧烈，痰瘀互结则按之稍硬，肢体麻木或疼痛。肝脾肾气血先亏而感于外邪者，开始即出现以虚为主，或本虚标实亦复不少，而病程日久，或寒湿久羁，或湿热留住，或痰瘀胶结，虚实夹杂，以邪实为主者，也较常见。

### 医案七

赵某，女性，65岁。

初诊：2014年8月18日。

主诉：反复双膝关节肿痛10余年，再发伴双手近端关节疼痛1年余。

现病史：患者于10年前因外伤愈合后出现双膝关节肿痛，就诊于当地医院，检查后诊断为"骨性关节炎"给予双氯芬酸等药物口服，服药后症状缓解，随后每因关节疼痛均口服药物控制。1年前无明显诱因下双膝关节肿痛加重，并伴双手近端关节疼痛，偶有头晕、胸闷等症状，自行口服药物后症状仍未见缓解，今为求中医治疗就诊于我院。现主症：双手近端关节疼痛、压痛(＋)，晨僵约15分钟左右，双腕关节疼痛、压痛(＋)，左肘关节疼痛、压痛(＋)，右肩关节疼痛，活动不利，双膝关节肿痛、压痛(＋)，伸直受限，触诊可感知骨节粗大，被动活动时可及骨擦感，继发性膝内翻，行走不利，下蹲困难，双踝关节肿痛、压痛(＋)，麻木，趾跖关节疼痛、压痛(±)，口干、眼干，胃脘痛，头晕、心悸、胸闷、咳嗽，发病以来常伴头痛，恶心、呕吐，无脱发及光过敏，无双手雷诺现象，无反复腮腺肿胀，纳差，寐欠安，小便频数，大便干。

中医诊断：骨痹——痰瘀痹阻证。

治法：化痰行瘀，蠲痹通络。

主方：身痛逐瘀汤。

处方：炒桃仁10 g，当归10 g，川芎12 g，秦艽10 g，醋香附15 g，羌活10 g，地龙10 g，牛膝15 g，红花10 g，醋莪术12 g，透骨草15 g，丹参20 g，葛根20 g，天麻10 g，钩藤12 g，茯苓20 g，徐长卿15 g，鸡血藤15 g，炒麦芽15 g。

水煎服，服药7剂，日1剂，分2次服用。

医嘱：①低盐低脂饮食；②避免劳累、感冒、感染；③保持精神愉快，坚持经常锻炼。

二诊：2014年8月25日。

患者诉双手近端关节疼痛减轻，双腕关节疼痛缓解，左肘关节疼痛减轻，右肩关节疼痛缓解，双膝关节在上下楼梯时仍有疼痛，行走可，仍下蹲困难，双踝关节肿痛减轻，麻木，趾跖关节疼痛缓解，无口干、眼干，胃脘痛减轻，头晕减轻，心悸、胸闷，无咳嗽，偶有下肢发热，纳差，寐欠安，二便自调。

主方：身痛逐瘀汤。

处方：炒桃仁 10 g，当归 10 g，川芎 12 g，秦艽 10 g，醋香附 15 g，羌活 10 g，地龙 10 g，牛膝 15 g，红花 10 g，醋莪术 12 g，透骨草 15 g，丹参 20 g，葛根 20 g，天麻 10 g，钩藤 12 g，茯苓 20 g，徐长卿 15 g，鸡血藤 15 g，炒麦芽 15 g。水煎服，服药 7 剂，日 1 剂，分 2 次服用。

三诊：2014 年 9 月 2 日。

患者诉双膝关节无疼痛，可慢慢下蹲，双下肢麻木感减轻，无胸闷，无下肢发热，纳一般，寐安，二便自调。上法继续治疗 1 个月诸症皆消。

按：目前西医西药治疗骨性关节炎尚未有突破性进展，现今经常应用的非甾体类抗炎药及皮质激素易出现严重不良反应和机体免疫失调加重，甚至不良反应大于治疗作用，使病情加重，甚则被迫停止治疗，然而采用中医或中西医结合的治疗方法，不但能减轻患者症状，延缓病情发展，增强体质，调节免疫功能，而且可减少西药用量，抵消和避免其不良反应，显示了明显的治疗优势，值得进一步发扬和探索。

**医案八**

马某，女性，48 岁。

初诊：2013 年 8 月 19 日。

主诉：双膝关节肿痛，怕冷 20 余年，加重 1 个月。

现病史：患者于 1993 年前无明确诱因下出现双膝关节疼痛，受寒劳累后加重，休息后缓解，患者未予积极诊治，症状时重时轻。1998 年劳累后出现背腰部冷痛，就诊于当地门诊给予膏药外敷治疗，症状略有好转，未进一步诊治。2003 年冬季受凉后出现多关节肿痛，就诊当地医院给予口服药物（具体不详），症状好转后自行停药。2013 年 7 月无明显诱因下多关节肿痛加重，就诊于阳谷县风湿类风湿专科医院诊断为类风湿关节炎，给予住院治疗，症状未见明显缓解，今为求中医治疗就诊于我院。现主症：双手近端、掌指关节疼痛，压痛（+），双腕、双肩关节疼痛，压痛（+），双膝关节肿痛，晨僵 10 分钟，双膝关节触之不热，双膝关节压痛（+），被动活动时可触及骨擦感，浮髌征（+），行走不利，下蹲困难。病程中伴有怕冷，晨僵 10 分钟，伴口干、眼干，无口腔溃疡，无发热、皮疹、皮下结节、双手足小关节肿胀畸形等症，无咽痛、腹痛、腹泻，纳可，夜寐差，小便自调，大便干。

中医诊断：骨痹——寒湿痹阻证。

治法：散寒除湿，温经活络。

主方：活络通痹汤加味。

处方：黄芪 30 g，麸炒白术 15 g，防风 8 g，山药 15 g，薏苡仁 30 g，桑寄生 15 g，川牛膝 12 g，葛根 30 g，桂枝 12 g，白芍 15 g，黑顺片 10 g，徐长卿 15 g，当归 15 g，浮小麦 30 g，麻黄根 12 g，火麻仁 12 g，厚朴 10 g，茯苓 12 g，麸炒泽泻 12 g。

水煎服，服药 7 剂，日 1 剂，分 2 次服用。

医嘱：①多晒太阳，注意防寒湿，保暖；尽量减少上下台阶、跑步等使膝关节负重的运动，避免、减少关节软骨的磨损，不得已上下台阶时最好扶楼梯或手杖；锻炼股四头肌功能，让股四头肌强壮有力，可减轻膝关节疼痛。②饮食上多食含硫的食物，如芦笋、鸡蛋、大蒜、洋葱、芽甘蓝及卷心菜，因为骨骼、软骨和结缔组织的修补与重建都要以硫为原料，同时硫也有助于钙的吸收；多食含组氨酸的食物，如稻米、小麦和黑麦，组氨酸有利于清除机体过剩的金属；禁服铁或含铁的复合维生素，因为铁与疼痛、肿胀和关节损伤有关；禁食西红柿、土豆、茄子、辣椒等及蔬菜，因其中的生物碱能使关节炎症状加重。

二诊：2013 年 8 月 26 日。

患者诉双手近端、掌指关节疼痛缓解，双腕、双肩关节疼痛缓解，双膝关节肿痛略减，晨僵 10 分钟，仍有行走不利，下蹲困难，纳可，夜寐可，二便如常。继服 7 剂。

三诊：2013 年 9 月 2 日。

患者诉双腕关节疼痛减轻，双膝关节无肿痛，晨僵 5 分钟，行走自由，下蹲困难较之前明显缓解，纳可，寐安，二便如常。上方继服 7 剂。

按：《素问·长刺节论》曰："病在骨，骨重不可举，骨髓酸痛，寒气至，名曰骨痹。"后世医籍对骨痹论述得不多，类似骨痹的立论也散见于其他病种之中，主要从肾虚及寒湿论治。寒性凝滞收引，经脉气血为邪所闭，故疼痛固有定处，筋腱拘挛则屈伸不利，湿性黏滞，故肢体酸胀沉重，寒湿均为阴邪，同气相求，故昼轻夜重，阴冷天气疼痛易增。本例通过补肝益肾，使骨强筋腱而骨痹愈合。

### 医案九

徐某，女性，88 岁。

初诊：2013 年 8 月 6 日。

主诉：双膝关节疼痛 30 余年，伸直受限 6 个月，加重 1 个月。

现病史：患者于 30 年前无明确原因出现双膝关节疼痛，劳累及天气变冷时病情加重，多次就诊于外院，诊断为"骨质增生"，未系统治疗，病情进行性加重。2 年前患者蹲下难立起，10 个月前患者站立困难卧床至今，6 个月前逐渐出现双膝关节伸直受限，1 个月余前，患者起居不适至受凉后，双膝关节疼痛加重并有局部皮肤发红、肤温升高，伴有咳嗽、咳痰、胸闷等不适。今为求中医治疗就诊于本院。现主症：双膝关节疼痛，并有局部皮肤发红、肤温升高，间断咳嗽、咳痰、胸闷，纳眠差，大便干结，小便尿频、尿急。

中医诊断：骨痹——气血亏虚证。

治法：补益气血。

主方：补中益气汤加味。

处方：黄芪 30 g，麸炒白术 12 g，陈皮 15 g，升麻 10 g，柴胡 12 g，红参 10 g，甘草 9 g，当归 12 g，鸡血藤 15 g，牛膝 15 g，地龙 15 g，醋乳香 10 g，牡丹皮 12 g，桑枝 15 g。7 剂，水煎服，日 1 剂，分 2 次服用。

配以电针，1 次/日。

医嘱：①多晒太阳，注意防寒湿，保暖，使膝关节得到很好的休息；尽量减少上下台阶、跑步等使膝关节负重的运动，避免、减少关节软骨的磨损，不得已上下台阶时最好扶楼梯或手杖；锻炼股四头肌功能，让股四头肌强壮有力，可减轻膝关节疼痛；②饮食上多食含硫的食物，如芦笋、鸡蛋、大蒜、洋葱、芽甘蓝及卷心菜，因为骨骼、软骨和结缔组织的修补与重建都要以硫为原料，同时硫也有助于钙的吸收；多食含组氨酸的食物，如稻米、小麦和黑麦，组氨酸有利于清除机体过剩的金属；禁服铁或含铁的复合维生素，因为铁与疼痛、肿胀和关节损伤有关；禁食西红柿、土豆、茄子、辣椒等蔬菜，因为其中的生物碱能使关节炎症状加重。

二诊：2013 年 8 月 13 日。

患者诉双膝关节疼痛并有局部皮肤发红、肤温升高，偶发咳嗽、咳痰减轻，偶有胸闷，夜眠可，大便干结，小便尿频、尿急。

主方：补中益气汤加味。

处方：黄芪 30 g，麸炒白术 12 g，陈皮 15 g，升麻 10 g，柴胡 12 g，红参 10 g，甘草 9 g，当归 12 g，鸡血藤 15 g，牛膝 15 g，酒乌梢蛇 15 g，寒水石 10 g，牡丹皮 12 g，桑枝 15 g。7 剂，水煎服，日 1 剂，分 2 次服用。

配以电针，1 次/日。

三诊：2013 年 8 月 20 日。

患者诉双膝关节疼痛并有局部皮肤发红、肤温升高，较之前缓解，偶发咳嗽、咳痰减轻，偶有胸闷，夜眠可，大便干结，小便尿频、尿急。继服上方 14 剂。

按：骨痹的病位主要在关节、筋腱，病变可波及四肢大小关节或脊柱，骨痹的基本病理特点是骨节腐蚀，筋腱挛缩。病情初起往往以邪实为主，久病则正虚邪恋，本患者病情日久，年高肾气衰退，肾虚则骨弱髓空，不能束骨而利关节，肝肾同源，肾精不足，则不能滋生肝阴肝血，肝主筋，肝阴不足，则不能滋荣筋腱，以致筋挛节痛，邪气乘虚而入，闭阻经络，更使病情加重，节肢失用发为骨痹。方中黄芪护皮毛，红参可补元气不足；鸡血藤补虚止痛，酒乌梢蛇等通经络。

**医案十**

雷某，男，78 岁，邯郸市人。

初诊：2012 年 9 月 24 日。

主诉：双膝关节疼痛，行走不便 2 年，近 1 周加重。

现病史：刻诊见双膝关节疼痛，关节肥大畸形，行走不便，下蹲、下楼无力，不能持重，全身乏力，不欲活动，大便干燥，2～3 日一行，小便可，察其舌红苔黄腻，诊其六脉沉细。查双膝关节可触及骨摩擦音，双膝关节 X 片示：双膝关节间隙狭窄，髁间嵴增生，髌骨软化伴骨质增生。既往有腔隙性脑梗死病史，无肢体活动障碍。

诊断：

中医诊断：骨痹——肝肾亏虚，湿热痹阻证。

西医诊断：双膝骨关节炎。

治法：补益肝肾，舒筋活络，清热利湿。

主方：木瓜透骨汤合四妙散加减。

处方：木瓜 12 g，透骨草 12 g，伸筋草 15 g，白芍 30 g，黄柏 10 g，苍术 12 g，生薏苡仁 30 g，川牛膝 15 g，秦艽 12 g，党参 15 g，桃仁 10 g，红花 10 g，川断 20 g，杜仲 10 g，制何首乌 10 g，枳壳 10 g。5 剂，水煎服，日 1 剂。忌辛辣油腻之物。

二诊：2012 年 9 月 29 日。

服上方后双膝关节疼痛、大便干燥均好转，大便 1 日一行，全身较前有力。舌暗红，苔黄腻，脉沉细。既效守方加减：大便干燥好转故减白芍、桃仁、红花、制何首乌，以防燥剂伤胃，加炒白术 15 g、茯苓 15 g、白蔻仁 12 g，以健脾和胃。5 剂，水煎服，日 1 剂。

三诊：2012 年 10 月 2 日。

双膝关节疼痛减轻，大便不干，量少，2～3 日一行，进食可，舌暗红，苔黄腻，脉沉细。因正值夏季，湿热内盛，加入芳香化湿之品。

处方：木瓜 12 g，透骨草 12 g，伸筋草 15 g，白芍 30 g，黄柏 12 g，苍术 15 g，生薏苡仁 30 g，川牛膝 15 g，川断 15 g，清半夏 10 g，藿香 10 g，厚朴 10 g，茯苓 15 g，地龙 10 g，益母草 30 g，甘草 10 g，5 剂，水煎服，日 1 剂。

1 个月后随访，病情稳定。

按：骨性关节炎为软骨的变性、破坏及骨质增生为特征的慢性关节病。骨性关节炎属中医学"骨痹""膝痹"范畴。本病在中年以后多发。临床上以关节肿痛、骨质增生及活动受限最为常见，骨性关节炎的发病无地域及种族差异，年龄、肥胖、炎症、创伤及遗传因素可能与本病的发生有关。中医认为肾为先天之本、肾主骨生髓，肝主筋，肝肾亏虚，筋脉关节失于濡养，不荣则痛；久病致瘀，不通则痛；正虚外邪侵袭，寒湿、湿热痹阻经路，虚实夹杂，病情缠绵难愈。故治疗以扶正祛邪、标本兼顾为治则。拟木瓜透骨汤对双膝骨性关节炎所致的关节疼痛，双下肢行走无力，效果明显，疗效可靠。本案患者耄耋之年，肝肾亏虚，湿热痹阻，故予木瓜透骨汤合四妙散加减治疗，方中黄柏、苍术、生薏苡仁、（川牛膝）、秦艽等祛湿清热，木瓜、透骨草、威灵仙、伸筋草、追地风等祛风湿通经络，桃仁、红花、地龙活血通络。诸药并施，标本兼顾，取得较好疗效。

### 医案十一

张某，女性，54 岁。

初诊：2012 年 3 月 12 日。

主诉：发作性膝关节疼痛 6 个月，再发加重 16 日。

现病史：双膝关节疼痛，屈伸不灵活半年，遇寒加重，服用许多中西医抗风湿药，效果不理想。此次因春节期间洗衣着凉而加重。现主症：双膝关节酸楚，屈伸不灵活，筋肉发紧，形体矮胖，颜面淡青而黄，舌质淡、苔薄白，脉沉缓而滑。

中医诊断：痹病——阳气虚弱，寒湿痹阻证。

治法：温经柔筋，缓急止痛。

主方：芍药甘草汤加味。

处方：白芍 75 g，炮附子 15 g，甘草 10 g，炮干姜 10 g，川椒 5 g，伸筋草 15 g。水煎服，服药 7 剂，日 1 剂，分 2 次服用。

关节止痛膏，1 贴，外敷，1 次/日。

医嘱：①忌辛辣、油腻，服清淡食物，宜少食多餐；②避免劳累、感冒、感染；③保持精神愉快，坚持经常锻炼。

二诊：2012 年 3 月 19 日。

服药后拘急缓解，膝痛解除，投独活寄生汤 7 剂养血祛风，以善其后。

主方：独活寄生汤加味。

处方：独活 9 g，桑寄生 12 g，杜仲 15 g，牛膝 15 g，细辛 3 g，秦艽 9 g，茯苓 20 g，肉桂 10 g，防风 15 g，川芎 12 g，红参 10 g，甘草 9 g，当归 10 g，白芍 15 g，生地黄 15 g，防己 10 g，薏苡仁 30 g。

三诊：2012 年 3 月 26 日。

患者无拘急、膝痛，纳食可，睡眠可，二便调。嘱患者适当活动，切记过量。

按：阳气者，精则养神，柔则养筋。祛风除湿之药，性偏燥烈，有伤津耗血之嫌，不可久服。以芍药甘草汤中增入温经祛寒之附子、干姜、川椒，则祛寒温经而无伤血之弊，且收阴阳互根之妙。

## 六、肌痹案

**医案一**

刘某，女性，12 岁，学生。

初诊：2001 年 10 月 10 日。

主诉：指端红斑伴皮硬 2 年。

现病史：2 年前，患儿十指端出现红斑、破损，未曾介意，然而相继布散，出现紫红色斑，眼睑及鼻两侧皮疹脱屑，背部及膝关节皮肤粗糙发痒。经河北省某省级医院入院检查：血肌酐 95.47 mmol/L，血肌酸 166.25 μmol/L，尿肌酸 88.99 mmol/L，免疫球蛋白低值，磷酸肌酸激酶 3247 U/L，确诊为"皮肌炎"。经多处治疗，病情未得到控制，病变逐增，一下肢瘫软，不能蹲起，活动困难，背部皮肤粗糙，皮硬发痒，两膝关节酸痛，面部布满黯红色斑，舌苔剥落。现为求中医诊疗就诊于本院。

中医诊断：肌痹——气血不足，风湿侵袭证。

治法：祛风湿，调气血。

主方：荆防四物汤加味。

处方：防风 10 g，荆芥 10 g，当归 10 g，川芎 10 g，赤芍 10 g，生地黄 15 g，蝉蜕 25 g，天麻 10 g，白鲜皮 15 g，连翘 15 g，金银花 25 g，红花 10 g。水煎服，15 剂，日 1 剂，分 2 次服用。

医嘱：①预防感染：平时要预防感染，尤其是上呼吸道和肺部感染，以防本病急性发作，如出现肢端溃疡要及时、有效地控制感染，防止患处恶化、坏死；②防寒保温：平时要注意防寒保温，患病后更应重视防寒措施，以防止冷冻和外伤，否则易促使病情发展；③增强体质、调节饮食：适当参加室外锻炼，如散步、慢跑等，以提高机体的耐寒能力，注意饮食调摄，加强营养，消化道受累时更应注意，尤其是避免过饥、过饱和进食粗糙、过冷、过热、刺激性辛辣食品等；④调摄精神：平素要注意精神调摄，保持精神愉快，患病后要增强战胜疾病的信心，避免过分紧张、悲观，以防止精神刺激造成病情发展。

二诊：2001 年 10 月 25 日。

复诊患儿病情明显好转，症状均有减轻，皮损均有恢复，肢端酸痛改善。但颈后及前额均有小面积破损，指端通红，两下肢抬不到位，走路艰难、摇晃。

此乃脏腑气血不充、营卫失调、皮肌失濡、筋脉不柔。仍宗前方，加怀牛膝 15 g、何首乌 15 g、穿山龙 15 g，以补肝肾、强筋骨。继服 15 剂。

**三诊**：2001 年 11 月 8 日。

患儿下肢瘫软改善，步态不稳明显好转，活动量也增加，肌力增强，腿形较前有明显好转。仅背部有几处红斑，孩子经常挠，皮肤甚痒。

**主方**：四物汤加味。

**处方**：金银花 5 g，当归 10 g，川芎 7.5 g，赤芍 10 g，生地黄 5 g，防风 10 g，荆芥 10 g，玄参 15 g，牡丹皮 10 g，蝉蜕 25 g，鳖甲 10 g，黄柏 7.5 g，牛蒡子 7.5 g。水煎服，15 剂，日 1 剂，分 2 次服用。

**四诊**：2001 年 11 月 23 日。

患儿面部红斑基本消失，皮损明显复原，肩、膝皮损有所改善，玩的时间变长，走 200m 也不觉得累，走路很少跌倒。各项检查基本恢复正常。

**按**：高社光教授指出：中医治疗本病的原则是根据患者的具体情况进行辨证论治。本例患者根据中医的理论诊断为"肌痹"，认为其病机主要为外邪阻滞、气血亏虚、肌肤失养，所以其治疗方法始终都以调补气血、强壮筋骨、调和营卫等扶正方法，与祛风除湿、清热解毒、活血通络等祛邪的方法并用，通过强壮正气而达到营养肌肤，祛除外邪的目的。显然，对于这个病例，不用扶正的方法是不可能治好的，而西医则没有扶正的理论和措施。

中医的辨证论治是根据每个患者的具体情况制订的个体化治疗方案，并不主要针对疾病，而是针对患病时人体的整体状况，即疾病的过程中表现出来的正邪双方的对比，邪实时祛邪，正虚时扶正，虚实邪并存则扶正祛邪并用，而且要根据疾病过程中正虚的变化不断调整扶正祛邪的方法。这些在本案中都得到了充分的体现。

### 医案二

杨某，男，28 岁。

**初诊**：2015 年 1 月 2 日。

**主诉**：全身多处肌肉乏力、疼痛 2 年，加重半个月。

**现病史**：患者于 2 年前无明确诱因出现对称性近端肌肉乏力，疼痛和触痛，就诊于当地医院给予口服药物（具体不详），症状未有缓解，遂就诊于邯郸市某医院，诊断为"皮肌炎"，给予甲泼尼龙琥珀酸钠静脉滴注，出院予泼尼松片 60 mg 口服。1 年前因劳累后再次出现近端肌肉乏力，疼痛和触痛，伴皮肤损害，再次就诊于邯郸市某医院，继续给予甲泼尼龙琥珀酸钠、环磷酰胺静脉滴注、甲氨蝶呤口服，症状缓解后出院，出院后给予泼尼松片 60 mg/次，1 次/日，并渐减量、甲氨蝶呤 10 mg 继续口服。1 个月前，患者自行将泼尼松片减至 10 mg/次，1 次/日，并停服甲氨蝶呤，半个月前患者出现全身多处肌肉乏力、疼痛，伴面部及胸腹皮疹。现主症：四肢近端、颈肩带及骨盆带等肌肉无力、疼痛及触痛，颧部红斑，双手 3、4 掌指关节紫红色斑疹，面部及胸腹皮疹，咳嗽、咳痰，反酸，口苦，怕冷，手足逆冷，无汗，纳可，寐欠安，二便调，舌暗红，苔薄黄腻，脉细涩。

**中医诊断**：肌痹——气血亏虚、痰瘀痹阻证。

**治法**：益气养血，化痰行瘀，蠲痹通络。

主方：当归补血汤合黄芪桂枝五物汤加味。

处方：黄芪 30 g，当归 12 g，五指毛桃 20 g，赤芍 15 g，桂枝 10 g，生地黄 15 g，白术 15 g，防风 12 g，防己 15 g，徐长卿 15 g，五味子 12 g，鸡骨草 15 g，虎杖 15 g，酒乌梢蛇 12 g，地龙 12 g，炙甘草 10 g，炒谷芽 15 g，炒麦芽 15 g。水煎服，日 1 剂。

二诊：2015 年 1 月 7 日。

患者诉四肢近端、颈肩带及骨盆带等肌肉无力、疼痛等症减轻，颧部仍有红斑，双手第 3、4 掌指关节紫红色斑疹，时有咳嗽、咳痰，发酸，手足逆冷好转，无汗，纳可，寐欠安，二便调，舌暗红，苔薄黄腻，脉细涩。

上方去徐长卿，加清半夏 12 g、陈皮 15 g、木香 12 g、茯苓 15 g。水煎服，日 1 剂。

三诊：2015 年 1 月 13 日。

四肢近端、颈肩带及骨盆带等肌肉疼痛基本好转，颧部仍有红斑，晨起明显，双手第 3、4 掌指关节紫红色斑疹基本消失，纳可，寐安，二便调，舌暗红，苔薄黄腻，脉细涩。

处方：陈皮 12 g，清半夏 12 g，茯苓 15 g，竹茹 15 g，枳实 12 g，黄芪 30 g，桂枝 10 g，生地黄 15 g，白术 15 g，防己 15 g，木香 12 g，郁金 15 g，麸炒苍术 12 g，黄连 6 g，炒苦杏仁 12 g，炙甘草 12 g，炒薏苡仁 30 g，酒乌梢蛇 12 g。水煎服，日 1 剂。

四诊：2015 年 1 月 24 日。

患者未诉四肢近端、颈肩带及骨盆带肌肉不适，颧部偶有红斑，晨起明显，纳可，寐安，二便调，舌暗红，苔薄黄腻。上方去桂枝、防己、木香，加当归 12 g、赤芍 15 g。病情稳定继服调理。

按：皮肌炎是一种主要累及皮肤和肌肉的非感染性的急性、亚急性或慢性炎症性结缔组织病，为自身免疫性结缔组织病之一。中医学尚无与本病相似的记载，但有学者认为皮肌炎属中医学"痿证"范畴，亦有认为与肌痹、风湿痹相似，可属"痹证"范畴。一般认为，本病在发病过程中以皮损为主症者，应以皮肤红斑论治；如以四肢肌肉疼痛为主，则以痹证论治；若以肌肉无力为主者，应以痿证论治；若病变向深重发展，形体受损延及内脏者则可按虚损论治。中医认为多因先天禀赋不足，或情志内伤，气血逆乱，以致机体卫外失固，复感风寒湿邪，邪蕴肌肤，痹阻经络，郁而化热，而致皮肤红斑，肌肉疼痛；邪内传于脾，脾气受损则四肢肌肉无力；或因风湿毒邪侵袭，蕴阻肌肤，内传营血，热毒炽盛，气血两燔而引起急性发作；久病阴阳气血失调，脏气受损，出现心脾两虚或阳虚血瘀等证。其急性期主要是热毒或寒湿为患，缓解期则多累及肝、脾、肾三脏。其中尤以脾虚、气虚主要病理表现。具体而言，皮肌炎急性期以热毒炽盛型为主，缓解期以脾虚为主，同时夹有不同兼证，如血瘀、湿困、肝旺、肾虚等。

高社光教授认为，本病与"肌痹""肉痹""阴阳毒""痿证"等类似。《素问·长刺节论》云："病在肌肤，肌肤尽痛，名曰肌痹，伤于寒湿。"《金匮要略》曰："阳毒之为病，面赤斑斑如锦纹，咽喉痛，唾脓血。"具体而言，当患者以肌肉酸痛无力、关节疼痛为主要表现时，可归于"肌痹""肉痹"范畴；当患者以面部、颈部、四肢暗红色斑疹为主要表现时，则可归于"阴阳毒"范畴；当患者以肌无力、肌萎缩为主要表现时亦可归于"痿证"范畴。高社光教授认为，本病的发生是由于患者素体脾胃虚弱，外受风寒湿热之邪入侵，或饮食不节、恣食膏粱厚味所致，病机常常错综复杂。该病病位主要在脾胃，久则可及肺肾，盖脾胃为气血生化之源、后天之本，脾在体合肌肉，机体在诸内外因作用下出现脾胃虚弱，则气血生化无源，气血不能充养肌肉、四肢、百骸，久则可致肌肉萎软无力、肌肉瘦削，乃可出现上下肢无力，甚则吞咽、呼吸无力等症；脾亦具有主运化水湿之能，脾胃虚弱，则不能运化水湿，湿浊内生，湿性黏滞，留而不去，使气血运行不畅，不通则痛，则可致肌肉酸痛无力；同时脾虚则抗邪无力，风寒湿热之邪易于入侵，外湿与内湿相合为病，久则湿可蕴热成毒，气血运行不畅，血滞成瘀，湿、毒、瘀三者相互搏结，充斥肌肤，进而伤津耗血，遂可出现肌肉肿痛无力、高热、口渴、心烦、全身困重乏力、肌肉萎缩和四肢萎弱不用等症；若此病治不及时或治不如法，则可进一步累及肺肾，伤肺则现胸闷、咳嗽、气急之症，伤肾则可出现水肿、气喘等症。因此，该病病机主要是脾胃虚弱为病之本，湿、热、瘀、毒为病之标，病变脏腑与脾、胃、肺、肾有关。高社光教授治疗此病遵循"急则治其标，缓则治其本"的原则，主张分期辨证论治，具体而言，急性发作期治以清热、解毒、化湿为主，佐以补益脾气；缓解期治以补益脾胃为主，佐以解毒、化湿、活血。黄芪桂枝五物汤出自《金匮要略》，主以祛风散寒，除湿健脾为主，可用以治疗皮疹起病缓慢，病情逐渐发展，不发热，皮肤出现暗红色斑片，干燥，少量脱屑，双侧上眼睑有紫红色水肿性斑片，全身肌肉关节疼痛，酸软无力，举臂、蹲起等动作困难，手足肿胀，舌质淡暗，苔白，脉弦缓。

### 七、脉痹案

雷诺综合征（Raynaud's syndrome）系由寒冷或情绪因素诱发的一种以双手皮肤发作性苍白、发绀和潮红为特征的疾病。此征由指动脉的发作性痉挛所引起，多见于青年女性，好发于双手和手指，但也可涉及双足和足趾。中医中并没有"雷诺综合征"的病名，根据其临床症状和体征，可归属于"脉痹"范畴。

**医案一**

彭某，女，24 岁。

初诊：2004 年 2 月 20 日。

主诉：双手雷诺现象 4 个月。

现病史：患者于 2003 年 10 月出现双手雷诺现象，伴双手背、肘部起红色丘疹，瘙痒，约 5 分钟后自行消退，不规律，诱因不明，无关节痛，于外院服汤药后症状略好转，停药后复加重，于 2004 年 2 月 11 日于北京某大型医院查 ANA（ + ）1∶160，CH 50 ~ 60 U/L，ANLA（ - ），ENA 抗 RNP 抗体（ + ），诊断为"结缔组织病"，予泼尼松、硝苯地平，但患者未服药，纳可，眠可，二便正常，喜食冷酸辛辣之食。现主症：黏痰难出，色灰黄，白带量多，有时色黄，舌暗淡，边有齿痕，苔薄白，脉左弦细右沉细。

中医诊断：痹证——脾虚痰凝，血脉痹阻。

治法：健脾祛湿，肃肺化痰。

处方：党参 10 g，炒白术 12 g，茯苓 18 g，姜半夏 9 g，砂仁（后下）6 g，炒杏仁 10 g，炒薏苡仁 10 g，紫菀 10 g，百部 10 g，旋覆花（包煎）9 g，枇杷叶 12 g，炒苏子 12 g，炒枳实 15 g，甘草 6 g，胆南星 6 g。7 剂，水煎服。

二诊：2004年3月10日。

服药一周后，仍有雷诺现象，伴皮疹，但持续时间缩短，有时仅1~2分钟，仍咳嗽，痰减少，色黄白，纳可，二便正常，颜面少量丘疱疹，不痒，舌暗，苔薄白根稍黄，脉左细滑右细弱。

治法：肃肺和胃，先治标。

处方：牛蒡子10 g，蝉衣10 g，炒蒺藜12 g，地肤子15 g，炒三仙各10 g，苏叶（后下）8 g，大腹皮8 g，炒薏苡仁20 g，乌梅6 g，木瓜12 g，防风10 g，当归10 g，牡丹皮12 g，炒枳实15 g，甘草6 g。10剂，水煎服。药后诸症消失，随访一年，病未复发。

按：高社光教授认为脉痹之为病，有内因，亦有外因。外因者有寒湿、热毒之因，内因者有寒痰热毒导致的邪实阻痹或气血阴阳之虚导致的正虚瘀痹，其病位以肢体血脉位主，病机主要是血凝不流、血脉阻塞。本案患者年轻女性，素喜生冷，日久损伤脾阳，脾阳不振，水湿不化，日久生痰，阳虚痰凝血脉，发为脉痹，故见双手苍白怕冷，脾为生痰之源，肺为贮痰之器，故见黏痰难咳。综合舌脉高社光教授辨证为脾虚痰凝。方选《丹溪心法》六君子汤加减健脾益气化痰，加杏仁、苏子、旋覆花等降肺气以解痰凝，高社光教授从脾胃论治脉痹病，补后天以调血脉，"持中央以运四旁"，故能解沉疴。

**医案二**

陈某，女性，65岁。

初诊：2014年12月26日。

主诉：间歇性跛行2年，加重5个月。

现病史：患者于2年前受寒后出现双下肢疼痛、间歇性跛行，随就诊于当地医院，给予住院治疗，好转出院，未继续药物治疗，随后多次因双下肢疼痛就诊于多家医院治疗，5个月前无明显诱因出现双下肢疼痛加重，伴反复咳嗽、眼干，自行给予清开灵等药静脉滴注，效果不佳，今为求中医治疗就诊于我院。现主症：双下肢疼痛、烧灼感，间歇性跛行，皮肤发凉，皮色偏白，皮肤干燥、脱屑，足背动脉搏动减弱，咳嗽、咳白黏痰，眼干，头晕，发病以来伴口干，下肢怕冷、麻木、刺痛，无脱发及光过敏，无反复口腔及阴部溃疡，无盗汗，无双手雷诺现象，无反复腮腺肿胀，纳差，寐欠安，小便频数，大便干。

中医诊断：脉痹——气血亏虚证。

治法：补益气血，活血通络。

主方：杞菊地黄汤。

处方：枸杞子12 g，菊花15 g，生地黄24 g，山药15 g，蔓荆子15 g，醋香附30 g，山茱萸15 g，麸炒泽泻10 g，牡蛎30 g，牡丹皮15 g，柴胡15 g，茯苓15 g，丹参30 g，葛根15 g，白芍15 g，川芎12 g。7剂，水煎服，日1剂，分2次服用。

医嘱：①少食辛辣炙煿及醇酒之品；②户外工作时，注意保暖，鞋袜宜宽大舒适，每日用温水泡洗双足；③避免外伤；④患侧肢体适当运动锻炼，可促进患肢侧支循环。

二诊：2015年1月3日。

患者诉双下肢疼痛、烧灼感减轻，间歇性跛行减轻，咳嗽减轻、咳痰，眼干缓解，无头晕，双膝关节肿痛缓解，双踝关节肿痛减轻，趾跖关节肿痛，纳差，寐欠安，二便自调。

主方：二陈汤。

处方：法半夏 12 g，厚朴 9 g，茯苓 15 g，紫苏叶 12 g，生姜 15 g，当归 10 g，生地黄 15 g，陈皮 10 g，竹茹 20 g，枳实 20 g，醋莪术 15 g，醋香附 15 g，桔梗 15 g，蜜款冬花 10 g，醋穿山甲 4 g。水煎服，服药 7 剂，日 1 剂，分 2 次服用。

三诊：2015 年 1 月 10 日。

患者诉双下肢疼痛、烧灼感明显减轻，间歇性跛行减轻，无咳嗽、咳痰，无眼干，双膝关节无肿痛，双踝关节肿痛减轻，趾跖关节肿痛缓解，纳食一般，寐欠安，二便自调。

主方：二陈汤。

处方：姜半夏 12 g，厚朴 9 g，茯苓 20 g，紫苏叶 15 g，生姜 15 g，当归 10 g，生地黄 15 g，陈皮 15 g，竹茹 20 g，枳实 20 g，醋莪术 15 g，醋香附 15 g，桔梗 15 g，蜜款冬花 12 g，炒苦杏仁 12 g，地龙 10 g，炒麦芽 15 g，炒谷芽 15 g，醋穿山甲 5 g，全蝎 3 g。水煎服，服药 7 剂，日 1 剂，分 2 次服用。

四诊：2015 年 1 月 17 日。

患者诉双下肢无疼痛，间歇性跛行明显减轻，无咳嗽、咳痰，无眼干，关节无肿痛，纳食一般，寐欠安，二便自调。上方 14 剂继服。

按：脉管炎属于中医学"脉痹"范畴，又称之为"脱疽""脱痈""十指冷落"。早在《内经》中已有记载，《灵枢·痈疽》篇谓："发于足指，名脱痈，其状赤黑，死不治；不赤黑，不死。不衰，急斩之，不则死矣。"即对肢体发生坏疽的典型描述，并已经认识到包括脉管炎在内的"脉痹"疾病的特点。汉·华佗《神医秘传》载："此症发生于手指或足趾之端，先痒而后痛，甲现黑色，久则溃败，节节脱落，宜用生甘草，研成细末，麻油调敷……内服药用金银花三两，玄参三两，当归二两，甘草一两，水煎服。"这是最早总结出的"脉痹"内服药物疗法和外治疗法。之后历代医家逐步完善，总结出手术、内服、外敷、针灸等多种治疗方法，对于目前中西医结合治疗脉管炎仍有很大价值。

### 八、皮痹案

硬皮病是一种原因不明，以小血管功能和结构异常，皮肤、内脏纤维化，免疫系统活化和自身免疫为特征的全身性疾病。组织广泛的血管病变、胶原组织增生、纤维化为本病的病理特点。属中医"皮痹"范畴。

**医案一**

董某某，女性，46 岁，农民。

初诊：2013 年 5 月 28 日。

主诉：双手肿胀、紧绷 20 余年，伴左膝疼痛 5 个月。

现病史：双手指、手背发亮、皮肤肿胀、紧绷、僵硬，手指皱褶变浅，双手指遇寒则变白后变紫变红，胸上部和肩部有紧绷的感觉，鼻端变尖，双膝关节疼痛，左膝关节疼痛休息后不能缓解。纳食可，寐安，小便如常，大便干燥。舌质暗红，有瘀点，苔薄白，脉沉细。查其双手指、手背发亮、皮肤肿胀、紧绷、僵硬，手指皱褶变浅，压痛（－），胸上部和肩部有紧绷的感觉，鼻端变尖，双膝关节疼痛，左膝关节疼痛休息后不能缓解。

中医诊断：皮痹——痰瘀痹阻证。

治法：温阳通络，化痰行瘀。

主方：当归四逆汤合加减。

处方：当归 12 g，细辛 10 g，桂枝 12 g，赤芍 15 g，白芍 15 g，通草 6 g，陈皮 12 g，半夏 10 g，桃仁 12 g，丹参 15 g，全蝎 5 g，徐长卿 15 g，木瓜 15 g，透骨草 30 g，炙甘草 10 g，大枣 30 g。7 剂，水煎服，日 1 剂。

二诊：服药后症状有所减轻，偶有胃脘不适，既见效机，继服上方加山药 30 g、炒神曲 10 g，以健脾和胃助消化。7 剂，水煎服，日 1 剂。

三诊：病情好转，胃纳可，二便正常，上药加工成丸剂继服。

按：本例患者为硬皮病，属于中医学"皮痹"范畴，证属痰瘀痹阻证，采用当归四逆汤加减治疗，取得良好疗效。

皮痹属五体痹之一，《张氏医通》卷六："皮痹者，即寒痹也。邪在皮毛，瘾疹风疮，搔之不痛，初起皮中如虫行状。"多因患者先天不足，风寒湿邪侵袭为主，即所谓"感于三气则为皮痹"。脏腑失调则是皮痹的内在因素。饮食劳倦损伤脾胃，气血化源不足，皮肤失荣；先天禀赋不足，或房劳伤肾，肾阳虚则皮肤无以温煦，肾阴虚则皮肤无以濡润，均能诱发皮痹，或使皮痹加重。外邪留滞皮肤，或气虚阳虚，使气血津液运行障碍，进而形成痰浊瘀血，痰浊瘀血阻滞于皮肤是皮痹的继发因素。总之，外邪侵袭、痰浊瘀血以及气血阴阳的不足，皮肤之经络瘀阻，皮肤失养是皮痹的基本病机，其中痰瘀病机常可贯穿本病的始终。综合患者舌、脉、症，证属血虚寒凝、痰瘀痹阻证，治以温经散寒、化痰行瘀为法进行辨证治疗。四肢为诸阳之本，素体阳虚加外受寒湿、风湿等导致阳气温煦失职，不能温化有形之邪，留滞经脉，不通则痛。故用当归四逆汤加味。《伤寒论》："手足厥寒，脉细欲绝，当归四逆汤主之。"方中当归补血、活血，并与赤芍、白芍合用而补血虚、散血滞，补充阳气之不足；桂枝温经散寒，与细辛合用以散内外之寒邪，通草换木通，意在利湿兼能化热，以防寒湿化热；甘草、大枣益气补脾，脾主四肢，脾健则四肢健。加木瓜、透骨草、全蝎、徐长卿祛风胜湿，散沉寒痼疾，通经络，疗痹塞，增强止痛效果。本患者伴雷诺现象，考虑患者素体阳气不足、寒邪阻滞络脉是雷诺现象发病之根本。系统性硬皮病可出现不同程度的皮硬、皮斑、出血点、指（趾）端发绀、肌肤甲错，舌质淡暗，苔薄白，脉细涩等瘀血症状。瘀血阻络，直接影响了津液的输布，津液留滞为痰，痰瘀互为因果，所谓"百病兼痰""久病必瘀""祛痰不忘化瘀""化瘀不忘祛痰"。故化痰散瘀法适用于硬皮病的整个病程，尤其用于硬化期。依据硬皮病病情缠绵、顽固难愈的病程特点及其临床表现，高社光教授从痰瘀论治系统性硬皮病，在当归四逆汤原方基础上加陈皮、半夏、桃仁、丹参以化痰散瘀。因病情缠绵、顽固难愈，既见效机，改为丸剂缓服，以期达到长久效果。

**医案二**

王某某，女性，55 岁。

初诊：2013 年 7 月 18 日。

主诉：双手肿胀、紧绷 2 年余，伴左肩疼痛 6 个月。

现病史：患者于 2 年前无明显诱因出现双手皮肤肿胀、紧绷、僵硬等症，每遇寒冷时出现双手指雷诺现象，未予治疗。6个月前因天气寒冷双手肿胀、紧绷、疼痛，并有雷诺现象，伴发左肩关节疼痛。现主症：双手指、手背发亮、皮肤肿胀、紧绷、僵硬，手指皱褶变浅，伴手指关节疼痛，鼻端变尖，左肩关节疼痛，双膝关节疼痛，纳食差，夜寐欠安，小便如常，大便干燥。舌质暗苔白腻，脉弦涩。辅助检查：①血常规示：血小板计数 $377 \times 10^9$/L、血小板压积 0.343%；②尿常规示：黏液丝 76.24/μL；③风湿四项示：类风湿因子 40 U/mL、C-反应蛋白 12 μg/mL、血沉 60 mm/h；④抗核抗体 9 项：ANA 颗粒型 1:320(+)、SCL-70 弱阳性。

中医诊断：皮痹——痰瘀痹阻证。

治法：化痰行瘀，蠲痹通络。

主方：双合汤加减。

处方：黄芪 30 g，当归 12 g，川芎 15 g，炒桃仁 12 g，羌活 10 g，独活 12 g，麻黄 10 g，赤芍 12 g，桂枝 12 g，细辛 10 g，红花 10 g，甘草 10 g，生姜 12 g，大枣 15 g，黑顺片 10 g，党参 15 g，伸筋草 15 g，徐长卿 12 g，鸡血藤 12 g，秦艽 15 g，酒乌梢蛇 15 g，薏苡仁 15 g。5 剂，水煎服，日 1 剂。

二诊：2013 年 7 月 22 日。

患者诉双手指、手背仍发亮，皮肤肿胀、紧绷、僵硬略好转，左肩关节疼痛，双膝关节疼痛，纳差，寐欠安，小便如常，大便干。

处方：黄芪 30 g，当归 12 g，川芎 15 g，炒桃仁 12 g，羌活 10 g，独活 15 g，党参 15 g，赤芍 12 g，桂枝 12 g，细辛 10 g，红花 10 g，黑顺片 10 g，酒乌梢蛇 15 g，薏苡仁 15 g，防风 8 g，防己 9 g，伸筋草 15 g，徐长卿 12 g，鸡血藤 12 g，秦艽 15 g，全蝎 6 g。5 剂，日 1 剂，水煎服。

三诊：2013 年 7 月 26 日。

患者诉双手指、手背皮肤肿胀、僵硬好转，左肩关节疼痛减轻，双膝关节疼痛减轻，纳食可，寐安，二便如常。

处方：黄芪 30 g，当归 12 g，川芎 15 g，炒桃仁 12 g，羌活 10 g，独活 15 g，党参 12 g，赤芍 12 g，桂枝 12 g，细辛 10 g，红花 10 g，青风藤 12 g，酒乌梢蛇 15 g，薏苡仁 30 g，防风 8 g，防己 10 g，伸筋草 15 g，徐长卿 12 g，鸡血藤 12 g，秦艽 15 g。5 剂，日 1 剂，水煎服。

四诊：2013 年 7 月 30 日。

患者诉双手指、手背皮肤肿胀、紧绷、僵硬明显好转，左肩关节疼痛基本缓解，双膝关节疼痛减轻，纳食可，寐安，二便如常。继服上方 10 剂。

五诊：2013 年 8 月 9 日。

患者诉双手指、手背皮肤肿胀、紧绷、僵硬明显好转，左肩关节无疼痛，双膝关节疼痛明显减轻，纳食可，寐安，二便如常。

按：本例患者，中医辨病为痹病中五体痹之皮痹，《张氏医通》卷六："皮痹者，即寒痹也。邪在皮毛，瘾疹风疮，搔之不痛，初起皮中如虫行状。"多因患者先天不足，风寒湿邪为主，即所谓"感于三气则为皮痹"。脏腑失调则是皮痹的内在因素，饮食劳倦损伤脾胃，气血化源不足，皮肤失荣；先天禀赋不足，或房劳伤肾肾阳虚则皮肤无以温煦，肾阴虚则皮肤无以濡润，均能诱发皮痹，或使皮痹加重，外邪留滞皮肤，或气虚阳虚，使气血津液运行障碍，进而形成痰浊瘀血，痰浊瘀血阻滞于皮肤是皮痹的继发因素。总之，外邪侵袭、痰浊瘀血以及气血阴阳的不足，皮肤之经络瘀阻，皮肤失养是皮痹的基本病机，其中痰瘀病机常可贯穿本病的始终。

# 第七节 脏痹

## 一、概述

五脏痹是心痹、肺痹、脾痹、肝痹、肾痹的总称。

1. 心痹　为脉痹不已，复感于邪，内舍于心，以心脉痹阻的症状为主症的病证。

2. 肺痹　为皮痹不已，复感于邪，内舍于肺，引起以肺气闭阻的症状为主症的病证。

3. 脾痹　为肉痹不已，复感于邪，内舍于脾，致脾气虚衰，失其健运的病证。

4. 肝痹　为筋痹不已，复感于邪，内舍于肝，导致肝之气血不足，疏泄失职的病证。

5. 肾痹　为骨痹不已，复感于邪，内舍于肾，引起肾气虚衰，腰脊失养，水道不通的病证。

## 二、源流

对五脏痹的描述最早由《内经》提出，如《素问·痹论》曰："凡痹之客五脏者，肺痹者，烦满喘而呕；心痹者，脉不通，烦则心下鼓，暴上气而喘，嗌干善噫，厥气上则恐；肝痹者，夜卧则惊，多饮数小便，上为引如怀；肾痹者，善胀，尻以代踵，脊以代头；脾痹者，四肢懈惰，发咳呕汁，上为大塞。"

## 三、病因病机

因痹证日久不愈，复感风寒湿邪，使痹证从筋、脉、骨、肉、皮等发展至与其相合的内脏，致内脏受伤，而相应出现，肝痹、心痹、肾痹、脾痹、肺痹等。也可由于气血内虚，阴精亏损，或阳气不运，邪气乘虚而袭，积聚于胸腹所致。

## 四、辨病论治

1. 心痹　治以益气养心、安神凉血，方用茯神汤加减。

2. 肺痹　治以宣肺补肺、祛风通络，方用小青龙汤加减。

3. 脾痹　方用温中补脾汤加减。

4. 肝痹　方用补肝汤加减。

5. 肾痹　治以补肾活血、祛风散寒，方用金匮肾气丸加减。

## 五、痹病医案

**医案一**

莫某，女性，58岁。

*初诊*：2015年7月8日。

主诉：反复多关节肿痛 50 年，再发加重 1 个月。

现病史：患者中年女性，慢性病程，于 1965 年生活在东北时出现双肩关节肿痛、麻木，左手诸关节肿痛，伴晨僵约 1 小时左右，活动不利，就诊于当地门诊给予药物（具体不详）口服，服药后症状时轻时重。1970 年离开东北后诸关节肿痛缓解，2008 年无明显诱因下多关节肿痛再发加重，并逐渐膨大畸形，其双手关节显著，遂诊于多家医院，曾服用过"西药、中药、藏药"等类别的药物，治疗后关节肿痛仍反复发作，双手远端关节膨大畸形逐渐严重。1 个月前无明显诱因下多关节再发肿痛并逐渐加重，自行口服药物治疗，服药后症状缓解不佳，今为求中医诊疗就诊于本院。现主症：双手远、近端关节肿痛，双腕关节肿痛，双肩关节疼痛，双膝关节肿痛，双踝关节肿痛，趾跖关节肿痛，头晕，胸闷，心悸，活动时显著，病程中晨僵约 1 小时左右，伴眼干、口干，怕冷，乏力，无口腔溃疡，无发热、皮疹、皮下结节等症，无咽痛、腹痛、腹泻，纳差，夜寐差，小便自调，大便如常。

中医诊断：痹病——肝肾亏虚，湿邪阻络证。

治法：补益肝肾，祛湿通络。

主方：四妙汤加味。

处方：麸炒苍术 12 g，黄柏 10 g，牛膝 15 g，薏苡仁 30 g，川芎 15 g，红花 10 g，当归 12 g，炒桃仁 10 g，细辛 6 g，徐长卿 15 g，鸡血藤 15 g，桑枝 20 g，醋香附 15 g，炒麦芽 15 g，炒谷芽 15 g，陈皮 15 g。水煎服，服药 7 剂，日 1 剂，分 2 次服用。

舒筋止痛洗剂，100 mL ＋温水 200 mL 熏洗诸关节，2 次/日。

医嘱：①忌辛辣、油腻，服清淡食物，宜少食多餐；②避免劳累、感冒、感染；③保持精神愉快，坚持经常锻炼。

二诊：2015 年 7 月 15 日。

治疗后患者诉双手远、近端关节肿痛缓解，双腕关节肿痛减轻，双肩关节疼痛缓解，双膝关节无肿痛，双踝关节无肿痛，趾跖关节肿痛明显缓解，无头晕，胸闷缓解，无心悸，纳差，夜寐差，小便自调，大便如常。

主方：四妙汤加味。

处方：麸炒苍术 10 g，黄柏 12 g，牛膝 15 g，薏苡仁 30 g，红参 10 g，川芎 15 g，红花 10 g，当归 12 g，醋莪术 10 g，细辛 6 g，徐长卿 15 g，鸡血藤 15 g，桑枝 20 g，茯苓 20 g，醋香附 15 g，麸炒泽泻 10 g，陈皮 15 g。

三诊：2015 年 7 月 22 日。

患者诉左肩关节略疼痛，余关节无肿痛，纳差，夜寐差，小便自调，大便如常。

按：本病多因素体阳气虚弱，外加外感阴寒之邪，阳气受损。患者年老阳衰，损伤肾阳，肾阳虚衰不能温养脾阳，脾阳久虚不能充养肾阳，终则脾肾阳气俱伤而成。脾与肾，分属后天与先天，是相互资生、相互影响的。脾主肌肉，脾虚不能温润筋肉，肾主骨，肾虚不能滋养骨骼，故而出现骨关节肿痛，因此治疗上应注重补助阳气。红参有大补元气之功，故在二诊时加之。

## 医案二

李某，男性，56 岁。

*初诊*：2015 年 10 月 11 日。

*主诉*：反复全身游走性疼痛 37 年，再发加重 1 年。

*现病史*：患者中年男性，慢性病程，于 37 年前无明显诱因下出现头痛，就诊于三亚市某解放军医院，检查后给予住院治疗，疼痛缓解后出院。17 年前无明显诱因下头痛再发并伴随全身游走性疼痛，之后多处就诊，口服中西药（具体不详）后全身疼痛逐渐缓解。6 年前无明显诱因下再发全身游走性疼痛，遂就诊于邯郸市某医院检查后给予中药口服，服药后疼痛缓解。1 年前因胃脘部疼痛后再次伴发全身游走性疼痛，再次就诊于邯郸市某医院，给予中药口服，服药后疼痛不见缓解，随即就诊于邯郸市另一家专科医院，检查后给予住院治疗，治疗后胃痛缓解，但全身游走性疼痛缓解不佳，再次多处就医疼痛仍不见缓解，今为求中医诊疗就诊于本院。现主症：右肩关节部疼痛，背部疼痛，腰骶部疼痛，左下肢麻木疼痛，双脚底疼痛，胸闷，心悸，头晕，怕冷，病程中伴有头痛，偶有恶心、呕吐，无脱发及光过敏，无反复口腔及阴部溃疡，无盗汗，无双手雷诺现象，无反复腮腺肿胀；纳差，夜寐差，小便数，大便干。

*中医诊断*：痹病——本虚标实，痰瘀痹阻证。

*治法*：化痰行瘀，蠲痹通络。

*主方*：当归四逆汤加味。

*处方*：当归 9 g，白芍 15 g，茯苓 20 g，白术 12 g，柴胡 9 g，牡丹皮 12 g，栀子 15 g，甘草 9 g，醋香附 15 g，合欢皮 15 g，玫瑰花 10 g，郁金 9 g，陈皮 15 g，炒麦芽 15 g，炒谷芽 15 g。水煎服，服药 7 剂，日 1 剂，分 2 次服用。

解郁安神饮，20 mL/次，3 次/日，口服。

*医嘱*：①忌辛辣、油腻，服清淡食物，宜少食多餐；②避免劳累、感冒、感染；③保持精神愉快，坚持经常锻炼。

*二诊*：2015 年 10 月 18 日。

患者诉右肩关节部疼痛缓解，背部疼痛减轻，腰骶部疼痛，左下肢麻木疼痛减轻，双脚底疼痛缓解，胸闷，无心悸，怕冷，纳差，夜寐差，小便数，大便干。继服上方 7 剂。

镇心宁神口服液 20 mL/次，3 次/日，口服。

*三诊*：2015 年 10 月 25 日。

患者诉背部偶有疼痛，胸闷明显缓解，怕冷，纳差，夜寐差，小便数，大便干。上方继服 15 剂，3 个月随访诸症缓解。

*按*：中医对本病病因病机的论述散见于历代医籍的"皮痹""肌痹"之中。《诸病源候论·风身体手足不随候》说："脾主一身之肌肉，为胃通行水谷之气。以养身体四肢。脾气虚，即肌肉虚，受风邪所侵，故不能为胃行水谷之气，致四肢肌肉无所禀受，而风邪在经络，搏于阳经，气行则迟，关机缓纵，故令身体手足不随也。"从病程和病邪性质来看，本病病程缠绵，需要长期治疗，建议健康教育、体育医疗、中药为主、内外兼治、中西合璧的综合治疗方案。

**六、发热医案**

徐某，男性，63 岁。

*初诊*：2016 年 4 月 18 日。

主诉：反复发热4年，再发加重2周。

现病史：患者中老年男性，慢性病程，于2012年无明显诱因下出现发热，就诊予当地门诊给予输液处理（具体药物不详），热退后停药。2013年无明显诱因下再发热，并伴腹痛，随即就诊于邯郸市某解放军医院，检查后未予明确诊断，转诊于邯郸市另一家医院仍未明确诊断再转诊于河北省某省级医院，检查后未明确诊断，转诊于北京市某大型医院检查后亦未诊断明确，但给予对症处理后发热等缓解。2014年再因腹痛并发热就诊于邯郸市某医院给予住院治疗，症状缓解后出院。2015年7月又因发热就诊于北京某大型医院给予住院治疗，症状缓解后出院，出院后发热仍反复发作。2015年11月发热再发并加重，出现胃脘部不适，胸闷、心悸，头晕等，自行服用洛索洛芬后症状未见缓解，并逐渐加重，就诊于本院给予住院治疗缓解后出院，之后发热间断发作。2周前发热再发加重，当地门诊服药输液（具体药物不详）后发热仍不缓解，今为求中医诊疗就诊于我院。现主症：发热，恶寒，腹痛，恶心，呕吐，吐胃内容物，胸闷、心悸，头晕，乏力，双膝关节疼痛，病程中伴有口干，眼干，怕冷，胃脘部不适，无口腔溃疡，无皮疹、皮下结节、双足小关节肿胀畸形等症，纳差，夜寐差，小便频数，大便干。

中医诊断：发热——脾胃气虚，中气下陷证。

治法：升阳益胃。

主方：补中益气汤加味。

处方：红参25 g，麸炒山药15 g，黄芪25 g，当归6 g，柴胡10 g，白芍12 g，葛根15 g，陈皮10 g，茯苓12 g，炒谷芽30 g，甘草9 g。水煎服，14剂，日1剂，分2次服用。

医嘱：①心理调护：给患者详细地解释病情，以消除紧张情绪，积极坚持治疗；②生活调护：饮食应清淡，避免进食葱、蒜、辣椒等刺激性食物，应戒烟戒酒，少进食羊肉、狗肉等温性食物，忌服补药；③治疗调护：鼓励患者适当参加活动，随着病情缓解逐渐加大运动量。

二诊：2016年5月2日。

服上方14剂后未发热，心律失常次数减少，唯睡眠少而梦多，以逍遥散加牡蛎以健脾开郁和中。

主方：逍遥散加味。

处方：柴胡15 g，当归12 g，白芍15 g，麸炒白术12 g，茯苓20 g，生姜12 g，大枣15 g，牡丹皮12 g，栀子15 g，熟地黄12 g，牡蛎15 g。水煎服，服药7剂，日1剂，分2次服用。

三诊：2016年5月9日。

服上方7剂，心悸每日只发作1次，唯脘腹胀痛不适，仍宗前法。

主方：逍遥散加味。

处方：麸炒山药12 g，乌梅10 g，白芍10 g，炒麦芽25 g，薏苡仁15 g，茯苓12 g，陈皮10 g，炒莱菔子25 g，沙参12 g，豆卷12 g。14剂，水煎服，日1剂，分2次服用。

四诊：2016年5月23日。

服上方14剂，诸症消失，睡眠好转，前方去炒莱菔子继服，巩固疗效。

按：发热起因较多，此案反复发热20年，兼之心悸、失眠等证，为气血俱虚人所共知，但久服补益之剂无效的原因何在？盖中气不足，清阳不升，下陷厥阴，致厥阴肝失其疏泄，不能内寄相火，此种发热，心悸，失眠诸般见证，若只嗜补益，必愈补愈陷愈郁，致使迁延不愈，高社光教授于补中益气汤佐以白芍，即寓逍遥于其中，使中气得复，肝郁得疏，相火藏而营卫和，疾病愈。

### 七、四肢厥冷医案

李某，女，28 岁，家居邯郸，北京海淀区工作。

主诉：四肢厥冷 20 年。

初诊：2015 年 6 月 4 日。

现病史：四肢厥冷，双手双足发凉，遇热则舒，口干、偶有口腔溃疡，月经提前或错后 2 日，伴痛经，行经后 1~2 日小腹疼痛，经色及经量正常，无血块，3 月未行经，曾服黄体酮胶囊 100 mg，1 次/日，2 日后行经，末次月经 2015 年 5 月 30 日，现正值月经期。纳可，寐安，大便正常，察其口唇周围散在痤疮，诊其舌红苔薄白腻，脉弦数。

中医诊断：肝郁气滞，阳郁不能达于四末之手足厥冷证，寒凝经脉，气血不和，胞宫经血受阻则痛经。

治法：透邪解郁，疏肝理脾。

主方：四逆散合当归芍药散加减。

处方：柴胡 10 g，白芍 15 g，麸炒枳壳 10 g，甘草 10 g，黄柏 10 g，砂仁 8 g，当归 10 g，川芎 10 g，麸炒泽泻 10 g，茯苓 30 g，白术 10 g，薏苡仁 30 g，醋香附 10 g。7 剂，水煎服，日 1 剂。

二诊：2015 年 6 月 11 日。

服上药 2 剂后即觉四肢厥冷减轻，纳可，月经已止，因需回外地上班，带上方继调理月经。

按：手足厥冷，又称四肢逆冷、手足逆冷，指手足发冷，冷至肘部和膝部。《金匮要略·腹满寒疝宿食病脉证治》曰："寒疝绕脐痛，若发则自汗出，手足厥冷。"有寒热之分，寒证由于阳气衰微，阴寒内盛所致，伴有怕冷，下利清谷，脉沉微等，治宜回阳救逆，方用四逆汤、大乌头煎等方；热证多因热邪郁遏，阳气不能通达四肢，伴有胸腹烦热，口渴等症。治宜宣透郁热，方用四逆散、白虎汤、承气汤等。

本患者为青年女性，四肢厥冷日久不愈，伴口干口溃，唇周痤疮，月经不调，且伴痛经，舌红脉弦数，故考虑肝气不舒，阳气不能通达四末而致，故予四逆散加味透邪解郁，疏肝理脾。《伤寒论·厥阴病脉证并治》："厥者，手足逆冷者是也。"《伤寒论·辨少阴病脉证并治》曰："少阴病，四逆，其人或咳，或悸，或小便不利，或腹中痛，或泄利下重者，四逆散主之。"

本证多由外邪传经入里，气机为之郁遏，不得疏泄，阳气内郁所致，治疗以透邪解郁，疏肝理脾为主。阳气内郁，不能达于四末，而见手足不温。此种"四逆"与阳衰阴盛的四肢厥逆有本质区别。正如李中梓云："此证虽云四逆，必不甚冷，或指头微温，或脉不沉微，乃阴中涵阳之证，唯气不宣通，是为逆冷。"方中取柴胡入肝胆经，升发阳气，疏肝解郁，透邪外出，为君药。白芍敛阴养血柔肝为臣，与柴胡合用，以补养肝血，条达肝气，可使柴胡升散而无耗伤阴血之弊，佐以枳实理气解郁，泄热破结，与白芍相配，又能理气和血，使气血调和。使以甘草，调和诸药，益脾和中。本患者伴口干、口溃、面部痤疮考虑相火妄动，故加黄柏、砂仁封髓丹滋阴降火，固精封髓；伴月经不调、痛经，故加当归芍药散养血调肝，健脾利湿，《金匮要略·妇人杂病脉证并治第二十二》曰："妇人腹中诸疾痛，当归芍药散主之。"加当归、川芎、白芍调肝养血，敛肝止痛，麸炒泽泻、茯苓、白术健脾益气，淡渗利湿。配合醋香附疏肝理气，薏苡仁健脾利湿。诸药合用，透邪解郁，疏肝理脾，厥冷得愈，月经不调仍需调治。

## 八、身瞤动医案

付某某，女，53 岁，邯郸涉县人。

**初诊**：2015 年 6 月 4 日。

**主诉**：双下肢抽动间断发作 3 年余。

**现病史**：双下肢抽动间断发作每于午休及晚上睡眠时发作，影响睡眠，且于心情不愉快时发作，肢体抽动前伴有心悸，纳可，小便通利，大便稍干，日 1 次，近 2～3 年开始出现月经失调，量少，色淡，约半年行经 1 次，诊其舌红苔黄，脉缓。察其面色㿠白，查其血压：105/80 mmHg，曾查子宫及附件彩超示：多发性子宫肌瘤，最大 3.8 cm × 2.5 cm。

**诊断**：瞤症——肾阳亏虚，水饮内动证。

**治法**：温阳利水。

**主方**：真武汤加味。

**处方**：黑顺片 10 g（先煎），茯苓 30 g，白术 15 g，白芍 30 g，牛膝 10 g，伸筋草 15 g，牡蛎 30 g（先煎），柏子仁 10 g，薏苡仁 30 g，生姜 15 g。5 剂，水煎服，日 1 剂。

**二诊**：2015 年 6 月 10 日。

患者服上药 3 剂后症状即减轻，双下肢抽动未作，睡眠好转，大便不干，月经未行，舌红苔黄，脉缓。患者月经失调，量少，色淡，约半年行经 1 次，心情抑郁，考虑患者肝郁脾虚，即予疏肝健脾养血之剂调理。处方如下：柴胡 10 g，当归 10 g，白芍 15 g，茯苓 30 g，白术 10 g，甘草 10 g，泽泻 10 g，川芎 10 g，益母草 10 g，柏子仁 10 g，鸡血藤 10 g。7 剂，水煎服，日 1 剂。

**按**：身瞤动即身体的肌肉瘛动。其原因有由于发汗太过，阳气和阴液受伤者由于阳虚津液亏，气液不足，肌肉失去温养所致。本案为脾肾阳虚，水湿泛溢所致，故用真武汤治疗而取效。眼皮跳动，《说文解字》曰："瞤，目动也。从目，闰声。"《伤寒论·辨太阳病脉证并治》："太阳病，发汗，汗出不解，其人仍发热，心下悸，头眩，身瞤动，振振欲擗地者，真武汤主之。"本方为治疗脾肾阳虚、水湿泛溢的基础方。盖水之制在脾，水之主在肾，脾阳虚则湿难运化，肾阳虚则水不化气而致水湿内停。肾中阳气虚衰，寒水内停，则小便不利；水湿泛溢于四肢，则沉重疼痛，或肢体水肿；水湿流于肠间，则腹痛下利；上逆肺胃，则或咳或呕；水气凌心，则心悸；水湿中阻，清阳不升，则头眩。若由太阳病发汗太过，耗阴伤阳，阳失温煦，加之水渍筋肉，则身体筋肉瞤动、站立不稳。其证因于阳虚水泛，故治疗当以温阳利水为基本治法。本方以附子为君药，本品辛甘性热，用之温肾助阳，以化气行水，兼暖脾土，以温运水湿。臣以茯苓利水渗湿，使水邪从小便去；白术健脾燥湿。佐以生姜之温散，既助附子温阳散寒，又合苓、术宣散水湿。白芍亦为佐药，其义有四：一者利小便以行水气，《本经》言其能"利小便"，《名医别录》亦谓之"去水气，利膀胱"；二者柔肝缓急以止腹痛；三者敛阴舒筋以解筋肉瞤动；四者可防止附子燥热伤阴，以利于久服缓治。配合牛膝、伸筋草，补肝肾、舒筋通络，柏子仁、牡蛎养心镇心安神。薏苡仁健脾渗湿，《本草经疏》谓其："性燥能除湿，味甘能入脾补脾，兼淡能渗湿，故主筋急拘挛不可屈伸及风湿痹，除筋骨邪气不仁，利肠胃，消水肿令人能食。"二诊患者正值绝经期，月经量少，肾气已衰，偏于养，重点在脾不在肾，以后天养先天，故予逍遥散疏肝健脾，泽泻、川芎、益母草、柏子仁、鸡血藤有香草汤（去香附、泽兰）之意，偏于养血调经。